BASTEI
LÜBBE
TASCHENBUCH

Über die Autorin:

Ulrike Wilhelm, geb. 1967, studierte an der Hamburger Hochschule für bildende Künste.
Sie arbeitete als Journalistin für diverse Zeitschriften und hat bereits vier Romane veröffentlicht.
Heute lebt sie in Hamburg, wo sie als Redakteurin für eine große Frauenzeitschrift arbeitet.

Ulrike Wilhelm

Vom Himmel in die Hölle und zurück

Mein Leben mit manischer Depression

BASTEI LÜBBE
TASCHENBUCH

BASTEI LÜBBE TASCHENBUCH
Band 60764

1. Auflage: Dezember 2013

Aus Gründen des Persönlichkeitsschutzes sind Personen- und Ortsnamen sowie einige weitere Fakten geändert worden.
Jede Ähnlichkeit mit lebenden oder toten Personen ist deshalb rein zufällig.

MIX
Papier aus verantwortungsvollen Quellen
FSC® C006701
FSC
www.fsc.org

Dieser Titel ist auch als E-Book erschienen

Originalausgabe

Textredaktion: Sylvia Gredig; Köln
Titelbild: © Manfred Esser, Bergisch Gladbach
Umschlaggestaltung: © Christin Wilhelm, www.grafic4u.de
Satz: hanseatenSatz-bremen, Bremen
Gesetzt aus der Adobe Garamond
Druck und Verarbeitung: CPI books Ebner & Spiegel, Ulm
Printed in Germany
ISBN 978-3-404-60764-8

Sie finden uns im Internet unter
www.luebbe.de
Bitte beachten Sie auch: www.lesejury.de

Meinem verstorbenen Bruder Knut

Inhalt

Prolog

Das Rauschen des Meeres, Wasser, das sich um meine Füße kräuselt, Fußspuren im Sand. Gebräunte Spaziergänger, die ihre Nasen der Sonne entgegenstrecken. Der Himmel hoch und weit, in der Ferne ein großes Schiff, Gelächter aus Strandkörben. Kinder. Das ist für mich Sylt.

Schon, wenn die Eisenbahn über den Hindenburgdamm durchs Watt zur Insel zuckelt, spüre ich, wie mein Puls höher schlägt. Immer schon.

Seit meiner Kindheit liebe ich die weiten weißen Sandstrände von Kampen und Wenningstedt. Ich erinnere mich an Sandburgen und den Surfkurs, den ich machte, an Kurkonzerte mit meinen Großeltern, an Fischbrötchen bei Gosch und an den weiten Blick, den wir von unserem gemütlichen Ferienhäuschen über die Dünen hatten, die sich bis zum Meer erstrecken.

Sylt ist für mich Kindheit, Jugend – ein Versprechen.

Erinnerung an die Zeit, in der ich glaubte, die ganze Welt würde mir zu Füßen liegen und alles offenstehen, was ich nur anpackte. Damals ging ich wie selbstverständlich davon aus, dass ich eines Tages zu Gast in dem wunderschönen Jugendstilhotel mit Grandezza in Westerland sein würde, das ich immer nur aus der Ferne sah. Ich war überzeugt, alles im Leben könne nur gelingen.

In meinen Träumen wollte ich eines Tages in einer großen schönen Altbauwohnung zusammen mit meiner Großfamilie, gern auch mehreren Adoptivkindern und einem Au-pair-Mädchen, in Hamburg leben. Und Urlaub auf Sylt machen.

Nun, es sollte sich nicht ganz so entwickeln.

Ich mache gerade schwere Zeiten durch … Sylt mit seiner rauschenden Brandung, die mir einst Geschichten von Glück und Erfolg erzählte, ist weit von mir entfernt. Fast unerreichbar.

In meiner Lage, die mir in düsteren Momenten fast aussichtslos erscheint, ist es nicht sehr wahrscheinlich, dass ich je wieder auf die Insel meiner Träume komme und dort an die Siegesgewissheit meiner Jugend anknüpfen kann.

So trist erscheint mir alles.

Aber dann, wenn ich an Sylt denke, sage ich mir immer, dass ich die Erinnerung nicht aufgeben werde. Ich war einmal ein glückliches junges Mädchen, und daran zurückzudenken, trägt mich.

Die Gedanken an das Eiland, sonnenüberflutet, sturmumtost, helfen mir über die dunklen Momente des Lebens hinweg. Sind Trost und Hoffnungsschimmer.

Eines Tages, so habe ich mir vorgenommen, werde ich an die hellen Zeiten wieder anknüpfen. Dann werde ich wieder hinfahren. Nach Sylt. Und dann wird wieder Hoffnung sein, wo jetzt nur Traurigkeit ist. Denn nichts im Leben, so sage ich mir selbst, muss aussichtslos sein.

Ich kann kämpfen! Dafür brauche ich nur ein bisschen Glück – und ein wenig Mut! Dann kann ich alles erreichen. Davon bin ich fest überzeugt, so haben es mich die glücklichen Zeiten meiner Kindheit gelehrt.

Und deshalb schließe ich jetzt hier die Augen und lausche dem Tosen einer Muschel an meinem Ohr. Sylt ruft mich.

Auch wenn es von hier aus ein langer Weg sein wird, ich komme wieder! Ich glaube fest daran!

Und vielleicht wird dann alles, was jetzt so hoffnungslos verfahren erscheint, doch wieder gut …

Im Göllheimer Pfarrgarten

Juni 1984

Ein sanfter Sommerwind streicht durch den blühenden Biedermeiergarten unseres Elternhauses. Mein dreizehnjähriger Bruder arbeitet hingebungsvoll in seinem Rosenbeet. Ich liege in einem Rattanstuhl, den ich von meinem Urgroßvater geerbt habe, schaue über den smaragdgrünen Rasen, den ein Wassersprüher benebelt, und sonne mich. Ich werde diesen Sommer braun und brauner. Während mein Bruder beginnt, die Erde zwischen den Rosensträuchern zu harken, schließe ich die Augen und ruhe mich aus.

Den ganzen Nachmittag war ich mit meinen Freundinnen im Swimmingpool, der zum Reitstall gehört. Dort steht auch mein Pferd. Aber es war zu heiß zum Reiten. Die Besitzerin des Reitstalls hatte uns sogar Cola und Apfelschorle zur Erfrischung an den Pool gebracht, spendiert von einer der Mütter meiner Freundinnen.

Mit dem Rad ist der Reitstall von zu Hause aus gut zu erreichen, und ich liebe es, über die Hügel zwischen den Dörfern der Pfalz zu radeln, vor allem natürlich, wenn es bergab geht.

Ich bin sechzehn. In der Schule läuft es prima, und auch sonst gibt es nichts, was meine Laune nachhaltig beeinträchtigen könnte. Für den Sommer habe ich den Plan, zwei Freundinnen in Rom zu besuchen, und danach bin ich nach Sylt eingeladen, um meiner Tante am Strand mit ihrem kleinen Sohn zu helfen. Ich bin ganz vernarrt in Alexander.

Ein Blick auf meinen Bruder, der gar nicht mehr aufhört, das Rosenbeet zu harken, holt mich ins Jetzt zurück. Ich setze mich ein wenig auf und betrachte ihn. Knut hat von Kopf bis Fuß lange, dünne Gliedmaßen und ist von Natur aus viel sportlicher als ich, obwohl ich mich in Reitstall und Schwimmbad viel um Sport bemühe. Er trainiert allerdings nicht und geht meinem Pferd aus dem Weg. »Das ist Mädchenkram«, sagt er immer.

»Was willst du eigentlich mal werden, wenn du groß bist, Uli?«, fragt er plötzlich vom Rosenbeet her.

»Ich?« Seine Frage verwirrt mich. »Journalistin vielleicht«, antworte ich. »Oder noch lieber, Schriftstellerin.«

In letzter Zeit habe ich oft für unsere Lokalzeitung geschrieben, und ein Märchen von mir ist in der Schweiz veröffentlicht worden.

»Hm.« Er überlegt einen Moment. »Ich beneide dich, Uli. Du hast etwas gefunden, was dir Freude macht, und hast auch schon erste Erfolge. Ich bin mir sicher, du schaffst es.« Er stützt sich auf seine Harke und lächelt in den Sonnenuntergang. »Ich habe keine Ahnung, was ich mal machen könnte.«

»Das gibt sich, wenn du älter wirst«, sage ich laut, denke aber, dass er es nicht leicht hat. Er ist vielfältig talentiert. Er kann gut malen, basteln und fotografieren. Zudem ist Knut auch noch sehr musikalisch. Während ich auf dem Klavier viel üben muss, braucht er die Gitarre nur anzusehen, und sie bringt Melodien hervor. Allerdings finde ich manchmal, dass er zu wenig aus seinen Begabungen macht, vielleicht weil es ihm zu leicht in den Schoß fällt.

»Was meinst du, Uli?«, fragt er jetzt. »Ob wir später mal glücklich werden?«

Ich muss lachen. »Aber Knut, natürlich werden wir das. Was sollte dem im Weg stehen?«

Natürlich, so habe ich mir vorgenommen, werde ich alles anders machen als meine Eltern. So wie meine älteren Freundinnen möchte auch ich weggehen aus Göllheim, wo mein Vater Pfarrer und meine Mutter Lehrerin ist. Es ist eine schöne Gegend, bietet mir aber nicht genug. Wir sind hier sehr behütet aufgewachsen, jeder kennt jeden seit dem Kindergarten. Das gibt einem in gewisser Weise Wurzeln – aber es ist auch anstrengend. Gerade als Pfarrerskinder stehen mein Bruder und ich unter ständiger Beobachtung aller Leute. Keinerlei Kinderstreiche oder anderer Blödsinn waren möglich, weil unsere Eltern über den Dorffunk sofort davon erfahren hätten. Auch an der Schule gibt es keinerlei Freiraum, da unsere Mutter dort arbeitet und so alles über uns zugetragen bekommt. Das kann wirklich nervtötend sein.

Klar genießen wir auch besondere Privilegien. So bringen die Frauen aus dem Ort im Advent herrliche Plätzchen vorbei und an Fasching Schmalzküchlein. Aber dafür werden wir auch jederzeit angesprochen, und unser Haus steht jedem offen, weshalb wir ständig Besuch haben. Manchmal ist das passend, und manchmal eben nicht, sodass ich mich in meinen Apfelbaum auf der Obstwiese hinter dem Pfarrgarten verkrieche und von meiner Zukunft träume. Ich möchte raus in die weite, weite Welt und dort viele Abenteuer erleben.

Meinen Eltern war immer wichtig gewesen, uns eine gewisse Weltoffenheit zu vermitteln, weshalb wir für die damalige Zeit sehr viele Reisen, nach Finnland, Rumänien, Schweden, Irland, Spanien und Frankreich, gemacht hatten. Über den Schüleraustausch, den mein Vater organisiert hatte, war ich oft in England gewesen, wo es mir sehr gut gefallen hatte. Aber das alles war mir nicht genug. Mein Vater, der einst sogar als Tellerwäscher in London gearbeitet hatte, ermutigte mich immer, die Welt als meine Heimat zu sehen.

Mich zieht es zurzeit jedoch am meisten in die Großstadt, nach Hamburg. Zum einen, weil ich hoffe, dort eher anonym und in Freiheit leben zu können. Zum anderen aber auch, weil mein Vater Hamburger ist und meine geliebten Großeltern immer noch dort leben. Ich habe nur positive Erinnerungen an die Zeit bei meinen Großeltern, die für uns jeden Besuch in der Hansestadt zum Paradies machten. Besonders liebe ich die Kunstausstellungen und die Konzerte im Michel.

»Vielleicht werde ich später mal in Hamburg wohnen«, sage ich bei dem Gedanken daran zu meinem Bruder.

»Dann könntest du bei einer großen Zeitschrift arbeiten.«

Ich zögere. Heimlich habe ich mich schon mal über die Henri-Nannen-Schule informiert, eine Schule, die Journalisten ausbildet. Da es aber sehr schwer ist, dort angenommen zu werden, habe ich lieber keinem davon erzählt. Auch meinem Bruder sage ich davon nichts. Ich antworte nur: »Wenn ich sehr viel Glück hätte, vielleicht.«

Mein Bruder schaut mich nachdenklich an.

»Manchmal hab ich Angst davor, erwachsen zu werden. All die Verantwortung«, sagt er etwas altklug.

»Komm, vergiss das jetzt mal«, sage ich schnell. »Ich glaube, es ist noch Bowle im Kühlschrank. Magst du auch?«

Er nickt.

Als ich aus der Küche zurückkomme, steht Knut immer noch grübelnd da und blinzelt in die Abendsonne. »Uli, glaub an deinen Traum. Du musst Journalistin und Schriftstellerin werden!«

Andrea

Sommerferien 1984

Die Sonne glänzt über dem Sträßchen, das sich den Hang vom Schwesternheim hinunterschlängelt, wo ich in der Nähe der Vatikanstadt wohne. Ich besuche zwei Freundinnen, die bei den Suore Pallottine als Hausmädchen arbeiten, Essen ausgeben, Tische abräumen, Betten machen.

Heute soll mein erster Tag in Rom werden, und ich bin aufgeregt. Ich möchte zuerst den Petersplatz besuchen, den ich bisher nur aus dem Fernsehen kenne. Und dann zieht es mich in den Petersdom und zu Michelangelos Marien-Statue dort.

Meine Freundinnen können leider nicht mitkommen, wünschen mir aber einen schönen Streifzug durch Rom und viel Glück für meine Pläne. Ich strecke mein Gesicht in die Sonne und spaziere die Viale della Mura Aurelie hinunter.

Schwester Angelika, mit der ich mich gern unterhalte und die die Rezeption im Gästehaus der Nonnen beaufsichtigt, hatte mir erklärt, dass dort unten Wachsoldaten vor einer Einfahrt stünden, die zur Vatikanstadt führt. Ich solle respektvoll die Straßenseite wechseln und höflich grüßen.

Ich habe mir vorgenommen, genau dies zu tun, gehe auf die rechte Seite, schaue nach links – und mir stockt der Atem.

Dort steht ein junger Mann, schön wie ein Engel, der die Einfahrt bewacht. Er ist hochgewachsen, hellblond und trägt eine blaue Uniform. Fast versagt mir die Stimme, als ich ihn grüßen soll.

»*Buon giorno*«, presse ich mühsam heraus.

Da lächelt er so breit, dass in meinem Herzen die Sonne aufgeht. Ich weiß gar nicht, wie mir geschieht. In meinem sechzehnjährigen Leben war ich noch nie verliebt. Ich weiß zwar, was Küssen ist, weil ich mit meinen Freunden zu Hause in unserem Dorf oft Flaschendrehen gespielt hatte, aber ich hatte immer gemogelt und die Flasche weitergeschoben, sodass ich keinen Kuss bekam. Mir hatten die Jungen aus dem Dorf nicht wirklich gefallen, und ich wusste nicht, was meine Freundinnen so aufregend daran fanden, wenn sie einen Kuss auf die Wange bekamen. Ich fand das alles eher unerfreulich. Vielleicht war ich auch einfach noch zu unreif.

Bei diesem jungen Mann, denke ich jetzt, würde mir das nicht so gehen. Ich riskiere noch einen verstohlenen Blick. Er lächelt immer noch, und in seinen Augen liegt etwas Behütendes und ein kleines bisschen etwas Skeptisches, so, als würde er sich fragen, was ich allein in der Stadt vorhabe.

In den nächsten zwei Tagen wird es zu einem Ritual, ich grüße, und er lächelt zurück. Ständig sehe ich ihn. Mal begegne ich ihm, als er auf dem Fahrrad sitzt und mit Freunden lacht, mal sitzt er auf den Stufen vor dem Petersdom und nimmt sein Mittagessen ein.

»*Buon appetito*«, wünsche ich ihm schüchtern.

Er lächelt dankend zurück.

Am dritten Tag, als ich den Hügel hinab zur Stadt gehe, mein Herz hüpfend vor Aufregung, ob er da ist, winkt er mich aus der Ferne zu sich heran und zwinkert mich dann vergnügt an. Ich bekomme weiche Knie, spüre ein unbekanntes Kribbeln, als ich in seine tiefblauen Augen schaue, hoch über mir.

»Wie heißt du denn?«, fragt er mich auf Italienisch.

»Ulrike. Und du.«

Er lächelt. »Ich bin Andrea. Du sprichst ganz gut Italienisch. Wie kommt das?«

»Das habe ich mir mit einem Sprachkurs auf Schallplatte beigebracht.«

Nun fängt er an zu lachen. »Wie lang bleibst du hier?«

»Eine Woche.«

Ich rechne: Noch vier herrliche, wundervolle Tage, an denen ich ihn sehen kann – mir kommt es so vor, als hätte ich genau auf diesen jungen Mann gewartet. Seine ruhige, unerschütterliche Art hat mich vom ersten Moment an Vertrauen fassen lassen.

»Gut«, sagt er. »Dann werden wir uns ja noch sehen. Warst du schon mal auf dem Campo Santo Teutonico, dem deutschen Friedhof?«

Ich schüttle den Kopf.

»Nein? Schau mal, dann gehst du jetzt hier durchs Tor und schaust ihn dir an. Es ist einer der schönsten Orte in Rom.«

Gehorsam und neugierig trete ich ein, und wirklich entdecke ich einen verwunschenen, paradiesischen Ort mit vielen Pflanzen, die ich nicht kenne, und verwitterten Gräbern, die mich ins Träumen bringen und über das Schicksal der Menschen nachdenken lassen, die hier in Rom ihre letzte Ruhe fanden.

Aus den Augenwinkeln bemerke ich plötzlich, dass Andrea noch immer zu mir herüberschaut. Unruhig nestele ich an meiner Handtasche herum, seine Blicke machen mich ganz nervös, und trotzdem möchte ich sie nicht missen. Ich möchte in seiner Gegenwart sein – immer. Und für immer.

Während ich einen Grabstein mit nicht mehr lesbarer Inschrift betrachte, stelle ich mir vor, wie es wäre, mit Andrea alt zu werden und zuletzt mit ihm begraben zu sein.

Hat er meine Gedanken gelesen? Als ich flüchtig über die Schulter zu ihm hinschaue, vertieft sich sein Lächeln, und er winkt mich zurück zu sich.

»Wenn du wirklich willst, könntest du nächstes Jahr wiederkommen«, schlägt er mir vor. »Du könntest Italienisch in einem richtigen Sprachkurs lernen. Was willst du denn später mal werden?«

Ich muss an das Gespräch mit meinem Bruder denken. »Journalistin und Autorin vielleicht, wenn ich Glück habe.«

Er schaut mir in die Augen. »Dann studiere doch Kunstgeschichte hier in Rom und in München. Ich habe dich in den letzten Tagen beobachtet, du interessierst dich doch für bildende Kunst.«

Oh, wäre das schön!, denke ich. *Ihn wiedersehen. Kunstgeschichte studieren. Mich nur mit der Schönheit des Lebens befassen.*

»Schau mal, ich gebe dir meine Adresse«, sagt er. »Dann kannst du mir immer schreiben. Meine Eltern würden dir helfen können, eine billige kleine Wohnung zu finden.«

Er nimmt einen Zettel, schreibt seinen Namen und seine Anschrift darauf und steckt ihn in meinen Umhängebeutel. Ich sehe, dass er schöne Hände hat.

Noch öfter unterhalten wir uns, dann kommt der letzte Tag. Seine Kollegen müssen ihm erzählt haben, in welchem Café ich mit meinen Freundinnen sitze, denn auf einmal taucht er auf und setzt sich in unsere Nähe. Vor Freude und Aufregung kippele ich mit dem Stuhl. *Ihm liegt an mir! Sonst wäre er doch nicht gekommen?*, denke ich.

Ich genieße seine Anwesenheit, doch wir grüßen uns nur knapp, so, als hätten wir uns abgesprochen. Ich will meinen Freundinnen unser kleines Geheimnis nicht verraten: Bald werde ich mit meinen Eltern sprechen und so bald wie möglich wiederkommen, zu ihm, zu Andrea, der so hellgestimmt, so freundlich und zugewandt ist. Zu Andrea, meiner ersten Liebe, wie ich mir jetzt eingestehen muss. Und in dem Moment halte ich diesen Abschied kaum aus.

Als Andrea aufsteht und geht, verblasst für mich die Schönheit Roms. Könnte ich doch nur die Schule hinschmeißen und Blumenhändlerin auf dem Campo de' Fiori werden!

In meinen Augen hätte das mehr Zukunft als ein Studium – denn dann wäre ich bei Andrea.

Max und ich

Frühling 1992 bis Winter 1994

Mein Sommer in Rom liegt nun schon Jahre zurück. Doch immer noch träume ich von der großen weiten Welt, der Wunsch nach einem Leben in der Großstadt hat sich inzwischen tatsächlich erfüllt. Als ich eines Abends das Flair der wunderschönen Großstadt genieße, fällt in einem kleinen, etwas abseits gelegenen Café mein Blick auf einen gutaussehenden Mann. Er ist ungefähr in meinem Alter und wirkt äußerst sympathisch. Als sich unsere Blicke treffen, schau ich in seine kastanienbraunen Augen, und ich fühle mich vage an Andrea erinnert.

Dann schenkt er mir ein wundervolles Lächeln, was ich etwas schüchtern erwidere. Wohl ermutigt von meiner Reaktion kommt er an meinen Tisch und setzt sich zu mir. Wir plaudern ein bisschen. »Würden Sie mit mir essen gehen?«, fragt er mich schließlich.

Noch am selben Abend sitzen wir uns im In-Viertel Ottensen beim Griechen gegenüber. Max berichtet von seinen unzähligen Reisen, die er bereits gemacht hat. Er ist Arzt und hat bei seiner Arbeit schon viele Länder bereist. Fasziniert höre ich seinen Geschichten zu.

»Was machst du beruflich?«, fragt er, nachdem wir zum Du übergegangen sind. Er heißt Max.

Stolz erzähl ich ihm, dass ich bei einer großen evangelischen Wochenzeitung arbeite und bald die berühmte Henri-Nannen-Schule besuchen werde. Er lächelt.

»Dann wirst du sicher mal eine gute Journalistin«, sagt er.

In diesem Moment denke ich an den Tag zurück, als mein Bruder mir Glück für meinen Traum wünschte.

»Ich hoffe es sehr«, erwidere ich und sehe vor meinem geistigen Auge, wie mein Bruder sich auf seine Harke stützt.

»Warum willst du eigentlich Journalistin werden?«, fragt mich Max, und ich bemerke die kleinen Lachfältchen, die seine Augen umspielen. Sie gefallen mir.

Einen Augenblick denke ich nach.

»Ich komme aus einem Dorf, in dem mein Vater Pfarrer ist. Die Schicksale der Menschen, um die er sich gekümmert hat, haben mich schon immer fasziniert, und man hat mir schon gesagt, dass ich ganz gut darin bin, Reportagen zu solchen Themen zu schreiben.«

Max blickt mir in die Augen. »Du bist ein wenig still, aber eine gute Zuhörerin. Ich glaube, das wird dir liegen. Und warum verlässt du deine Wochenzeitung?«

»Ich träume schon seit ich bei uns im Dorf für die Lokalzeitung geschrieben habe davon, zur Henri-Nannen-Schule zu kommen. Und jetzt bin ich tatsächlich aufgenommen!«

»Von der Henri-Nannen-Schule habe ich schon gehört. Dort soll es die beste Journalistenausbildung in Deutschland geben. Gibt es denn ein Blatt, zu dem du danach gerne möchtest?«

Ich zögere. Einerseits habe ich immer von der Arbeit bei einer Frauenzeitschrift geträumt. Andererseits ist mein wirklicher Wunschtraum, sowohl für Magazine als auch Bücher zu schreiben.

»Es mag sich blöd anhören«, sage ich deshalb. »Aber ich möchte am liebsten freie Journalistin sein. Total ungebunden und nur die Geschichten machen, an die ich glaube. Oder ich bekäme irgendwo einen Job als Redakteurin für Reportagen. Aber das wäre ja fast wie ein Jackpot.«

Max nickt und bestellt beim Kellner noch eine Karaffe trockenen Demestica für uns. Dann nähert sich seine Hand der meinen, ganz langsam und behutsam, fast zögernd. Es gibt ein magisches Klicken, als ich seine Berührung spüre. Ich habe das Gefühl, seine Hand erfasst irgendetwas ganz tief in mir.

»Du hast schöne Hände«, sagt Max. »Musikerhände. Spielst du ein Instrument?«

Ich muss lächeln. Diese Frage haben mir schon viele Leute gestellt. Einmal bekam ich in einem großen Augsburger Hotel mitten in der Nacht vom Portier nur deshalb ein Zimmer, weil er fand, dass ich Klavierspielerhände hätte.

»Ich spiele Klavier, seit ich fünf bin«, sage ich deshalb. »Und Kirchenorgel, jedenfalls in den Anfängen. Meine Technik ist ganz gut, aber ich bin nicht gefühlvoll genug. Ganz früher wollte ich mal Pianistin werden. Immerhin habe ich die Aufnahmeprüfung zur Kirchenmusikerin geschafft – die Ausbildung dann aber abgebrochen.«

Max lächelt wieder, und jetzt sehe ich, dass er Grübchen in den Wangen hat. »Wer nicht? Ich hatte auch solche Träume. Es muss herrlich sein, wenn man sein Publikum verzaubern kann. Aber ehrlich gesagt, ich habe es nie weiter als bis *Für Elise* gebracht.«

Ich muss lachen. »So viel weiter kam ich auch nicht.«

Wir unterhalten uns noch ein bisschen, und ich bemerke kaum, wie die Zeit vergeht, so gebannt bin ich davon, wie Max von seinem Leben erzählt. Er hat es geschafft, sein Medizinstudium zu beenden, und hat es sich zur Aufgabe gemacht, Menschen auf der ganzen Welt zu helfen. Von seinen Einsätzen und Begegnungen kann er in faszinierender Weise erzählen. Noch nie zuvor bin ich einem so wortgewandten Mann begegnet. Aber es ist nicht so, dass er nur von sich reden würde. Immer wieder erkundigt er sich auch nach mir.

»Pfarrerstochter zu sein ist schon ein besonderes Los. Ich kenne mehrere Pfarrerstöchter. Sie meinen alle, dass sie der Welt etwas schulden und dass sie besondere Leistungen erbringen müssten. Eigentlich ein interessantes Phänomen.«

»Darüber habe ich noch nie nachgedacht.«

»Du hast etwas Behütetes an dir«, sagt er, als der griechische Wirt die Musik abgestellt hat und die Tische wischt. »Das gefällt mir.«

Millionen Sterne glänzen am Abendhimmel, als mich Max schließlich zu einem Glas Sekt auf der Dachterrasse seines Lofts einlädt. Gerne nehme ich diese Einladung an und fühle mich in diesem Moment sehr erwachsen.

Das Loft ist riesig und gemütlich zugleich, mit viel Holz und Schlingpflanzen. In der Ferne sieht man die Hafenkräne, und der Mond scheint über den schwarzen Dächern der Stadt.

Max verströmt eine ganz andere Sicherheit als sonst die Männer in meinem Alter, in die ich mich nie wirklich verlieben konnte. Er ruht in sich, muss sich nicht beweisen. Ja, denke ich, seine Souveränität ist überaus anziehend. Er hat sich im Leben schon bewiesen, seine Ziele erreicht und muss nicht mehr so ehrgeizig strampeln wie die Männer, die ich sonst kenne.

Ich betrachte ihn. Dafür, dass er ein absoluter Schöngeist ist, hat er einen athletischen Körper. Er treibt regelmäßig Sport, hatte er mir beim Griechen erzählt, läuft gern Ski und surft auch erfolgreich. Vor allem, dass er Ski läuft, gefällt mir. Ich bin selbst eine begeisterte Skiläuferin, und so sehe ich mich vor meinem geistigen Auge schon mit ihm in den Alpen. Er ist so charmant, so vergnügt und scheint sein Leben so gut im Griff zu haben, dass ich ihn überaus anziehend finde. Ich wandere durch das Loft und bestaune die exotischen Mitbringsel seiner Reisen um die Welt. Habe ich mir nicht genau diese Atmosphäre weltgeistiger Weite erträumt, wenn ich zu Hause in meinem geliebten Apfelbaum saß? Immer dachte ich, dass ich bis in den Himalaya kommen würde mit einem Mann. Max scheint diese Voraussetzung zu erfüllen. »Diese Vase hier ist echt aztekisch«, sagt er und zeigt mir ein besonders schönes Gefäß. »Geschenk einer alten Dame aus Mexico City, die ich gut kenne. Eine österreichische Jüdin, die mit ihrem Mann, einem Philosophen, emigriert ist.«

Fasziniert schaue ich ihn an: Ja, er ist genau der Mann, den ich gesucht habe. Ein Weltbürger.

In diesem Augenblick schießt mir der Gedanke an Andrea aus Rom in den Kopf. War er nicht auch ebenso ein Weltbürger gewesen? Wir sprachen damals darüber, dass ich wieder nach Rom kommen würde. Doch aus falscher Schüchternheit hatte ich ihm nie geschrieben. Was wohl aus ihm geworden ist?

Schnell verdränge ich die aufkommende Erinnerung. Max ist in meiner Nähe, und ich will seine Gegenwart genießen.

»Ich bin Single«, sagt Max mir. »Und was ist mit dir? Du machst mir nicht den Eindruck, als ob du privat sehr glücklich wärst.« Max verlangt eine Ehrlichkeit von mir, die ich sonst nicht aufzubringen bereit bin.

Von Andrea erzähle ich dem aufmerksam lauschenden Max aber nichts. Schließlich ist er nicht umsonst mein über Jahre bestgehütetes Geheimnis. In meinem Heimatdorf hätte ich keinem sagen können, dass ich mich als evangelische Pfarrerstochter ausgerechnet in einen katholischen Wachsoldaten am Vatikan verliebt habe. Also musste es mein Geheimnis bleiben. Nie habe ich irgendwem von ihm erzählt, nicht einmal meiner besten Freundin. Ich werde jetzt bestimmt nicht dem ersten Mann, der seit Rom mein Interesse wecken konnte, wehmütig von meiner heimlichen, verlorenen Liebe erzählen.

Und ich fahre zwar manchmal in die Pfalz zu Patrick, den ich schon ewig kenne und mit dem ich sogar mal für ein paar Wochen zusammen war, aber wir wollten wohl beide nur wissen, wie das ist. Er ist ein Freund geblieben. Also nein, einen festen Freund habe ich nicht, muss ich Max gestehen.

Als die Sonne über der Elbe aufgeht und den Strom in ein fahles Licht taucht, fragt er: »Wo wohnst du eigentlich?«

»Nicht weit von hier«, antworte ich ihm. »In einer kleinen Wohnung, ich hatte großes Glück, sie zu finden.«

Er lächelt in sich hinein, was ihm einen gütigen Ausdruck verleiht.

»Du könntest auch hierbleiben, ich tu dir auch nichts. Ich will nur nicht, dass du jetzt schon gehst, denn ich glaube, ich habe mich verliebt.«

Der Mond scheint durch die großen Dachfenster, als Max mich zu seinem Bett führt. Gemeinsam verbringen wir die Nacht, schlafen jedoch nicht miteinander. Eine große körperliche Anziehung verspüre ich auch nicht, aber eine große seelische Nähe. Liegt es daran, dass Max alles lebt, wovon ich träume?

Wir sehen uns von diesem ersten Abend an nun oft, können wunderbar miteinander reden. Vor allem über die verschiedensten Kulturen und das Reisen.

Eines Abends sitzen wir wieder bei dem Griechen in Ottensen. Max stippt mit dem Weißbrot seinen Teller leer, dabei sind seine Grübchen um den Mund zu sehen, die ich so liebe.

»Ich habe eine Überraschung für dich.« Mit diesen Worten schiebt er einen Umschlag über den Tisch. Ich sehe, dass seine Hände ein bisschen zittern. Warum ist er aufgeregt? Was ist in dem Umschlag? Ich blicke ihm in die Augen und sehe, dass sich ein Lächeln darin verbirgt.

»Gut, dann mache ich wohl mal auf.«

Ich wische mir die von Knoblauchmayonnaise fettigen Finger sauber und öffne das lange Kuvert. Im ersten Moment begreife ich gar nichts, und dann fange ich an, mich zu freuen. In dem Umschlag sind zwei Flugtickets nach Brasilien. Die Tickets sind genau auf den Zeitraum ausgestellt, der mir vor der Journalistenausbildung bleibt.

»Wir werden uns aber noch etwas Besseres gönnen«, schmunzelt Max. »Wir fliegen direkt nach Rio und machen von dort aus eine kleine Rundreise. So lernst du das Land viel besser kennen.«

Ich schaue ihn an und spüre, wie mein Herz pocht.

»Eine schönere Überraschung könnte es kaum geben.«

Ich war bereits in Sambia und Botswana gewesen. Jetzt würde ich endlich wieder einmal in ein weit entferntes Land und eine völlig andere Kultur reisen.

»Du weißt es vielleicht nicht«, sagt Max, »aber du arbeitest so viel, dass ich dachte, wir brauchen irgendeine Gemeinsamkeit.«

Jetzt erschrecke ich. War das etwa Kritik?

»Alles gut«, sagt er schnell. »Ich liebe unabhängige Frauen und finde es toll, dass du deinen Weg machst. Wir müssen eben nur mal hin und wieder etwas für uns beide tun.«

»Aber das machen wir doch«, rutscht es mir heraus.

Nach der Arbeit holt er mich oft ab, und wir gehen an einem wunderschönen Baggersee in der Nähe von Hamburg schwimmen. Während wir in der letzten Abendsonne liegen, trinken wir roten Sekt. Manchmal fahren wir auch nach Holland an die Nordsee, wo Max ein Landhaus hat. Er ist dort geboren und aufgewachsen, kam aber für sein Medizinstudium nach Deutschland. Das Haus hat er von seiner Großmutter geerbt. Dort sitzen wir gemeinsam im Strandkorb, blicken übers Wasser und erzählen uns gegenseitig von der Arbeitswoche. In letzter Zeit schlendern wir auch oft über den Wochenmarkt. Dort kaufen wir Fisch und feines Gemüse ein, das wir dann gemeinsam zubereiten. Die schönsten Momente jedoch sind die nach dem Aufwachen, wenn wir in seinem Landhaus sind und zusammen Zeitung lesen. Als er es geerbt hatte, war es halb verfallen gewesen. Liebevoll hat er das kleine Haus umgebaut. Ich kümmere mich am liebsten um die Beete mit den alten Rosen.

»Ich will keine Krise heraufbeschwören«, sagt Max und faltet seine Serviette. »Ich möchte einfach nur unserer Beziehung noch eine andere Dimension geben. Und ich will, dass du weißt, wo ich eine Zeitlang als Arzt gelebt habe. Und jetzt lass uns von etwas anderem reden.«

Ich kenne ihn genug, um zu wissen, dass das Gespräch damit beendet ist. Ich möchte beruhigt sein, muss es sein, sag ich mir. Denn die Beziehung mit Max ist das Beste, was ich je erlebt habe. Er lässt mir den Freiraum für meine Arbeit, bedrängt mich nicht, hört sich geduldig an, was ich zu berichten habe. Dennoch schleicht sich Zweifel bei mir ein: Arbeite ich wirklich zu viel?

Am Abend, als der Mond ins Loft scheint, schaue ich noch lange mit offenen Augen an die Decke. Irgendwann merke ich, wie mir eine Träne übers Gesicht läuft. Es ist ein Auf und Ab der Gefühle. Denn in den letzten Wochen hat sich herausgestellt, dass Max und ich uns zwar viel zu sagen haben – aber über Händchenhalten hinaus keine Zärtlichkeiten teilen. Nein, er schläft nicht mit mir. Anfangs war es mir sogar recht. Aber gehörte es nicht dazu? Ich frage mich, ob es normal ist, dass wir gar kein körperliches Verlangen nacheinander haben?

Ich weiß, dass ich auch etwas dafür tun könnte, dass wir miteinander schlafen, aber das alles wage ich nicht. Ich bin schüchtern, habe Angst davor, zurückgewiesen zu werden. Was, wenn Max einen Annäherungsversuch abwehren würde? Gleichzeitig ist es eine Niederlage, sich einzugestehen, dass ich diese Ängste habe. Ich frage mich, ob wir schon gescheitert sind, bevor alles angefangen hat? Mit einer sachten Verzweiflung strecke ich schließlich meine Hand nach Max aus, dessen Finger sich fest um sie schließen. »Ich will noch nicht aufgeben«, flüstere ich in die Dunkelheit. Und stelle mir vor, wie er mich in seine Arme schließen würde. Wären wir dann nicht endlich ein Paar? Und was wird, wenn wir niemals auch körperlich zueinander finden? Müssen wir unsere Beziehung dann aufgeben?

»Mach dir keine Sorgen«, kommt es müde zurück. »Brasilien wird uns schon helfen.«

Der Mond steht hoch über der Stadt, als wir mitten in der Nacht landen und nach Rio fahren. Wir übernachten in einem billigen romantischen Hotel. Am Abend gehen wir essen, trinken Cocktails. Mir ist der Alkohol längst zu Kopf gestiegen, als Max den Arm um mich legt und mich zum Hotel führt. Ich ziehe mich aus und lege mich neben ihn. Und, einem plötzlichen Impuls folgend, rücke ich näher und versuche, ihn zu streicheln. Doch Max fängt meine Hand sanft ab.

»Ich wünschte, ich könnte dich richtig berühren«, sagt er mit Traurigkeit in der Stimme.

Ich kann nicht beschreiben, wie deprimiert ich bin, als ich seine Worte höre. Was soll das heißen?

In dieser Nacht kann ich nicht mehr schlafen, frage mich immer wieder, ob es richtig ist, dass ich überhaupt noch mit Max verreise.

Aber dann kommt der Morgen, ein neuer Tag. Als wenn nichts wäre, verbringen wir den nächsten Tag an der Copacabana, wir genießen den kilometerlangen Strand und das sonnige Wetter, bevor wir am folgenden Tag in den Bus steigen. Wie in einem Roadmovie zieht die Landschaft an uns vorbei. Frauen in farbenfrohen Gewändern schauen dem Bus nach, als er vorüberrauscht und den Staub aufwirbelt, der die Straßen bedeckt. Und gerade, als mir die Augen müde zufallen wollen, wandert eine Windhose am Bus vorüber.

São Paulo erweist sich als eine pulsierende Großstadt. Ein beeindruckendes Panorama.

»Hier gefällt es mir besser als in Rio«, sagt Max, der seine lichtempfindlichen Augen mit beiden Händen beschattet. »Na?« Er legt seinen Arm um mich, warm und behütend. »Hab ich dir zu viel versprochen?«

Wir ziehen in ein hübsches Hotel mit Innenhof.

Eines Abends, nach einem langen sonnigen Tag, greift Max im Bett nach mir und zieht mich in seine Arme. Mir stockt der Atem: Werden wir es nun doch schaffen, ein richtiges Paar zu werden? Ich finde, dass seine Haut sich gut anfühlt, schön und glatt, ich mag ihren Duft. Max streichelt mit beiden Händen meinen Rücken, durchwühlt meine langen Haare. Zart streichen seine Finger meine Wirbelsäule hinunter, gleiten unter meine Bluse, umkreisen meine Brüste. Ich spüre, wie mein Atem sich beschleunigt. Erregt lasse ich Max mit mir machen, was er will, und ich sehne herbei, dass er sich über mich legt und mit mir schläft, denn nun fühle ich mich ihm so nah wie nie zuvor. Und wirklich macht Max eine Bewegung hin zu mir. Doch dann hält er plötzlich inne. Was ist los? Bin ich ihm nicht hübsch genug? Ich weiß, dass seine früheren Freundinnen sehr attraktiv waren. Exotisch und unerreichbar, das gilt für mich nicht. Man sagt mir, dass ich ganz hübsch sei, aber von Schönheit kann nicht die Rede sein, und lange Beine habe ich auch nicht.

Max schaltet den Fernseher an, eine Telenovela läuft.

So, sage ich mir, das war es mit uns. Nie wieder wird er versuchen, mit mir zu schlafen. Immer wird es so sein, dass es irgendeine Ablenkung gibt. Ich kann gar nicht sagen, wie enttäuscht und verletzt ich mich fühle. Was sind seine Gründe, mich so auflaufen zu lassen? Auf einmal war in mir so ein tiefes Gefühl neuer Vertrautheit, das er nun so rüde enttäuscht hat. Es passt gar nicht zu dem liebevollen Max. Ich halte das Gequatsche der Bildschirm-Mimen und diese räumliche Nähe zu Max, die zugleich eine unendliche Ferne ist, nicht länger aus.

Draußen glitzert die Stadt im Mondschein. Ich gehe auf den Balkon, um zu weinen.

»Du bist nicht frei«, sagt Max mir am nächsten Tag bei einem Spaziergang. Wir gehen sehr weit voneinander entfernt.

»Das weiß ich schon, seit du zum ersten Mal neben mir im Bett gelegen hast. Es ist, als gehörtest du einem anderen.«

Ich warte schweigend ab, was nun kommen wird. Ich bin sehr skeptisch, die Verletzung der letzten Nacht wirkt noch nach.

»Weißt du, dass du mich an Dornröschen erinnerst? Du liegst in hundertjährigem Schlaf und wartest auf deinen Prinzen.« Mit einem bitteren Lächeln fügt er hinzu: »Das bin offensichtlich nicht ich. Auch wenn ich es gern gewesen wäre.«

»Das stimmt doch nicht«, platze ich heraus.

Ist nun schon Schluss mit uns? Aber Max hat mir doch mit der herrlichen Reise nach Brasilien meine Träume von der weiten Welt erfüllt! Und sollte die Reise nach Brasilien unserer Beziehung nicht helfen? Ich denke zurück an meinen Apfelbaum im Göllheimer Pfarrgarten und daran, wie ich hoffte, der kleinen, heilen Welt zu entkommen. Dabei hilft mir Max. Und soll nicht die Reise durch Brasilien unserer Partnerschaft eine neue Dimension verschaffen? Uns verbinden, statt nun tatsächlich alles zu zerstören? Ich versuche, mir vorzustellen, wie das Leben ohne Max wäre. Sicher, ich leide daran, dass es mit uns im Bett nicht klappen will. Aber wie wäre es ohne die schönen Gespräche, ohne seinen Charme, seinen Witz, seine Großzügigkeit. Ich habe das Gefühl, dass Max mir den Halt gibt, den ich brauche. Er ermutigt mich, wie einst mein Bruder, an all meine Träume zu glauben.

»Ich will noch nicht aufgeben«, sage ich.

»Ich auch nicht«, stimmt Max mir zu. Und ich verabscheue die Traurigkeit, die in seiner Stimme liegt, denn sie hat etwas Endgültiges. Mir wäre viel lieber, wir würden uns streiten, dass die Fetzen fliegen, als in ewiger Gelassenheit zu leben. Aber Max hat mir einmal erklärt, dass Gelassenheit für ihn ein Lebenskonzept sei. Nein, Max will gar nichts daran ändern.

Wie lange werde ich das noch aushalten?

Aber inzwischen ist es so, dass meine halbe Familie total vernarrt ist in Max. Vor allem meine Großmutter, zu der ich ein inniges Verhältnis habe, ist sehr angetan von ihm. Es gefällt ihr auch, dass er Arzt ist. Sie selbst hatte in ihrer Jugend einen Arzt geliebt. Lebe ich nun ihre Träume? Wie wird sie es aufnehmen, wenn wir uns trennen?

Ich weiß selbst, dass es um mich gehen sollte, nicht um die Meinungen meiner Familie, der ich unsere Probleme nicht offenbart habe. Trotzdem würde es mir sehr schwer fallen, allen unsere Trennung zu vermitteln.

Was soll ich nun also sagen?

Ich beschließe, mich auf eine Frage zu beschränken. Ich fasse Mut und frage Max: »Meinst du, wir sollen weitermachen?«

Eine besonders große Woge rollt an den Strand, überspült unsere Füße. Er lächelt, dann schaut er mich lange an.

»Ich meine, dass wir viel zu verlieren hätten.«

»Dann ist das ein Ja?«

Max zieht mich nur an sich und schweigt. Dann irgendwann nickt er.

Längst sind wir aus Brasilien zurück, und ich bin an der Henri-Nannen-Schule. Unsere Reise ist Vergangenheit, ich lebe ganz in meinem neuen Alltag. Das heißt, zehn bis zwölf Stunden Arbeit an der Journalistenschule oder an den tollen Praktikumsstationen, die mein Lehrer für mich ausgesucht hat. Liebe ist ein weit entferntes Wort.

Da klingelt eines Abends, als ich erschöpft allein auf meinem Sofa liege, das Telefon.

»Hier ist Corinna«, meldet sich eine junge Frau. Ich habe keine Ahnung, wer sie sein könnte.

Sie hält sich auch nicht weiter damit auf, es mir zu erklären.

»Du zerstörst dein Leben, meines und das von Max. Du liebst ihn nicht, und er liebt dich nicht. Max und ich, wir lieben uns.«

Mir stockt der Atem. Schon lange ahne ich, dass Max eine

Geliebte hat. Ist er doch viel auf Reisen und lernt dort viele interessante Menschen kennen. Zudem verbindet uns eher eine Freundschaft. Ich konnte das bisher einigermaßen tolerieren, darüber wegsehen. Aber bei diesem Anruf geht es nicht länger. Ich muss mich der ganzen Lage nun stellen, da mir unsere Beziehung so kostbar ist.

»Offener Betrug ist eine gemeine Verletzung«, erkläre ich ihm noch am selben Abend.

»Ich betrüge dich nicht«, schießt er zurück. »Weil wir gar nicht miteinander schlafen. Was uns verbindet, ist doch viel mehr. Ich bin für dich ein wahrer Freund. All die kichernden Mädchen in deiner Umgebung kann man ja gar nicht ernst nehmen.«

Diese Arroganz bringt nun wieder mich in Rage. Sieht er mich auch nur als kicherndes Mädchen? Und warum beleidigt er meine Freundinnen? Sicher, ich weiß, dass er auf sie eifersüchtig ist und versucht, sie von mir fernzuhalten. Aber so viele Kompromisse ich auch leider mache, diesem Wunsch habe ich nie entsprochen.

»Meines Wissens habe ich mehr Freunde als du«, sage ich deshalb bockig.

»Gib besser mal acht auf deinen Ton.«

Wir sitzen in einer Pizzeria, in der Öffentlichkeit, für eine Szene ist hier kein Raum.

Er ist klug genug, das absichtlich so arrangiert zu haben.

»Das nennst du Freundschaft?«, gifte ich zurück.

Ist alles nur Verrat?, denke ich.

»Ich will dich nicht verlieren«, sagt Max und legt seine Hand über die meine. »Du bist mir wichtiger als Corinna. Weißt du, Sex ist nicht alles, was einen verbindet.«

Ich stochere in meinen Spaghetti herum. Obwohl ich Hunger habe, ist mir der Appetit vergangen.

»Ich fühle mich von dir bloßgestellt.«, sage ich zu Max.

»Dann geht es dir nur um deinen blödsinnigen Stolz? An dem wirst du noch mal verrecken.«

»Jetzt stell dir nur mal vor, ich würde das umgekehrt machen. Was würdest du denn dazu sagen, wenn ich mit jemand anders rumknutschen würde.«

Max legt seine Gabel ab. »Ich habe nicht rumgeknutscht. Und du bist selber schuld. Ich hatte dich gefragt, ob du mich bei meiner Reise begleiten willst. Du hast gesagt, du musst arbeiten.«

Ich starre ihn an. Es stimmt, was er sagt. Aber soll das ein Grund sein, mich zu betrügen? »Max, weißt du, selbst wenn ich mal keine Zeit habe, kannst du nicht einfach die Nächste mitnehmen.«

»Du hast eben leider nie Zeit.«

»Ich bin mitten in einer knallharten Ausbildung. Verstehst du das denn gar nicht? Und jetzt hast du den Spieß umgedreht und machst mir schon wieder Vorwürfe, obwohl du es bist, der mich betrogen hat.«

»Ach, hör doch auf.« Max tupft sich den Mund ab. Er hat hastig aufgegessen. »Ich habe dich nicht betrogen, wie oft soll ich das noch sagen. Es handelt sich um eine reine Bettgeschichte, die nichts mit dem zu tun hat, was uns verbindet.«

Ich überlege: *Was genau ist es, das uns zusammenschweißt?*

In diesem Augenblick finde ich, anders als noch in Brasilien, keine richtige Antwort mehr. Wäre es nicht besser, wir würden aufhören, uns wechselseitig zu quälen?

»Ich sehe keinen Weg mehr«, sage ich deshalb zu Max.

»Schätzchen, wir würden unsere Gespräche, unsere Ausflüge und Reisen verlieren.«

Gerade haben wir eine große Reise nach Indien geplant, wo Max mir zeigen will, an welchen Orten er demnächst arbeiten wird. Ich werde dorthin kommen und freue mich riesig darauf. Aber nun? Soll ich stornieren?

Leider habe ich keinen, der mir raten könnte, was ich nun tun soll. Denn mit seiner Liebschaft hat Max mich so deprimiert und gedemütigt, dass ich nicht mehr sprechen kann. Mir fehlen buchstäblich die Worte. Mutlos schiebe ich meinen Teller beiseite. Ich kann weder die Spaghetti noch die Garnelen herunterbekommen.

»Wenn ich klug wäre, würde ich Schluss machen.«

»Hoffentlich bist du nicht klug«, sagt Max und wagt ein vorsichtiges Lächeln. »Ich mache Schluss mit Corinna«, verspricht er mir und schaut mich aus seinen kastanienbraunen Augen lange an. Soll ich ihm verzeihen?

Doch auch das hilft nicht. Nach zwei Jahren Beziehung trennen Max und ich uns. Er geht erst mal für eine Zeit nach Indien und arbeitet dort, während mich weiter auf meine Ausbildung konzentriere.

Doch während all der Zeit verlieren wir uns nicht aus den Augen und werden einige Jahre nach Max' Rückkehr aus Indien erneut ein Paar.

Vom wilden Moor nach Straßburg

Frühsommer 1999 bis Winter 2000

Ich sitze mit Max im Wohnzimmer des urigen Bauernhauses zwischen wildem Moor und Nord-Ostsee-Kanal, das ich mit seiner finanziellen Unterstützung in Gestalt eines privaten Kredits gekauft habe. Obwohl es Juni ist, flackert im offenen Kamin ein Feuer, denn die Häuserwände sind in dieser Gegend auch im Sommer feucht und klamm. Aus dem Fenster sehen wir ein Kreuzfahrtschiff majestätisch vorbeischippern, der Himmel ist weit und hoch.

Es ist Freitagfrüh, wir müssen beide in die Stadt. Max zu einem Termin, ich in die Redaktion der großen Fernsehzeitschrift, bei der ich seit einiger Zeit als stellvertretende Ressortleiterin arbeite. Um Punkt neun Uhr wollen wir losfahren. Max stippt ein Croissant in seinen Kaffee, ich will gerade neuen aufbrühen, als ich höre, wie oben in meinem Atelier das Faxgerät klingelt. Ich bin sehr gespannt auf das Fax, habe ich doch vor kurzem einem Agenten einen Kriminalroman angeboten, den ich im letzten Jahr geschrieben habe. Er ist ein echter Förderer, der an meine Fähigkeiten als Autorin glaubt. Nun erwarte ich Nachricht von ihm.

»Entschuldige mich bitte einen Moment«, sage ich zu Max und gehe nach oben.

Schon auf den ersten Blick halte ich den Atem an. Das Fax ist tatsächlich von meiner Agentur. Neugierig trete ich zu dem Apparat, der vor großen Atelierfenstern steht. Zwei Blatt Papier werden ausgedruckt. Ich lese und brauche einen Augenblick, bevor ich verstehe, was dort auf dem Papier steht. Ein Verlag hat meinen Krimi gekauft. Ich kann mein Glück kaum fassen! Und muss mich bemühen, nicht aufgeregt wie ein kleines Kind zu Max hinunterzurennen.

»Da schau mal, was passiert ist«, sage ich und halte das Schreiben über seine Zeitung. Er reagiert zögerlich.

»Man muss dir ja wohl gratulieren«, sagt er dann langsam und ernst. »Aber ich weiß nicht, ob es wirklich eine gute Nachricht ist. Wirst du jetzt noch mehr arbeiten?«

Immer wieder steht das Thema Arbeit zwischen uns. Max findet, ich mache zu viel, solle mich auch mal schonen und mich lieber um Artikel für eine angesehene Wochenzeitung kümmern, für die ich schon ab und zu große Reisereportagen geschrieben habe, auf die er sehr stolz ist. Vor seinen Freunden gibt er gern damit an. Als Absolventin der Henri-Nannen-Schule bin ich verwöhnt. Ich habe das Entree in die großen Medien und konnte auch schon für das größte Magazin der Republik eine mehrseitige Reportage über den bosnischen Bürgerkrieg schreiben, ein großes Privileg – dessen ich mir sehr wohl bewusst bin.

Max hält nichts davon, dass ich jetzt für eine Fernsehzeitschrift arbeite. *Ihm gefällt meine Unabhängigkeit nicht,* denke ich insgeheim.

Ich selbst will unabhängig sein und mich im Arbeitsleben beweisen. Meine Ausbildung kann doch nicht umsonst gewesen sein!

Und seit dem Anruf dieser Corinna und unserer Trennung vor fünf Jahren sind die Wunden nie richtig verheilt. Max' Vertrauensbruch lässt mich noch immer einen gewissen Abstand halten. Und deshalb war ich wohl auch nicht unglücklich über das neue Jobangebot aus dem Süden Deutschlands, das ich vor kurzem über eine Freundin erhalten hatte. In wenigen Wochen werde ich als Reporterin zu einem großen Verlag wechseln. Max war zu meiner Verblüffung nicht dagegen. Obwohl unsere Beziehung durch den neuen Job abermals auf die Probe gestellt wird – wir werden uns noch weniger sehen.

Die schönen Zeiten, die uns einst verbunden haben, sind jedoch längst Vergangenheit. Der Glanz unseres gemeinsamen Lebens verblasst. Ich verbringe meine freie Zeit meist allein in meinem Landhaus. Es gibt auch immer etwas, das geschrieben werden will, und dafür brauche ich Ruhe.

»Wie willst du das alles schaffen?«, fragt mich Max, während er sich hinter der *Neuen Zürcher Zeitung* verschanzt. In Max' Gesicht ist keine Spur von Freude über meinen verkauften Roman zu erkennen.

Er selbst hat schon länger keine neue berufliche Herausforderung gefunden, ist nur noch ab und zu auf Reisen. Und deshalb frage ich mich manchmal, ob so etwas wie Neid bei uns eingezogen sein könnte. Freut er sich deshalb nur mäßig, dass sich ein Verlag für mein Buchmanuskript interessiert?

»Und ich dachte, wir trinken heute Abend ein Glas Sekt«, sage ich beleidigt.

»Du weißt, dass ich keine Zeit habe«, antwortet Max schroff. Keinerlei emotionale Regung ist in seinem Gesicht zu erkennen. Nicht der Anflug von Zuneigung. »Du musst heute Abend sehen, wie du klarkommst. Ich habe Gäste bei mir zu Hause.«

Diese ewigen Gäste drohen das, was von unserer Beziehung noch übrig ist, endgültig zu zerstören. Ständig verschanzt Max sich hinter Besuch. Ob er auch versucht, Abstand zu halten? Ich spüre, wie Tränen in mir aufsteigen.

Dass ich mir das Haus auf dem Land kaufe, hatten wir gemeinsam überlegt. Max liebt das gesellige Beisammensein mit Freunden, ich brauche mehr Zeit für mich.

Das habe ich nun davon. Statt mit Max feiere ich die bevorstehende Veröffentlichung meines Kriminalromans mit meinen Kollegen in der TV-Redaktion. Sie gratulieren mir überschwänglich, und ich habe das Gefühl, sie freuen sich aufrichtig mit mir. Doch obwohl es eine rauschende Party wird, fühle ich mich einsam und traurig. Ich denke an Max. Müssten nicht wir zusammen feiern? Ich spüre, dass die Verbindung zwischen ihm und mir erneut droht abzureißen. In diesem wichtigen Augenblick muss ich ohne ihn sein. Spät am Abend sitze ich noch mit Miranda, der Ressortleiterin, die mich sehr gut kennt, zusammen, und sie fragt mich, warum ich einen so bedrückten Eindruck mache.

»Es ist schön, mit euch zu feiern«, sage ich wahrheitsgemäß. »Aber noch lieber wäre mir gewesen, ein Glas Sekt mit Max zu trinken. Ich habe so lange an dem Krimi gearbeitet. Er hätte doch ein bisschen stolz sein können. Stattdessen lässt er mich ganz allein.«

Miranda, eine zumeist fröhliche und sehr kluge Rothaarige, nippt an ihrem Glas. »Du wirst flügge und entgleitest ihm, das will er nicht wahrhaben und vielleicht auch nicht zulassen. Komm, stoß noch mal mit mir an! Es wäre doch zu schade, den Erfolg jetzt nicht zu genießen.«

Wir feiern noch bis ins Morgengrauen. Doch ich habe Zweifel, ob es für Max und mich noch eine Perspektive gibt.

Drei Wochen später spaziere ich mit meiner neuen Kollegin Carine durch Straßburg. Sie ist die Ressortleiterin des Verlags, kommt aus Berlin und scheint ein großzügiger, weltoffener Mensch zu sein. Sie hat mir dringend geraten, ein Leben als Grenzgängerin zu führen, in Straßburg zu wohnen und in Deutschland zu arbeiten. »Es ist wundervoll, jeden Tag in Kehl über die Rheinbrücke zu fahren und in einer anderen Kultur zu sein«, schwärmt sie mir vor, während wir einem Makler durch Straßburg folgen.

Gerade überqueren wir die Ill mit ihren Brücken und steuern auf die Insel zu, auf der sich das Liebfrauenmünster befindet.

Der Makler zeigt uns eine hübsche Wohnung, die Carine aber nicht passend für mich findet.

»Zu eng und zu klein für dich«, bestimmt sie energisch. »Du brauchst mehr Raum um dich herum.« Ihr dunkler Pferdeschwanz wippt, als sie lächelt. »Mach dir keine Sorgen ums Geld, du verdienst ja sehr gut. Ich kann dir für die Kaution auch etwas leihen.«

Das nun wieder finde ich so rührend, dass ich sie am liebsten umarmen möchte. Carine, die im Gegensatz zu mir perfekt Französisch spricht, fragt den Makler, ob er nicht etwas Besseres für mich hätte, und gebietet mir mit einem strengen Blick zu schweigen. Der Makler überlegt einen Moment lang.

»Hm«, sagt er dann, was ich mühelos verstehe. »Vielleicht wäre da etwas, das ich Ihnen noch zeigen kann.«

Wieder spazieren wir über die Ill, diesmal in Richtung Museum der modernen Künste. Nach zwei Kurven geht es in einem alten Fachwerkhaus eine steile Stiege hoch, und Carine und ich schauen uns immer wieder skeptisch an. *Das wird ja etwas werden*, denke ich.

Aber dann, ganz oben unterm Dach, schließt der Makler die Tür auf und gibt den Blick auf eine traumhafte Loftetage frei.

»Na?« Carine strahlt. »Das ist doch was. Wir wollen doch schließlich, dass du dich wohlfühlst und uns möglichst lange erhalten bleibst.«

Die Wohnung ist wunderschön, und von einem Zimmer aus kann man sogar das Münster sehen. Ich habe keine andere Wahl, als »Ja« zu sagen und die Wohnung zu nehmen.

»Uli, du lebst immer nur im Glanz«, sagt mein Bruder, der zu einem ersten Besuch bei mir in Straßburg ist. »Das hier ist die schönste Wohnung, die ich je gesehen habe.«

Knut trägt ein hellblaues Hemd, das seine braunen Augen

betont. Mittlerweile hat er eine Brille. Er blinzelt oft, ist müde, wie er sagt.

Er studiert Geschichte und Germanistik und liest unfassbar viel. Aus meiner Sicht hat er ganze Bibliotheken verschlungen.

Wir nehmen bei mir in der Wohnung einen Aperitif, dann lade ich ihn in ein indisches Restaurant ein.

Knut fragt mich nach meiner Arbeit und den neuen Kollegen, und ich erzähle ihm, wie ich mich kopfüber in die neuen Aufgaben geworfen habe und dass ich herzlich in das Team aufgenommen wurde. Ich vermeide zuerst noch, ihn zu fragen, wie es ihm geht, und erzähle ihm lieber von meinen Entdeckungstouren durch Straßburg.

»Ich beneide dich, Uli«, sagt Knut, als wir nach dem Essen einen Kaffee trinken. »Du hast Erfolg im Beruf und niemals Geldsorgen. Was aus mir werden soll, weiß ich nicht.«

Seit Teenager-Tagen plagt ihn eine ungewisse Angst vor der Zukunft. Aber hinzu kommt, dass er krank ist. Wir sprechen selten darüber, weil er die Krankheit nicht über sich siegen lassen will. Doch seit fünf Jahren wissen wir, dass er an Schizophrenie leidet. Seither haben sich seine Ängste noch verstärkt, verständlicherweise. Dabei äußert sich seine Erkrankung auf eine hilflose, harmlose Art: Setzt er seine Tabletten ab, will er Müllmännern helfen oder verschenkt sein Geld. Mit den Tabletten wirkt er oft wie betäubt.

Schon vor meinem Umzug nach Straßburg habe ich Knuts Krankheit nur aus der Entfernung mitbekommen. Es fällt mir zugegebenermaßen auch schwer, mich in seine Befindlichkeit einzufühlen. Ich begreife nicht genau, was ihm eigentlich fehlt. Körperliche Leiden sind leichter erklärbar. Ein gebrochenes Bein – gut, man kann nicht laufen. Aber was heißt es, eine geistige Krankheit zu haben? Was soll man sich unter Schizophrenie vorstellen? In Telefonaten mit meinen Eltern erzählen sie mir, wie sich der Wahn meines Bruders artikuliert. Einmal wurde er aufgegriffen, als er auf offener Straße laut mit sich selbst diskutierte, wie ein Teebeutel ökologisch richtig zu entsorgen sei. Seine Erkrankung ist mir zu abstrakt. Ich kann das nicht nachvollziehen. In meinem Kopf ist auch nicht wirklich Platz, weder für tiefschürfende Fragen noch für Versuche, Antworten darauf zu finden; mein Leben als Journalistin und Autorin ist alles andere als gemütlich, es gibt ständig Termindruck und viele Entscheidungen zu treffen. Und ich selbst kenne höchstens einmal Spannungskopfschmerzen und bin – abgesehen von den üblichen Erkältungen – nur selten krank.

»Oh, das mit dem Glanz soll dich nicht täuschen«, sage ich Knut.

»Aber du hast alles, einen tollen Beruf, Buchverträge und einen wahnsinnig netten Freund.«

»Der nicht nur mich liebt, sondern tausend andere.«

Natürlich habe ich keinem erzählt, dass wir eine keusche Form der Liebe pflegen, alle, die ich kenne, würden über mich rasend werden und behaupten, dass ich mein Leben vergeude. In Zeiten, in denen Sex gewissermaßen omnipräsent ist und Beziehungen häufig an dessen Qualität gemessen werden, wäre es für mich fatal, mich dazu bekennen zu müssen, dass es zwischen meinem Partner und mir keine körperliche Anziehung gibt. Wie könnte ich anderen erklären, warum zwischen Max und mir nichts läuft? Klar, dass ich nach unserem Neuanfang auch immer wieder Fragen ausgesetzt bin, etwa danach, wo denn der »süße Nachwuchs« bleibt. Ich reagiere meistens derartig verärgert auf solche Fragen, dass sie sich für meine Umgebung zu erübrigen scheinen. Selbst meine Großmutter hat es aufgegeben.

»Weißt du, dass er andere Frauen hat?«

Ich schweige, habe keine Lust, meinem Bruder die Wahrheit über seine damalige Affäre zu erzählen und dass ich über diese Verletzung nie hinweggekommen bin.

Mein kluger Bruder blinzelt wieder. Er beginnt nun, auf mich einzureden, und wie immer, seit er die Tabletten nimmt, zucken dabei seine Fäuste. Mir tut dieser Anblick so weh, dass ich aufstehen muss. Raus an die Luft.

»Lass uns noch durch die Stadt spazieren!«

Wir gehen über die dunkel schimmernde Ill zum Straßburger Münster, das mit einer fast schon erhabenen Schönheit in die Höhe ragt.

»Das sind die alten Meister gewesen«, sagt mein Bruder. »Vielleicht hätte ich auch ein Handwerk lernen sollen. Steinmetz oder so.«

»Dafür liest du viel zu gerne.« Ich verwerfe seinen Gedanken als Spinnerei. Doch in der Nacht, als ich meinen Bruder im Gästezimmer schnarchen höre, frage ich mich, ob ich damit recht habe. Hätte ihm etwas Handfestes im Leben vielleicht geholfen? In jedem Fall denke ich besorgt über seine Existenzängste nach.

»Was, wenn ich nie eine Familie ernähren kann?«, hat er gefragt.

Solche Sorgen, denke ich traurig, müssen ihn anscheinend in schrecklicher Weise bedrücken. Aber rasch finde ich Trost in dem Gedanken, dass es immer für alles eine Lösung gibt.

Am nächsten Morgen frühstücken wir noch zusammen in einem Café an der Ill, das ich liebe und wo ich auch ganz gern mit meiner Kollegin mal abends nach der Arbeit einen schönen Rotwein trinke. Es gibt Croissants und Milchkaffee.

»Ich würde am liebsten bei dir bleiben«, sagt mein Bruder.

»Dann mach es doch. Ich habe ja das Gästezimmer.«

»Aber ich muss doch weiter studieren.«

Trotz seiner Krankheit ist er so pflichtbewusst, dass ich keine andere Wahl habe, als ihn zum Bahnhof zu begleiten.

Als mein Bruder mir aus dem Abteil noch einmal zuwinkt und der Zug dann aus dem Bahnhof rollt, bleibt ein seltsames

Gefühl der Leere in mir zurück. Ich fühle mich verlassen. Die Gespräche mit ihm haben mir, wie immer, sehr gut getan. Es gibt kaum einen anderen Menschen, dem ich so sehr vertraue wie meinem Bruder. Ich winke dem Zug Richtung Deutschland lange nach, und ich wünschte mir, ich hätte mir mehr Mühe gegeben, Knut zum Bleiben zu überreden.

Dann geht das Leben wieder weiter. Ich fahre zu meiner Arbeit, die mir viel Spaß macht, und telefoniere jeden Tag lange mit Max. Häufig schleicht sich ein gereizter Tonfall in diese Telefonate ein. Ich merke es – und leide darunter. Doch ich bin zu eingespannt, um mich viel damit zu beschäftigen.

In den nächsten Monaten erscheint mein Kriminalroman, wodurch ich verhältnismäßig viel Aufmerksamkeit durch die Presse erlebe. Im Job läuft es nach wie vor gut, ich mag meine Kolleginnen und Kollegen und liebe Straßburg. Gelegentlich fahre ich auch zu Max. Doch während wir früher wenigstens eine seelische Nähe hatten, streiten wir in letzter Zeit nur noch. Er beschäftigt sich größtenteils mit seinen »Gästen« und ich mich mit meiner Arbeit.

Während unsere Beziehung erneut droht zu zerbrechen, verschanze ich mich hinter dem Computer. Max macht darüber vor Dritten zynische Witze.

»Sie ist vollkommen anspruchslos«, sagt er. »Stell ihr einen Computer hin, und sie ist glücklich.«

Ich beginne einen Roman über eine jüdische Schauspielerin, die wie meine Ururgroßmutter aus Metz kommt. Mehr und mehr befasse ich mich mit der jüdischen Kultur, die auch in Straßburg eine große Rolle spielt, da es hier eine große jüdische Gemeinschaft gibt. Abends nach der Arbeit liege ich in meiner wunderbaren Wohnung in einer Hängematte, die Max für mich aufgespannt hat, und höre *Radio Judaica*.

»Du musst aufpassen«, hat er mich bei einem seiner seltenen Besuche gewarnt. »Du entwickelst eine regelrechte Obsession.«

Doch ich will es nicht hören, versinke in der Welt der Rachel Félix, über die ich schreibe, und telefoniere oft mit einem weisen, alten Rabbiner aus Deutschland, der mich bei der Recherche und Beschreibung meiner Heldin berät. Warum er das tut, ist mir unklar. Ich vermute, er hat eine gewisse Grundsympathie für mein Projekt. Begegnet bin ich ihm über eine Empfehlung des Rabbinats von Straßburg. Er ist noch ein richtiger deutscher Jude, stammt aus Mannheim, in der Nähe meiner Heimat – ein gemeinsamer Anknüpfungspunkt. Schnell fange ich an, seine Weisheit zu verehren.

Wenn ich nicht mit dem Rabbi telefoniere, ruft in den Nächten oft auch Knut an. Die Gespräche mit ihm sind immer sehr inspirierend, er hat Ideen für neue Bücher, die ich schreiben könnte, und hilft mir so, als Germanist, auch beruflich weiter.

Alles in meinem Leben passt, alles stimmt.

Bis auf die Liebe.

Fort von Max

Jahreswechsel 2000/2001 bis Frühjahr 2002

An Weihnachten bin ich seit Langem mal wieder in meinem Bauernhaus auf dem Land. Nach einer anstrengenden Vorweihnachtszeit genieße ich die freien Tage im Moor und vor dem Kamin. Morgens stehe ich mit meiner Kaffeetasse im Garten und beobachte, wie die Wintersonne über der flachen, windgepeitschten Landschaft aufgeht. Ein Bild, das so schön ist, dass ich es am liebsten malen würde. Hier hätten sich die großen Maler der Künstlerkolonie Worpswede auch wohlgefühlt, sage ich mir immer.

Silvester verbringe ich mit Max und seinen Freunden, wahre allerdings deutlich inneren Abstand. Ja, wir sind dabei, uns aus den Augen zu verlieren. Da klingelt eines Morgens zwischen den Jahren das Telefon. Herr Möller, einer der Verlagschefs, ruft mich an.

»Frau Wilhelm, bitte setzen Sie sich«, sagt er ohne Umschweife. »Ich muss Ihnen eine schlechte Nachricht überbringen. Sie brauchen nicht mehr zu kommen. Die Zeitschrift wird eingestellt.«

Wie bitte? Ich kann es kaum fassen! Ich war so glücklich gewesen bei den Kollegen, mit meiner schönen Wohnung und ihrem Blick auf das Münster, mit meinem ganzen Leben im Süden.

Und fast wäre mir die überfällige Trennung von Max gelungen.

Das soll nun alles vorbei sein?

Mein Buch über Rachel Félix ist fertig, ein Verlag will es kaufen – und ich habe keine weiteren Pläne für ein neues Projekt. Was soll ich nun mit mir anfangen? Mein ganzes Leben ist so aufgebaut, dass es nur um die Arbeit kreist. Sie gibt mir Halt, ich lebte in Straßburg gewissermaßen mit meinen Kollegen zusammen, ich liebe es, in meinen Texten zu versinken – und fand darin auch Ablenkung von meiner Situation mit Max. Wie werde ich meine Tage füllen, wenn ich nicht mehr zu der Zeitschrift gehen kann, an deren ultramodernes Konzept ich auch fest geglaubt hatte? Ich fühle mich persönlich davon getroffen, dass sie auf dem Markt offensichtlich nicht so eingeschlagen ist, wie sich der Verlag das erwartet hatte.

»Sie dürfen mit einer großzügigen Abfindung rechnen«, sagt Herr Möller.

Immerhin ein kleiner Trost, aber ich bin so niedergeschlagen, dass ich es nicht ertragen kann, meine schöne Wohnung in Straßburg selbst aufzulösen. Max nimmt es mir ab, zusammen mit einem Freund.

Womit soll ich nun mein Leben verbringen? Sicher, ich kann endlich einen Kurs im HTML-Programmieren machen, wie ich mir schon lange vorgenommen habe. Und ich kann mich mit meiner Abfindung selbstständig machen. Aber das ersetzt mir weder Straßburg noch meine Kollegen.

Einen langen Sommer über denke ich nach, besuche auch endlich den weisen Rabbiner einmal persönlich. Er sieht aus wie ein Rabbi aus dem Märchenbuch: langer schwarzer Bart, kluge schwarze Augen hinter einer dicken Brille. Er hat eine Idee, was ich nun machen könnte.

»Du hast dich viel mit den jüdischen Toten befasst«, stellt er fest. »Jetzt wird es Zeit, sich mit den Lebenden zu beschäftigen. Fahr nach Israel, Kind«, wiederholt er immer wieder, auch, wenn wir telefonieren, nicht selten mitten in der Nacht. Er liebt es, nachts zu lehren. »Nachts, wenn die Stadt schläft«, schwärmt er jedes Mal.

Und dann, im Herbst, buche ich, nachdem ich all meinen Mut zusammengenommen habe, einen Flug nach Tel Aviv.

»Ich glaube, jetzt bist du total durchgeknallt«, schimpft Max. »Mitten im Terror willst du nach Israel fliegen. Möchtest du in die Luft gejagt werden?«

Aber ich habe alles mit dem Rabbi besprochen. »Die Wahrscheinlichkeit, in Deutschland mit dem Auto zu verunglücken, ist fünftausend Mal höher!«

»Dir ist klar, dass du in dieser Lage jetzt unsere Beziehung zerstörst?«

Max und ich reden kaum noch miteinander, sind wie erstarrt. Wenn wir zusammen unter einem Dach sind, schlafen wir in getrennten Zimmern. Längst vergessen sind die Zeiten, in denen wir unseren Morgenkaffee zusammen im Bett einnahmen und stundenlang reden konnten. Zwischen uns herrscht mittlerweile nur noch Sprachlosigkeit.

Max kommt auch erst spät nachts zu mir raus, wenn ich meist längst schlafe. Und wenn ich morgens wach bin, schläft er noch. Dazwischen fährt er nach Hamburg, zur Arbeit. Und ich sitze leer und unausgefüllt auf dem Land. Einmal eskaliert ein kleiner Streit zwischen uns so sehr, dass wir hinterher beide den Tränen nahe sind.

»Wir schaffen es einfach nicht«, sagt Max.

»Ja«, antworte ich. Viel mehr gibt es nicht mehr zu sagen.

Kurz vor meiner Abreise versucht Max, mich noch einmal aufzuhalten. »Flieg nicht«, bedrängt er mich. »Die Dinge sind dabei, uns zu entgleiten.«

Aber ich kann jetzt nicht mehr zurück.

Viele Jahre habe ich nur gearbeitet, keinen einzigen Urlaub gemacht. Jetzt, im kalten deutschen November, sehne ich mich nach Wärme und der weißen Stadt am Mittelmeer, auf die ich schon neugierig bin, seit ich mich erinnern kann.

Früher mal, als ich klein war, habe ich oft mit meiner Oma *Exodus* gesehen. Sie liebte den Film – und Israel. Nun möchte ich einmal die berühmte Allenby Street kennenlernen und vieles mehr, von dem ich gehört und gelesen habe.

Und überdies wird mein Wunsch, mich von Max zu lösen, immer drängender. Meine achtwöchige Reise könnte dabei helfen.

»Mach es gut«, sage ich am Flughafen zum Abschied und meine es ehrlich. Ich vermute, dass er sich neu verliebt hat und mich deshalb so eindringlich vor meinem Fortgehen warnt. Ich gebe ihm einen flüchtigen Kuss auf die stachelige Wange.

»Pass auf dich auf«, sagt er resigniert zu mir.

Und für einen Augenblick spüre ich einen Stich im Herzen.

Ich schaue ihm in die kastanienbraunen Augen, in die ich mich vor vielen Jahren so sehr verliebt hatte. Wäre es vielleicht richtig, auf ihn zu hören – und doch zu bleiben? Ist dies nicht auch schon unsere zweite Chance? Ich spüre fast mit Gewissheit, dass dies hier ein Abschied für immer ist. Aber ich weiß zugleich, dass er überfällig ist. Max hatte auf mich aufgepasst, mir Sicherheit und Rückhalt gegeben. Aber nun möchte ich diese Überbehütung nicht länger. Ich will mir beweisen, dass ich dazu fähig bin, auf eigenen Füßen zu stehen: Ist es nicht an der Zeit? Lange halte ich seinem Blick stand und spüre, wie mir Tränen über die Wangen rinnen. Rasch wende ich mich ab, greife nach meinem Gepäck, lächle hastig und winke noch einmal. Ich werde reisen, und es wird ein neuer Anfang sein. Deshalb drehe ich mich an der Absperrung, entgegen meinem Wunsch, es zu tun, nicht noch einmal um. Mein Entschluss, das Traumland meiner Oma kennenzulernen, und zwar allein, steht fest. *Bye bye*, denke ich, *bye-bye*. Dann gehe ich hinter die Absperrung: Wird mir ein Leben allein gelingen?

Sechs Wochen später sitze ich am Strand. Tiefblau glitzert das Mittelmeer, der Sand fühlt sich weich und warm an, und der Strand macht eine sanfte Kurve, in die sich das alte Jaffa schmiegt. Ich trinke einen Espresso in einem der Strandcafés von Tel Aviv und blicke übers Wasser. Herrliches Wetter, wunderbare Stadt – schon nach kürzester Zeit hatte ich mich erholt, und die Streitereien mit Max sind längst in weite Ferne gerückt. Am Telefon sprechen wir nicht mal mehr darüber.

Auch wenn ich mich am Anfang etwas allein fühlte, hat sich das schnell gelöst. Die Israelis hier in Tel Aviv sind ausgesprochen herzlich und offen. Überall komme ich mit Leuten ins Gespräch. Und hätte ich mich einsam gefühlt, wäre da meine Freundin Vera gewesen, die mich gleich in der zweiten Woche besuchen kam. Auch sie interessiert sich sehr für jüdische Kultur. Über Weihnachten und Silvester, was in Israel kaum gefeiert wird, kam meine Tante Christa, die ebenfalls neugierig auf das Land war. Zuerst mit Vera, dann mit Tante Christa – sie ist eine jugendlich wirkende, dunkelhaarige Schönheit – erkundete ich das Land.

Mit meiner Tante war ich sogar einmal quer durchs Land gefahren, und wir hatten wunderbare Tage in Jerusalem verbracht. Wir sahen uns das American Colony, das legendäre Journalistenhotel in Ostjerusalem, an und tranken dort Rotwein im Foyer. Wir waren zusammen zur Grabeskirche und zur Klagemauer gegangen, und meine Tante hatte einen Wunschzettel, ein Kwittelchen, hineingesteckt. Dann besuchten wir das Hotel King David und sahen den Vollmond hell erleuchtet über dem Ölberg stehen. Die Reise hatte uns einander wieder nähergebracht, denn dadurch, dass Tante Christa in meiner Heimat, der Pfalz, lebte und ich in Norddeutschland, hatten wir uns in den letzten Jahren etwas aus den Augen verloren.

Daran denke ich nun zurück und lege das Buch beiseite, in dem ich gerade gelesen habe. Es ist ein Roman des israelischen Schriftstellers Amos Oz, gekauft in der deutsch-jüdischen Buchhandlung Landsberger. Nun blieben mir noch gut zehn Tage hier in Tel Aviv, das ich lieben gelernt habe, denke ich, als mich jemand anspricht.

»Hallo Miss«, sagt eine tiefe Stimme, und verwirrt blicke ich auf. Ich schaue mitten in ein paar schwarze, humorvoll funkelnde Augen. Der Mann hat schon graues Haar und sieht sehr distinguiert aus, obwohl er Freizeitkleidung trägt.

Natürlich habe ich gelernt, dass man sich nie ansprechen lässt, aber bei diesem Mann und diesem Lächeln in den Augen muss ich eine Ausnahme machen, beschließe ich.

»Darf ich mich zu Ihnen setzen?«, fragt er höflich. Ich nicke verlegen, und er bestellt Kaffee für sich und für mich. Er ist aufmerksam genug, um bemerkt zu haben, dass ich Milchkaffee trinke. Das gefällt mir, obwohl ich mich generell nur ungern einladen lasse.

»Ich sah Sie ganz allein sitzen und bin auch allein«, sagt er freundlich. »Heute am Schabbat kann ich auch nicht arbeiten, um mich vom Alleinsein abzulenken.« Er lächelt. »Um Ihre nächste Frage gleich vorwegzunehmen: Ich bin Steward.«

Der Kaffee kommt, die Serviererin lächelt uns zu, als wären wir ein Paar. Ob sie den Mann kennt? Es ist, als hätte er meine Gedanken gelesen.

»Schoschana und ich, wir sind alte Bekannte, nicht wahr?« Sie nickt, und er sagt: »Ich bin viel hier, wenn es mir zwischen den Flügen zu einsam wird.«

Ich sehe die kleinen Fältchen, die seine Augen umspielen. Das kommt bestimmt vom In-die-Sonne-Blinzeln, die Fältchen gefallen mir; seine Haut ist tiefgebräunt. Ich schätze, er ist um die fünfzig Jahre alt. Seine souveräne Art und die Leichtigkeit in seinen Worten nimmt mich auf Anhieb für ihn ein. Wir verbringen einen wunderschönen Nachmittag miteinander, und gegen Abend bestellen wir Wein. Es ist so, als wollten wir gar nicht mehr auseinandergehen.

Inzwischen habe ich erfahren, dass er Rafael heißt.

»Ich freue mich, dass ich dich ohne Uniform kennengelernt habe«, sagt Rafael, als die Sonne über dem Meer untergeht und wir zusammen zum Horizont schauen, auf diese mystische Linie, wo Meer und Himmel eins werden.

»Wenn ich Dienstkleidung trage, sind die Frauen *alle* hinter mir her. Nur in meiner Freizeit kann ich eine Frau überhaupt erst richtig kennenlernen.«

Ich erwidere nichts, es gibt nichts dazu zu sagen, und ich finde es schön, dass man mit Rafael auch schweigen kann.

»Komm, wir machen einen Spaziergang«, sagt er irgendwann, als hoch und weit die Sterne über Tel Aviv glänzen und ein kalter weißer Mond sich im Meer spiegelt.

»Die Rechnung teilen wir uns«, sage ich.

Rafael lächelt. »Du bist ein deutsches Fräulein. Ich mag deutsche Fräuleins.«

»Du scheinst dich wohl auszukennen?«

Er tut so, als müsse er überlegen. »Ich habe sie nicht gezählt. Im Ernst, ich hatte ein paar Freundinnen. Aber sehr viele waren es nicht.« Er umfasst meine Hand, sie fühlt sich warm und fest an. »Ich kann mir das gar nicht leisten. Es gibt viel zu viel zu tun, wenn wir Zwischenstopps haben. All die Sicherheits-Checks. Und Alkohol ist ohnehin verboten.«

Als wir uns auf zwei Liegestühle setzen, schauen wir uns den Sternenhimmel von Tel Aviv an, und Rafael zeigt mir, wo ich unter all den funkelnden Lichtern den Polarstern finden kann.

»Werde ich dich wiedersehen?«, fragt Rafael mich.

Mir wird mulmig, ich weiß nicht, ob ich das möchte. Noch ist es so, dass ich jeden Tag mit Max telefoniere, und bis heute Nachmittag hätte ich stur behauptet, dass ich der Beziehung mit Max doch noch eine Chance gebe.

Seit ich in diese lächelnden, schwarzen Augen geschaut habe, sieht das etwas anders aus. Denn ich spüre, wie mein Herz pocht, wie ich wieder lebendig werde, aus dem Teufelskreis des ewigen Streitens und bösen Schweigens mit Max ausbreche.

Gibt es doch noch Glück für mich?

Ich weiß, wenn ich jetzt »Ja« sage, dann steht alles auf dem Spiel, was mein bisheriges Leben ausmacht. Ich werde mein Zuhause verlassen, mir eine eigene Wohnung suchen und mein Leben neu ordnen müssen. Ich weiß, dass Max mir viel geboten hat, alles Mögliche, das ich nun aufgeben werde. Die Reisen, die Sicherheit, versorgt zu sein. Du bist reichlich abhängig geworden, meine Liebe, sage ich mir selbst. Und trotz meiner Bedenken höre ich mich als Nächstes antworten: »Sehr gerne. Wann?«

Die nächsten Tage verbringen wir ständig zusammen, denn Rafael hat dienstfrei. Wir fahren nach Caesarea und an den See Genezareth, sitzen faul in der Sonne am Wasser, gehen Fisch essen und halten Händchen. Die Sonne steht tief über dem Meer, als die Fischer in der Hafenstadt Akko ihre Netze einholen und der Muezzin einer Moschee zum Gebet ruft. Immer hat Rafael etwas zu erzählen, immer bringt er mich zum Lachen. Er liebt bürgerliche Restaurants, verabscheut Schickimicki-Kram. Rafael ist in einem Kibbuz aufgewachsen und mag es schlicht, aber geschmackvoll.

»Du wirst mir fehlen«, sagt er am letzten Abend.

»Du mir auch.«

Er legt die Hand über meine. »Du wirst jetzt versprechen, dass du wiederkommst, und es niemals tun«, sagt er.

»Das stimmt nicht.« Ich lächle. »Ich habe für nächsten Herbst schon gebucht.«

»Das hast du getan? Warum hast du mich nicht gefragt?«

»Es sollte eine Überraschung sein.« Zudem wird mein neues Buch erscheinen, und ich werde Lampenfieber haben und lieber außer Landes sein.

Kleine Lichtpünktchen tanzen in Rafaels schwarzen Augen. »Dann sind wir jetzt ein Paar?«

Ich spüre, wie irgendetwas in mir zu tanzen beginnt. Wäre es nicht wunderbar, wenn ich, das Mädchen aus dem kleinen Dorf, eine kosmopolitische Beziehung mit einem israelischen Steward hätte? Der Pfarrerstochter in mir liegt schließlich viel am kulturellen Brückenschlag. Zu diesem Gedanken gesellt sich ganz plötzlich ein leiser Zweifel: Was, wenn unsere Beziehung doch nur ein Hirngespinnst ist? Aber dann verscheucht Rafael diesen Gedanken, indem er mir sanft übers Gesicht streicht.

»Ich habe auch einen Flug nach Hamburg. Ich wollte dich ebenfalls überraschen. Ich muss in den nächsten Wochen viel arbeiten, komme dich aber Anfang März besuchen.«

Darauf bestellen wir noch ein Glas kühlen Weißwein aus dem Yarden-Gebirge.

»*Lechaim*, Prost«, sagt Rafael.

»Du sprichst Deutsch?«

Er lächelt verschmitzt. »Du müsstest doch schon bemerkt haben, dass Israel ein Land der Wunder ist.«

Als ich wieder am Flughafen Hamburg angekommen bin, friere ich bis ins Mark. Ich habe nicht bedacht, dass es Mitte Januar und somit in Deutschland sehr kalt ist. In meinem Tel Aviver Baumwollhängerchen bin ich viel zu leicht angezogen.

Ich nehme meinen Koffer vom Band und gehe zum Ausgang. Hinter der Absperrung wartet Max. Er ist unrasiert, und als ich näher komme, merke ich, dass auch sein Hemd ungebügelt ist. Er streckt die Hand nach mir aus.

»Hallo«, sage ich distanziert.

»Komm her und lass dich küssen«, sagt er, doch ich weiche ihm aus. Leute schauen zu uns herüber, und ich sehe die Verletztheit in seinem Blick. »Lass uns nach Hause fahren«, sagt er deshalb kurz.

»Ich habe kein Zuhause mehr«, erwidere ich.

»Wie darf ich das verstehen?«

Nun weiche ich doch seinem Blick aus. Aber dann denke ich an Rafael, und der Gedanke gibt mir Kraft. Ich hatte ihm von meinem Desaster mit Max erzählt und auch davon, dass ich nicht mit ihm geschlafen hatte.

»Max«, sage ich deshalb mit fester Stimme. »Es wird nicht weitergehen mit uns. Es ist aus.«

Betroffen schaut er mich an. »Können wir das zu Hause besprechen?«

Wieder so ein Blick aus kastanienbraunen Augen, der mich noch vor einem Jahr gerührt hätte. Nun halte ich mich an meinen Gefühlen für Rafael fest und bleibe stark.

»Ich sage dir gleich, dass es nichts mehr zu besprechen gibt.«

Vierzehn Tage später habe ich eine eigene Single-Stadtwohnung in Hamburg. Sie ist weit davon entfernt, so schick zu sein, wie die Wohnung, in die ich erst vor kurzem mit Max zusammengezogen bin. Ich werde nun bescheidener leben, aber dafür unabhängig sein. Voller Hingabe werfe ich mich in die Renovierung und bin stolz, innerhalb kürzester Zeit so viel geschafft zu haben. Parallel bekomme ich Aufträge von Hochglanz-Frauenzeitschriften, arbeite viel – und telefoniere täglich mit Rafael.

Eines Abends klingelt Max, um mir meinen Computer zu bringen.

»Bist du wirklich sicher, dass mit uns Schluss sein soll?«, fragt er, nachdem ich ihm einen Kaffee angeboten hatte und wir zusammen auf meinem Balkon sitzen. Über den Häuserschluchten geht die Sonne unter, und aus der Ferne ist das Dröhnen des Hafens zu hören. »Du könntest zu mir zurückkehren. Du bist eine tolle Frau, und du fehlst mir.«

»Max, an meiner Entscheidung gibt es nichts rückgängig zu machen. Wir lieben uns nicht. Ich hätte schon vor Jahren auf diese Corinna hören sollen.«

Es ist Ende Januar, trotz unseres zweiten Versuches ist nun

alles aus mit uns, und ich bin nicht traurig. *Alles ist besser, als in einer lieblosen Beziehung verharren zu müssen*, denke ich. Ein bisschen fühle ich mich wie eine Person, die aus dem für sie inszenierten Theaterstück ausbricht. Ja, ich bin erwachsen geworden, stehe nun auf eigenen Füßen. Ich will allein und frei sein.

Max sage ich nichts davon, dass ich mich wie befreit fühle. Ich möchte ihn nicht unnötig kränken. Warum auch? Denn letztlich trage ich ihm nichts nach. Wenn wir gescheitert sind, ist uns das gemeinsam passiert.

Von Max getrennt und als freie Autorin bin ich, was meine Zeiteinteilung angeht, flexibel wie noch nie. Spontan fahre ich meine Eltern und Knut besuchen, der seit seiner Erkrankung wieder im Pfarrhaus lebt.

In den diversen Hilfs-Wohngemeinschaften, die man ihm vermittelt hatte, war es für ihn nicht erträglich gewesen. Nun hat er zwei geräumige Zimmer unter dem Dach, die bis zur Decke mit Büchern angefüllt sind.

Wir sitzen auf dem Sofa im gemütlichen Wohnraum bei ihm, und wir unterhalten uns bis tief in die Nacht.

»Du hast Max aufgegeben?« Mein Bruder ist fassungslos. »Ich hätte gedacht, bei Max bist du bestens versorgt. Er hat dir doch alles geschenkt.«

»Alles, ja. Aber keine Liebe.«

»Uli, ich weiß nicht, ob du nicht zu romantisch bist. Was genau ist denn für dich Liebe?«

Tja, denke ich, wenn mir das klar wäre, würde ich wohl keine Bücher mehr schreiben. Wie so oft in der Vergangenheit denke ich in solchen Momenten an Andrea. Wir haben uns nur eine Woche lang in Rom gekannt, danach haben wir uns nie wieder gesehen, und ich habe mich auch nicht getraut, ihm zu schreiben. Dennoch ist er immer noch irgendwie bei mir. Ob das eine Art der Liebe ist?

»Ich vermute, dass man Liebe erleben muss«, sage ich. »Dann weiß man, was Liebe wirklich ist.«

»Dann war es mit Max auch für dich keine?«

»Es war eine tiefe Freundschaft«, sage ich. »Nicht mehr und nicht weniger. Doch genug ist das nicht. Nur habe ich leider zu lange gebraucht, um das zu erkennen. Ich hatte immer gedacht, Freundschaft würde genügen. Aber das ist nicht der Fall.«

»Immerhin hat er dir ein schönes Leben ermöglicht«, sagt mein Bruder.

Ich zögere, ihn zu fragen, ob er eine Freundin hat. Ich nehme an, wenn es so wäre, würde er mir von ganz allein von ihr erzählen. Dann traue ich mich doch.

»Knut, hast du eigentlich jemanden?«

Er schaut mir in die Augen, sie sehen traurig aus. »Es gibt eine. Aber sie will nichts von mir.«

»Dann bist du unglücklich?«

»Ich habe mich damit abgefunden. Lass uns von etwas anderem reden. Erzähl von dir.«

Mein Bruder ist ein sehr guter Zuhörer, und ich möchte ihm gern von Rafael erzählen. »Er war gerade in Hamburg, wir hatten eine wunderbare Zeit. Er ist ein wunderbarer Freund.«

»Uli, du sagst schon wieder nur Freund. Fällt dir das gar nicht auf? Ist es mit ihm, nun ja, genauso wie mit Max? Eine rein platonische Beziehung?«

»Nein«, sage ich mit einem stillen Lächeln. »Er küsst mich gern und hält gern meine Hand. Ich glaube, wir haben uns gern. Von Liebe würde ich aber nicht sprechen.«

Wie bitte? Ich höre mir selbst zu. Kann das sein?

»Ich glaube, Liebe muss wachsen«, füge ich deshalb rasch hinzu.

»Ich hoffe, dass das stimmt, Uli.« Mein Bruder blinzelt hinter seinen dicken Brillengläsern und zuckt auf einmal wieder mit den Fäusten.

»Schade, dass ich es nie erlebt habe.«

Dann wechsele ich das Thema und frage ihn nach der Uni. Irgendwie hoffe ich, damit ein unbeschwerteres Thema anzusprechen, aber es löst nur mehr Kummer in Knut aus.

»Ich könnte promovieren«, sagt er freudlos. »Aber der Wissenschaftsbetrieb bedeutet mir nicht genug. Nur, wo soll ich sonst mit über dreißig …«

Er bricht mitten im Satz ab.

Ich rutsche etwas näher zu ihm, aber aufmunternde Worte finde ich nicht so schnell. Ich betrachte Knut. Er hat aufgrund seiner Medikamente etwas zugenommen. Aber das ist ein gutes Zeichen: Daran kann man erkennen, dass er sie nimmt. Immer, wenn er rapide abnimmt, hat er die Medikamente eigenständig abgesetzt. Dann sucht er den Wahn, wie er mir einmal bei einem Telefongespräch erklärt hat.

»Manchmal kann ich die sogenannte reale Welt nicht aushalten«, sagt er jetzt unvermittelt.

Etwas liegt in diesem Satz, in diesem Ton, das mich aufhorchen lässt. Ich habe in seinem Bücherregal ein Werk von Jean Améry entdeckt, das sich mit Freitod befasst. Ein unangenehmes Gefühl beschleicht mich: Muss ich meine Eltern warnen?

Doch was sollten sie tun?

Nein, ich habe mir das sicher nur eingebildet, beschließe ich total übermüdet. »Komm, Knut, lass uns jetzt lieber schlafen gehen, morgen ist ein neuer Tag«, sage ich.

Und wenig später falle ich völlig erschöpft im Gästezimmer in mein Bett.

Als am nächsten Morgen strahlend die Sonne über dem Pfarrgarten steht, wache ich gut gelaunt auf und denke nicht mehr an Knuts Niedergeschlagenheit in der letzten Nacht.

Einmal Tel Aviv-Jaffa und zurück

September 2002 bis September 2003

»Warum ziehst du nicht ganz nach Israel?«

Ich schaue in das Gesicht von Rafael und frage mich, ob er einen Witz macht. Ich – nach Israel? Der Gedanke ist für mich weit entrückt. Ich bin Journalistin und Buchautorin – ich lebe mit der deutschen Sprache.

»Das wird nicht gehen«, sage ich zögernd, während ich mit der Gabel in dem fein geschnippelten Salat vor mir herumstochere. Dazu gibt es köstlichen Hummus und Sesampaste. Wir sitzen im Restaurant Aladin im zauberhaften Jaffa, einer uralten Hafenstadt, die heute Stadtteil von Tel Aviv ist. Das Lokal befindet sich in einem dieser typisch honiggelben Häuser, die das Stadtbild hier prägen.

Heute ist mein fünfunddreißigster Geburtstag, und obwohl ich damit nicht gerechnet habe, ist Rafael mit mir ausgegangen und hat mir meinen sehnlichsten Wunsch erfüllt: einmal auf dieser Terrasse über dem Meer zu essen. Für mich ist es in diesem Augenblick der schönste Ort der Erde. Es geht ein leichter Septemberwind, während unter uns die Meereswogen rauschen. In einer fernen Schleife schmiegt sich Tel Aviv an den Strand, Lichterglitzern, Skyline, Manhattan-Gefühl am Mittelmeer.

»Warum wird es nicht gehen?« Auf Rafaels Stirn zeigt sich eine leichte Falte, die ich zuvor noch nicht bei ihm gesehen hatte. »Alles geht, wenn man will.«

»Vielleicht«, höre ich mich selbst sagen. »Ich bin aber auf die deutsche Sprache angewiesen. Ohne sie kann ich nicht arbeiten.«

Rafael beugt sich über seinen Teller und entgegnet, ohne mich dabei anzusehen: »Arbeit ist nicht alles im Leben.«

»Aber sehr viel«, fahre ich, etwas theatralisch, auf – und spüre, dass er verletzt ist.

Jetzt bekomme ich ein schlechtes Gewissen: Müsste es mich nicht freuen, wenn er mich öfter sehen und eine Perspektive für uns schaffen will? Habe ich das kleine Land am Mittelmeer nicht lieben gelernt, seit ich Rafael immer wieder treffe?

Gut und schön, bohrt eine fiese kleine Stimme, die ich nicht verleugnen kann. *Aber liebst du ihn?* Sicher, ich mag ihn so gern wie noch keinen zuvor. Ich mag es, mit dem Zeigefinger die Kontur seines leicht gebräunten Nackens nachzuzeichnen. Mich bringen seine Geschichten zum Lachen, und ich freue mich, wenn es in seinen Augen funkelt. Er ist immer pünktlich und zuverlässig, hat mich noch nie versetzt und kam noch nie zu spät. Er ist absolut geradlinig und korrekt.

Aber trotzdem fehlt etwas, mokiert sich diese böse kleine Stimme in mir. *Zwischen Rafael und dir ist alles schön und okay, aber zwischen euch gibt es keine richtige Spannung. Seid ihr euch nahe? Ihr seid zwei Menschen, die sich jeweils voll auf ihren Beruf konzentrieren, sich über Leistung definieren – aber das gewisse Etwas fehlt.* Da denke ich wieder an Andrea und daran, wie er allein mit seinem Blick meine Gedanken und Gefühle beherrscht hatte. Bei ihm hatte ich ein Prickeln gespürt, das mir unter die Haut gegangen war, ohne dass ich damals schon gewusst hätte, was das genau bedeutet. Bei Rafael vermisse ich genau dieses Prickeln. Ja, ich mag ihn gern. Ja, ich spüre gern seine Haut. Ja, ich bin gern mit ihm zusammen. Aber nein, er löst in mir keine Leidenschaft aus.

»Gut, du musst mir nicht heute Abend antworten«, sagt Rafael. »Ich denke einfach, es wäre besser für dich.« Er zeigt über die Skyline von Tel Aviv. »Das möchte ich dir alles zu Füßen legen.« Und weil das vielleicht doch ein bisschen pathetisch wirkt, breitet sich dieses wunderbare Lächeln in seinen Augen aus. »Ich habe aber noch ein Geschenk für dich.«

Verlegen wie ein Schuljunge greift er in seine Hosentasche – und zieht das schönste Armband heraus, das ich je gesehen habe. Schweres antikes Silber, mit Edelsteinen besetzt.

»Ein Zauberarmband«, kommt mir spontan über die Lippen.

»Dann lass mich heute Abend dein Zauberer sein.«

Unter dem Sternenhimmel gehen wir durch die Stadt, und immer wieder bewundere ich dieses traumhaft schöne Armband an meinem Handgelenk, was Rafael sichtlich erfreut. Außer von meinem Vater habe ich noch nie Schmuck von einem Mann bekommen. Ich fühle mich geschmeichelt und auf gewisse Weise auch besonders weiblich. Dann führt mich Rafael zu einer der alten Schießscharten auf einem Hügel. Als er den Arm um mich legt, frage ich mich für eine Sekunde, warum mir der Mut fehlt. Warum kann ich nicht einfach »ja« sagen – und nach Tel Aviv kommen? Einen schöneren Ort, um zu leben, könnte ich mir jedenfalls nicht vorstellen.

Später trinken wir noch einen Milchkaffee am Strand und halten Händchen.

»Ich hasse es, dass du morgen abfliegen musst«, sagt Rafael.

Während ich seine warme, starke Hand spüre, geht es mir genauso. Ich werde ihn vermissen. Und seine Heimat ebenfalls. Israel ist inzwischen auch zu meinem Traumland geworden. Nie ist mir irgendwo so viel Freundlichkeit begegnet wie hier, ausgerechnet mir, einer Deutschen.

»Ich hasse es auch, dass ich wieder fortmuss.«

»Ich wiederhole mich ungern. Komm her, schreib hier Bücher – und bleib.«

»Klar, das wäre schön. Aber ich habe doch gar kein Recht dazu.«

Sicher, ich meine, über meine Ururgroßmutter eine Familienspur ins jüdische Metz gefunden zu haben, weshalb auch mein

Rabbi mich ermutigt hat, mich fürs Judentum zu interessieren. Aber hätte ich deshalb das Recht, nach Israel einzuwandern?

Ich nippe am Kaffee. Dann sage ich es Rafael.

»Na ja«, er nippt ebenfalls am Kaffee. »Ich sehe, dass du nicht kommen wirst. Ehrlich, ich finde es schade.«

Zurück in Deutschland schaue ich mir eine neue Wohnung an. Stuck, Stuck und noch mal Stuck. Überall in den riesigen Räumen sind Stuck und Engelsputten. Mächtige Kachelöfen. Schweres Eichenparkett. Zwei Zimmer, Balkon zum Garten, große Küche, geräumiges Vollbad mit Whirlpool. Und das alles befindet sich noch in bester und zentralster Lage Hamburgs.

»Und hier kann ich wirklich einziehen?«

»Schon Morgen«, sagt Max und lächelt. Er hat die Wohnung gekauft und sucht nun einen Mieter.

»Das ist die schönste Wohnung, die ich je gesehen habe. So hab ich es mir immer in einem Märchen vorgestellt.«

»Ich mache dir zudem einen guten Preis.«

Er nennt mir eine Summe, und ich überschlage alles. Sicher, ich zahle die Hypotheken für mein geliebtes Bauernhaus im holsteinischen Marschland am Nord-Ostsee-Kanal ab. Jedoch konnte ich über meine Agentur sehr gute Buchverträge abschließen, und ich verdiene mir etwas hinzu, indem ich auch als Journalistin arbeite.

»Ich werde es mir knapp leisten können«, sage ich wahrheitsgemäß.

»Dann zieh ich noch hundert ab. Ich will mich nicht an dir bereichern.«

Max hat inzwischen eine neue Freundin, doch wir können wieder gut miteinander umgehen, was mich wirklich erleichtert. Wir teilen auch unseren Hund, den wir in unserer gemeinsamen Zeit angeschafft hatten, nachdem wir zusammengezogen sind. Sotchi, der süßeste Promenadenmischling der Welt, ein Hund, der jeden Tag auf der Straße von Passanten bewundert wird.

»Es wäre auch für Sotchi schön, einen Garten zum Rumtollen zu haben.«

»Ich weiß. Daran habe ich auch gedacht.«

Jeden Donnerstag, wenn er früher Feierabend macht, kommt Max und bringt mir unseren Hund für eine Woche vorbei. Wir machen ein nettes, kleines Ritual daraus. Jeden Donnerstag bereite ich Lachsforelle in Alufolie zu, was Max gern isst, und dazu gibt es gedünsteten Lauch und einen leichten, kühlen Weißwein.

Jetzt stelle ich mir vor, wie viel schöner es wäre, in dieser riesigen Küche zu werkeln als in der winzigen in meiner Wohnung, die ich nach unserer Trennung gemietet habe.

Ich merke selbst, wie sich ein Strahlen auf meinem Gesicht ausbreitet.

»Die Wohnung hier hat mein Leben lang auf mich gewartet.«

Auch Max lächelt nun. »Dann gehört sie dir.«

An einem Sommerabend, an dem die Hitze über der Stadt flirrt, ist es im sonst eher kühlen Hamburg richtig heiß, die warme Luft hängt wie eine Glocke über der Stadt. Ich habe meine Rhododendren im Garten gegossen und sitze auf dem Balkon. Meine Freundin Sophia ist zu Besuch und blickt sich um. Besonders gut gefällt ihr meine üppige Hortensie.

»Hier sieht es ein bisschen aus wie in Portugal«, meint sie, was ein kleiner Scherz ist, da ich neuerdings eine portugiesische Haushaltshilfe beschäftige. Sylvia liebt meine Wohnung mindestens so wie ich, und sie pflegt sie absolut hingebungsvoll.

Wir haben zusammen die Wände gestrichen und Lampen aufgehängt, sie wachst liebevoll das alte Eichenparkett, während ich mich lieber um den Garten kümmere, wo ich Osterglocken gesteckt und Tränendes Herz gepflanzt habe.

Gelegentlich arbeite ich für eine große Gartenzeitschrift.

»Hier kann man sich wirklich wohlfühlen«, sagt Sophia und nippt an ihrem Glas. Sie trinkt nie viel und raucht auch nicht. Ihr rotblondes Haar umspielt ihr schönes und trotz ihrer fast vierzig Jahre jugendliches Gesicht.

»Kannst du gut schreiben?«

»So gut wie im Moment ging es schon lange nicht. Obwohl ich das Dasein als freie Schriftstellerin auf die Dauer nicht so prickelnd finde. Ich komme wenig unter Menschen.«

»Aber ich habe von Max gehört, dass du fast jeden Abend Besuch hast? Und Gäste kannst du dir aussuchen, Kollegen nicht.«

Seit ich in der schönen Wohnung mit ihrem altmodischen Salon lebe, lade ich tatsächlich fast jeden Abend Gäste ein, andere Journalistinnen, Autorinnen. Wir kochen zusammen und trinken schönen Rotwein, sitzen oft bis in die Nacht auf dem Balkon.

»Es darf auch ruhig noch ein Weilchen so weitergehen«, sage ich und klopfe auf Holz.

Zurzeit arbeite ich an einem großen Roman, der im Herbst fertig werden soll und bei dem Sophia mir hilft. Sie ist eine kluge Leserin, sodass sie mir mit guten Tipps zur Seite steht.

»Ich finde auch, dass dein Text sehr gut ist«, sagt sie zu meiner Erleichterung. »Ich frage mich aber, ob es dir privat wirklich so gut geht.«

Wir sehen uns lange in die Augen, dann senke ich als Erste den Blick. Ich arbeite so viel, dass ich fast nicht mehr dazu komme, über ein Privatleben nachzudenken. Schreibe ich nicht an meinem Roman oder arbeite ich nicht journalistisch, muss ich mich zumindest ein bisschen um mein Haus auf dem Land kümmern, da es sonst sehr schnell verkommen würde. Dazu all mein Besuch, lange Spaziergänge mit dem Hund – mein Leben ist auch ohne eine Liebe ziemlich ausgefüllt.

»Rafael schickt mir jede Woche ein SMS, ich soll nach Tel

Aviv kommen. Aber ich finde die Zeit nicht. Ich habe so viel zu tun, es klappt einfach nicht.«

»Schade, Ulrike«, sagt meine Freundin. »Du musst wirklich lernen, dass du nicht immer die Arbeit über deine Gefühle stellst.«

Die Nächte in diesem Spätsommer sind heiß, oft gehe ich nach der Arbeit nachts noch mit meinem Hund Sotchi spazieren. Manchmal schreibe ich dann im Morgengrauen, und manchmal arbeite ich fast rund um die Uhr.

Eines Nachts im September klingelt das Telefon. Mein Bruder ist dran.

»Uli, es wäre schön, du würdest mich besuchen kommen«, sagt er.

Er fühle sich einsam, da die Eltern verreist sind und er die Katze hüten muss. Aber wie soll ich gerade jetzt kommen? Ich habe einer Freundin versprochen, sie in Zürich zu besuchen, und kann mir darüber hinaus keine Auszeiten mehr leisten.

»Wie wär's, wenn du nach Hamburg kommst?«

Ich denke schon länger darüber nach, ob er nicht ganz zu mir ziehen könnte. Die vorderen Räume von Max' Wohnung sind an eine wirkliche nette Anwältin vermietet, die ich sehr schätze. Aber ich könnte mir auch vorstellen, dass mein Bruder dort wohnt. Dann wäre es ihm möglich, seinem veränderten Lebensrhythmus zu folgen: Als Schizophreniekranker ist er nachts aktiv. Dies würde mich, bei genügend räumlichem Abstand, nicht stören. Und ich sage mir, dass er in der Großstadt Hamburg nach seinem Magisterabschluss viel leichter eine Arbeit fände als in der Pfalz.

»Ich kann doch nicht. Ich muss doch die Katze hüten«, lehnt er meinen Vorschlag ab. »Uli, bitte, komm.«

»Ich zahl dir die Fahrkarte. Die Nachbarn können doch die Katze füttern.«

Eine Pause entsteht am Telefon, die sich ausdehnt.

»Gut«, sagt Knut schließlich. »Dann kommst du nicht. Auch in Ordnung. Dann lass uns so noch ein bisschen reden.«

»Was macht deine Abschlussarbeit?«

»Ich bin sehr aufgeregt«, sagt er ehrlich. Uns ist beiden bewusst, dass er Prüfungsangst hat.

»Und ich bin sicher, du bist bestens vorbereitet«, versuche ich ihn aufzumuntern. Ich hoffe sehr für ihn, dass er die Prüfung gut besteht, obwohl auch ich meine Zweifel habe. »Wenn du alles gut geschafft hast, fahren wir zusammen nach Israel.«

»Uli, das kann ich nicht machen.«

»Warum nicht?«

»Ich liege den Eltern sowieso schon viel zu lange auf der Tasche. Wäre doch zynisch, wenn ich auch noch verreisen würde.«

»Ach, das ist doch Unfug«, entgegne ich gedankenlos und vergesse einfach zu sagen, dass ich ihn einladen könnte. »Wir machen das eines Tages zusammen. Dann fahren wir auch nach Jerusalem. Du wirst schon sehen.«

Zwei Tage später fliege ich nach Zürich und verbringe unbeschwerte Tage am See. Ich kaufe Kleider und gehe Prada-Schuhe bewundern. Und denke nicht mehr an das Gespräch mit meinem Bruder.

Die Katastrophe

15. Oktober 2003

Handwerker haben den Altbau erobert, und meine Nachbarin Lisa und ich befinden uns auf einer nervösen Flucht vor dem Baulärm. Sie ist Anwältin, zudem eine große, blonde, elegante Erscheinung und normalerweise die Ruhe selbst. Aber bei dem Hämmern, das durchs ganze Haus dröhnt, gerät auch sie aus der Fassung. Auch sie hat einen Abgabetermin, wie sie mir in den letzten Tagen erzählt hat.

Ich flüchte mit meinem Hund in ein Café, versuche dort zu schreiben, denn ich bin schon weit über meiner Frist. Aber dort stören wiederum die Gespräche um mich herum. Immer nervöser, mache ich mit Sotchi einen Spaziergang, bei dem ich neue weiße Vorhänge für meinen Salon kaufe. Unterwegs begegne ich Lisa.

»Wie ist es mit dem Lärm im Haus?«, frage ich.

»Grässlich«, sagt sie mit verzerrtem Gesicht. »Man kann sich unmöglich konzentrieren. Wie kommst du voran?«

»Ich bin so schrecklich weit über dem Termin, dass es mir fast schon egal ist.«

Inzwischen habe ich, um meinen Lebensstandard zu finanzieren, aber auch, weil ich unter Leute kommen will, einen Job als Textchefin in der Entwicklungsredaktion eines Verlags angenommen. Nun arbeite ich tagsüber an schönen Gartenthemen – und nachts an meinem Roman.

»Wir sollten es locker angehen lassen«, sagt Lisa. »Wenn man sich zu viel Druck macht, klappt es mit dem Schreiben gar nicht mehr!«

Manchmal frage ich mich, für wen ich das alles tue. Warum arbeite ich nicht lieber einfach als Redakteurin und mache mir ein gutes Leben? Ich hatte Angebote mehrerer großer Zeitschriften, die ich alle ausgeschlagen hatte, um es stattdessen lieber zu schaffen, freie Journalistin und Buchautorin zu sein. Trotzdem habe ich manchmal eine Krise: Prinzipiell neige ich dazu, mir mehr Arbeit aufzuhalsen, als ich bewältigen kann, und so geht es mir nun auch mit dieser Abgabe. Wäre es nicht klüger gewesen, das Buch zu schreiben und als fertiges Produkt zu verkaufen, statt es in einer solchen Hetzjagd abzugeben? Aber wenn ich solche Zweifel habe, fällt mir mein Bruder in seinem Rosenbeet im Pfarrgarten ein: »Uli, glaub an deinen Traum.«

An diesem 15. Oktober weiß ich jedoch, dass ich noch zweihundert Seiten schreiben muss, während die Abgabe am 31. Oktober ist. Es ist einfach nicht zu schaffen.

Immerhin, als die Sonne über den Giebeln der hohen Häuser ringsum versinkt, kann ich arbeiten und versinke ganz in der Welt meines Romans.

Dass das Telefon ständig klingelt, registriere ich kaum, denke, es werden Freundinnen sein, deren Besuch ich mir dieser Tage nicht leisten kann.

Irgendwann, kurz vor Mitternacht, bin ich von den ständigen Anrufen derartig entnervt, dass ich das Telefon einfach unter einem Kissen vergrabe. Was wollen meine Freundinnen denn von mir? Sie wissen doch genau, dass ich verzweifelt darum kämpfe, meinen Abgabetermin halten zu können!

Ich schaue auch nicht ins Internet, weil ich nur Fragen meiner Lektorin oder meines Agenten befürchte.

Irgendwann spät in der Nacht mache ich einen langen Spaziergang mit Sotchi, der sich wegen des Klingelns schon bald unters Bett geflüchtet hatte.

Die roten Lichter des Fernsehturms rollen über die Stadt, die Sterne funkeln am Himmel, und die feinen Viertel Hamburgs verströmen selbst im Schlaf noch einen diskreten Glanz. Ich habe das Gefühl, als gehöre die ganze Stadt mir, und verliebe mich in dieser Nacht erneut in die stille Diva Hamburg und bin – trotz meiner schreiberischen Versäumnisse – ganz mit mir im Reinen. Ich finde, ich habe mir ein gutes neues Leben aufgebaut.

Der Schock am Morgen des 16. Oktober, als der erste Baulärm durch unser Altbauhaus dröhnt. Übernächtigt und von dem Lärm genervt setze ich mich an den Computer und finde eine E-Mail meines Cousins vor, in der er mich dazu anhält, dringend bei ihm anzurufen.

»Ulrike, setz dich bitte hin«, sagt eine mir vertraute und dennoch fremd klingende Stimme. »Ich habe schlechte Nachrichten. Knut hat sich gestern das Leben genommen. Er hat sich vor einen Zug geworfen. Das musst du jetzt verkraften.«

Ich lege einfach auf, kann es nicht glauben. Ich rufe noch mal an und bekomme es bestätigt. Wie eine Schlafwandlerin wanke ich an die frische Luft, setze mich auf meinen Balkon, verstumme, vereise innerlich.

Sogar mein Hund merkt, dass irgendetwas nicht stimmt. Zuerst schleckt er mir durchs Gesicht, dann verkrümelt er sich in den letzten Winkel am Kachelofen, so, als wäre ich nicht die Alte, so, als hätte er in mir etwas gesucht, das er dann nicht finden konnte.

Knut? Tot? Mein kleiner Bruder? Vor einen Zug geworfen? Irgendwann rufe ich meine Mutter an, hoffe, es könnte vielleicht doch ein Irrtum sein. Nein, erklärt sie mir, mein Bruder ist tot.

»Für deinen Vater ist das Schlimmste, dass er dich nicht erreichen konnte«, sagt sie mit einer Heiserkeit, die ich nicht von ihr kenne.

Was soll ich meinem Vater jetzt sagen? Wie ihn trösten?

Mir gehen die eindringlichen Worte von Marcel Reich-Ranicki durch den Kopf, die ich bis heute nie verstanden hatte: »Es gibt keinen Trost.«

Diese Worte dröhnen in meinen Ohren.

Ich versuche, meiner Mutter irgendetwas zu sagen, schaffe es aber nicht. In mir toben die verschiedensten Gefühle. Fassungslosigkeit, Unverständnis, Hilflosigkeit, Wut. Ich möchte losbrüllen oder losheulen, kann aber beides nicht. Ich bin total verstummt, kann nicht mal mit meinen Eltern reden. Was soll ich auch dazu sagen? Warum dieser Tod, Knut? Warum so gewaltsam? Was haben wir dir alle angetan, dass du dein Leben auf so eine schreckliche Weise verworfen hast? Waren es die Zukunftsängste? War es die Krankheit? Warum fehlte dir der verdammte Mut zum Leben? So hämmern die Fragen in meinem Kopf, ohne dass ich irgendeine Antwort fände. In mir ist nur eine tiefschwarze Verzweiflung, und ich habe das Gefühl, dass ich nie mehr glücklich werde.

Wie ich es schaffen soll, ohne Knut zu leben, weiß ich nicht.

»Ulrike, du hast dein Gesicht verloren«, meint meine Haushälterin, als sie später kommt. »Wo ist dein Gesicht? Du siehst so starr aus.«

Sylvia, die zu ihren langen, glänzend schwarzen, im Nacken zusammengefassten Haaren immer einen blauen Kittel trägt, will mir helfen. Ich mustere sie nur stumm, nehme jedes Detail an ihr wahr. Alles ist mir lieber, als über diese Horrornachricht nachzudenken.

Ich überlege, ob ich Sylvia heimschicken soll. Als ich es sage, sieht es für einen kurzen Moment so aus, als wolle sie sich im Jähzorn auf mich stürzen.

»Ich bleibe genau hier«, sagt sie entschlossen. »Ulrike, du brauchst Hilfe.«

Sie kocht mir eine Hühnersuppe, kauft mir Rotwein und

zwingt mich dazu, mich ins Bett zu legen, und geht mit Sotchi Gassi.

Dann baut sie sich an meinem Fußende auf, die Hände in die Hüften gestemmt.

»Dein Platz ist jetzt bei deiner Familie«, sagt sie streng. »Du musst nach Hause fahren.«

»Ich kann nicht«, flüstere ich und will mich nur vor der Welt verkriechen. »Ich muss arbeiten«, schicke ich noch leise hinterher.

»Sag alles ab und kümmere dich um deine Eltern. Sie brauchen dich, und du brauchst sie.«

»Das kann ich mir nicht leisten.« Meine Stimme wird wieder fester.

Obwohl ich gut verdiene, sind meine monatlichen Unkosten zu hoch mit meiner Wohnung, dem Haus und den sonstigen Ausgaben. Ja, es stimmt, dass mein Schreiben mir Geld aufs Konto spült, aber wie so viele Journalisten habe ich mein ganzes Universum auf der Annahme aufgebaut, dass ich immer mehr verdienen, immer weiter aufsteigen würde.

Für Krankheit oder gar Tod war in meinem Weltkonstrukt kein Platz.

Aber jetzt ist der Tod in mein Leben eingebrochen – und ich weiß nicht damit umzugehen. Vielleicht, sage ich mir, könnte ich Knuts Tod einfach ignorieren, einfach weiterarbeiten, so als wäre nichts passiert. In Wahrheit möchte ich mich übergeben, möchte gegen die Wände treten, ihn schütteln, schreien und toben. Wie sollen wir alle jemals damit fertigwerden, Knut? Warum bist du nicht zu mir gekommen? Wieso dieser einsame Entschluss?

Und dann fällt mir mit quälender Klarheit ein, dass ich dieses Buch über den Freitod in seinem Bücherregal gesehen hatte. Oje, sage ich mir, ich hätte meine Eltern warnen müssen.

Aber kann man es wissen? Und kann man jemanden aufhalten, der nicht mehr leben will? Was hätten wir tun können, Knut?

Ich möchte wissen, warum er das getan hat, möchte irgendeine Klarheit, irgendwelche Fakten, an die ich mich klammern kann.

»Was waren seine letzten Worte?«, frage ich meinen Vater.

»Ich gehe Zigaretten holen«, entgegnet er schluchzend.

Es ist so schrecklich, so quälend. Ich finde keine Ruhe, nicht eine Sekunde. Kaum setze ich mich irgendwohin, stelle ich mir vor, wie mein Bruder vor den ICE gesprungen ist. Vorher, so berichtet mir meine Mutter, hat er noch seine Brille abgesetzt. *Idiot*, beschimpfe ich Knut in Gedanken. So, als hätte er Angst gehabt, sie könne kaputtgehen. Besser wäre gewesen, er hätte Angst um sich selbst gehabt.

In einem besonders ruhelosen Augenblick rufe ich sogar die Kriminalpolizei in Kaiserslautern an, um herauszufinden, woran genau ein Mensch stirbt, wenn er sich vor einen Zug wirft.

»Können Sie sich das nicht denken?«, fragt der gequälte Kriminalkommissar zurück, der mir berichtet, dass der Zugführer sich nach Knuts Tod in Therapie begeben hat.

»Kopf ab, Bein ab«, kommentiert jemand aus dem Familienkreis, und mir wird schlecht.

Ich höre dann, dass sich die blutige Schleifspur über mehrere Dutzend Meter am Bahnhof entlanggezogen hat.

Es sind Details, auf die ich als Journalistin versessen bin, die jedoch von mir als Betroffener nicht zu bewältigen sind.

Eine Stimme vermeldet: »Jetzt bist du Alleinerbin.« Das ist der Moment, an dem ich ausgestiegen bin. Dass der Verlust meines Bruders auch bedeutet, dass ich davon profitiere, ist zu viel für mich.

Inzwischen müssen meine Eltern ins Leichenschauhaus, meinen Bruder identifizieren. Der schwerste Gang ihres Lebens, sagt meine Mutter und weigert sich, mir Details von seinem Anblick zu erzählen. Sie will mich schonen, während ich in meiner Fantasie die fürchterlichsten Bilder sehe.

Für den Tag der Trauerfeier wird ein Termin Anfang November festgesetzt.

Ich kann es mir nicht leisten zu trauern, muss zu Besprechungen in der Entwicklungsredaktion, wo ich mich nur mit den schönen Dingen des Lebens befasse. Ein Widerspruch, den ich fast nicht verkraften kann. Wie soll ich Bildunterschriften zu englischen Gärten texten, wenn in mir nur Schmerz, Wut und Traurigkeit sind?

Und außerdem sind da die ungeschriebenen Seiten meines Romans.

Inzwischen habe ich erwirken können, dass ich zwei Wochen Verlängerung bekomme. Ich arbeite wie eine Verrückte. Dennoch liegen etwa hundertfünfzig ungeschriebene Seiten vor mir.

Wie ich das leisten soll, jetzt, wo mein Bruder auf so schreckliche Weise gestorben ist?

Ich habe keine Ahnung, stelle aber irgendeinen Schalter in meinem Kopf um: Schreib-Automatismus. Schreiben, ohne zu viel nachzudenken, die Wirklichkeit einfach ausblenden.

Außerdem beginne ich, abends Rotwein zu trinken – allein.

Denn ich kann keine Menschen um mich herum ertragen, will nicht reden.

Doch Sophia kommt. Sie tröstet mich einfach nur mit ihrer Anwesenheit und damit, dass sie die herrlichsten Suppen der Welt für mich kocht. Sie führt mit mir lange Gespräche über meinen Bruder und seine Krankheit.

Wenigstens in diesen Momenten befasse ich mich mit dem Unfassbaren, seinem grauenhaften Tod. »Dafür, dass er diese Krankheit hatte, ist er tapfer gewesen, es so lange auf der Welt auszuhalten«, tröstet mich Sophia.

Doch es reicht nicht aus, um Trost zu finden, weil ich das Problem intellektuell zu bewältigen suche, statt das zu tun, wonach es mich eigentlich verlangt: mich ins Bett zu legen und zu heulen.

Stattdessen jage ich durch meinen Romantext und hetze zu Verlagen, um Vorspänne und Überschriften zu texten.

Aus einem Glas Rotwein am Abend werden zwei, dann drei … Auch Sophia bemerkt es.

»Wenn es dir hilft, ist es schon in Ordnung«, meint sie tolerant. »Aber mir ist aufgefallen, dass du vor meinen Augen fast die ganze Flasche ausgetrunken hast.«

Diese Frau gehört zu den wenigen Menschen, die ich in meiner Nähe aushalten kann. Sie drängt sich nicht auf, ist einfach da. Und hilft mir sogar weiter mit meinem Romantext, obwohl sie eigentlich nicht gut findet, dass ich immer weiter daran arbeite.

»Ich finde, du hättest die Abgabe absagen sollen«, wiederholt sie immer wieder. »Dass du in einem solchen Moment immer nur arbeitest, ist ein sehr großer Fehler. Ulrike, du hast ein Problem. Du musst auf mich hören und auf dich achtgeben. Du siehst ganz blass und starr aus.«

Aber ich ignoriere ihre Warnungen.

Sylvia bemüht sich darum, meine Garderobe für die Beerdigung in Ordnung zu bringen. Sie kommt fast jeden Tag, bringt Einkäufe mit, zwingt mich zum Essen – und zu einem halbwegs geordneten Tagesablauf.

»Du musst schwarze Stiefel kaufen«, befiehlt sie mir. »Ich werde nicht zulassen, dass du mit hellen Sachen ans Grab gehst.«

Widerwillig gehorche ich.

Denn jeder Glaube ist von mir abgefallen.

Mein Bruder, denke ich, würde ja doch nicht sehen, in welchem Outfit ich an sein Grab kommen würde. Schon bei dem Wort »Grab« dreht sich mir beinahe der Magen um. Ich kann auch nicht von »Knuts Beerdigung« sprechen, diese Worte passen für mich nicht zusammen.

Ich verwende die abstrakte Formel von »der Beerdigung«. Da ich dabei nicht daran denken muss, dass es mein kleiner Bruder ist, der zu Grabe getragen werden wird, mein kleiner Bruder, auf den ich immer aufpassen, den ich vor allem Bösen in der Welt beschützen wollte. Nun, damit habe ich versagt.

Und es graut mir vor der Begegnung mit meiner Familie. Ich habe das Gefühl, dann den Verlust meines Bruders doppelt so stark zu spüren. Diese Angst geht so weit, dass ich überlege, die Teilnahme an der Beerdigung abzusagen.

Ich lehne die gemeinschaftliche Trauer ab. Ich beginne, dem Kontakt mit meinen Eltern auszuweichen. Sie rufen täglich an, und häufig nehme ich den Hörer nicht ab. Ich kann es nicht ertragen, mit ihnen über Knuts Tod zu sprechen. Solange wir nicht reden, kann ich wenigstens für Sekunden so tun, als ob alles in Ordnung wäre, mir selbst vorgaukeln, er würde noch leben. Ich flüchte mich in meine Arbeit, am besten eine, die so weit wie möglich von der Realität entfernt ist. Denn die grauenhafte Realität will ich nicht an mich heranlassen.

In den Stunden, als ich mit dem ICE zur Beerdigung fahre, lerne ich »die Realität« hassen. Nieselregen, der gegen die Scheiben schlägt, tränenlose Blicke durch bleigraue Scheiben, nicht vergehende, endlose, stillstehende Zeit. Die Mitreisenden plaudern fröhlich und angeregt, während ich mich wie versteinert fühle und zugleich ganz unruhig bin. Ich möchte ständig aufstehen, den Gang auf und ab gehen, damit ich nicht stillsitzen und nicht nachdenken muss.

Als ich endlich angekommen bin, kommt mir dies wie ein Albtraum vor, und obwohl ich sonst nicht rauche, paffe ich mit zitternden Händen im Frühdunst vor der großen Trauerhalle. Die Zigarette hat mir ein früherer Mitschüler Knuts gegeben – mit einem mitleidigen Blick.

Nur mit größter Mühe schaffe ich es, mich neben meine Eltern zu setzen, denn ich lehne auf einmal alles ab, was mit meinem Bruder verbunden war. Sie sind nicht meine Eltern!, will ich schreien. Und: Er war nie mein Bruder! Ich kenne diese Leute alle nicht! Lasst mich nach Hamburg zurück!

Ich will von der Heimat nichts mehr wissen, nichts mehr von der Kindheit im Pfarrhaus. Soll das ich gewesen sein, die einstmals Bowle mit ihrem Bruder im Garten trank?

Ich habe eine sinnlose Wut auf Knut, und als ich erfahre, dass er zwei Tage nach seinem Tod die Magister-Urkunde mit einer sehr guten Note verliehen bekam, steigert sich meine Wut ins Grenzenlose. Selbst hier am Grab bin ich außer mir vor Zorn – auf ihn und auf die ganze Welt.

Aber als ich den Schmerz in den Gesichtern meiner Eltern sehe, berührt das dann doch etwas in mir. Sie zeigen etwas, zu dem ich unfähig bin: echte Trauer.

Am nächsten Morgen schon muss ich früh nach Hamburg zurück, weil man mich in der Redaktion erwartet.

Wir haben eine Abgabe, und ich will meine Freundin, die das Projekt verantwortet, nicht hängenlassen. So jedenfalls mein Vorwand. Aber vermutlich will ich in Wahrheit einfach auch der Trauer ausweichen, mich in meine eigene Welt flüchten, eine, in der es keinen Tod und keinen Selbstmord gibt.

Ich werde ignorieren, dass Knut gestorben ist, und niemand wird mich dabei aufhalten!

Abdriften

Oktober 2003 bis März 2004

In den nächsten Wochen weiche ich der Tatsache von Knuts Tod erfolgreich aus. Obwohl meine Eltern und auch meine Freunde sich immer wieder um Gespräche mit mir bemühen, nehme ich meistens das Telefon nicht ab und antworte auch auf E-Mails selten oder gar nicht. Wenn mich jemand darauf anspricht, begründe ich es mit meiner Arbeit, die ich in rasendem Tempo erledigt habe. Wie von Furien getrieben, habe ich inzwischen meinen Roman fertig geschrieben und fast noch pünktlich abgegeben, indem ich meine Unruhe auf das Manuskript übertragen und fast rund um die Uhr daran gearbeitet habe.

Damit nicht genug, ich ziehe mir weitere Aufträge an Land. Ich bin sehr glücklich, als ich höre, dass meine Chefredakteurin aus Straßburger Zeiten eine Frauenzeitschrift übernommen hat. Zu Weihnachten schreibe ich eine Reportage über Kinder in Tibet für sie, und ich bin dankbar dafür, dass ich arbeiten kann. Ich bin für alles dankbar, was mich auch nur irgendwie von meiner Trauer, meinem Kummer und auch meinem riesengroßen Zorn auf Knut ablenken kann. Ein Zorn, der mir wiederum Schuldgefühle macht: Habe ich das Recht, so wütend zu sein? Müsste ich mich nicht vielmehr schuldig fühlen, dass er sich gezwungen sah, auf so grausame Weise zu sterben? Ich schlage Türen, ich streite mit Freunden, ich lasse meine Wut an meiner ganzen Umgebung aus.

In den langen, unruhigen, schlaflosen Nächten entwickle ich in rapidem Tempo ein Projekt, von dem ich annehme, dass der Verlag es machen wird. Ein Liebesroman aus Berlin, vor dem

Hintergrund der entstehenden UFA, der größten Traumfabrik der Welt. Der ganze Winter ist, aufgrund meiner unfassbaren Unruhe, ein schreiberischer Höhenflug.

Und doch ist das alles nicht normal, wie ich selbst spüre. Ich müsste aufhören, so besessen zu arbeiten, müsste mir eine Pause gönnen, mit meinen Eltern, meiner Familie, meinen Freunden sprechen. Ich müsste trauern.

Doch ich bin nicht imstande dazu. Es ist zu schlimm, ich kann es nicht verkraften.

Ich merke selbst, dass sich eine riesige Schere auftut. Bei der Arbeit gelingt mir fast alles, während sich auf eine schwer zu beschreibende Weise meine Persönlichkeit verändert. Denn auf einmal leide ich, und das ist absolut neu für mich, an panischer Existenzangst. Fast so wie ehedem mein Bruder.

Während ich immer neue Projekte anschiebe, rechne und rechne ich: Zwar werden die Zahlungen aus meinen Buchverträgen mich auch ohne jedes neue Projekt immerhin noch zwei Jahre tragen – aber was soll danach kommen?

Zwei Jahre im Voraus schon Ängste zu haben ist total überspannt und ein Ergebnis des aggressiven Tods, den mein Bruder für sich gewählt hatte.

Ich habe das Gefühl dafür verloren, auf mich selbst und meine Familie vertrauen zu können, was bitter für eine freie Schriftstellerin ist.

Trotzdem geht es nach außen hin mit den Höhepunkten weiter.

Im Februar treffe ich meine Lektorin in einem schicken Hotel am Hamburger Dammtor, wo Helmut Schmidt gern Kaffee trinkt.

Die schöne blonde Fachfrau, die für mich wie eine Freundin ist, zeigt sich mit meiner Arbeit schon ganz zufrieden, gibt jedoch noch einmal ihre ganze Kreativität in den Text, um das gesamte Potenzial auszuschöpfen. Wir verbringen einen konzentrierten Nachmittag über dem Manuskript. Abends habe ich mit ihrer Hilfe das Gefühl, *Die Liebenden des Lichts* seien das Beste, was ich je zu Papier gebracht habe.

Ein gutes Gefühl, trotz allem.

Doch zugleich schürt es meine zunehmend absurden Ängste: Was, wenn ich danach nie mehr werde schreiben können?

Trotz meiner Befürchtungen haben meine Lektorin und ich viel Spaß miteinander, etwa, als sie das Verlagsfoto für mich macht. Mit rührender Besorgnis rollt sie mir die Haare auf, pudert und schminkt sie mir das Gesicht und bringt mich trotz meiner ganzen Traurigkeit zum Lachen. Festgehalten ist das alles in einer Momentaufnahme, die den schönen Schein dokumentiert und die ich heute wieder gerne anschaue.

Damals natürlich entspricht mir das Foto nur insofern, als es dem wunderbaren Tag mit meiner Lektorin entspricht.

Niemand hätte bei dem Anblick dieses Bildes geahnt, wie es wirklich in mir aussah, wie verzweifelt, traurig und leer ich bin. Auf dem Foto strahle ich übers ganze Gesicht. Aber mein freudiger Gesichtsausdruck spiegelt nur das Strahlen meiner Lektorin wider. Ich kann mich ihrer guten Laune nicht entziehen.

Irgendwann am Abend verabschiedet sie sich schließlich, und sie fehlt mir.

Schon am Bahnhof, als der Zug anfährt, fühle ich mich einsam.

Noch während ich allein durch die Bahnhofshalle gehe, kommt es mir so vor, als möchte ich irgendetwas Verrücktes tun, weiß aber nicht, was.

Nieselregen draußen, ich verliere mich in den Gassen des Univiertels.

Ein Lied geht mir durch den Kopf: »*I'm singin' in the rain.*«

Es überkommt mich wie ein Blitz, ein Gewitter im Gehirn.

Gekleidet in ein braunes Cordkostüm, das ich mir bei Romanrecherchen in Paris gekauft hatte, beginne ich, mit meinem Regenschirm mitten auf der Straße zu steppen.

»Du bist wohl zwischen Genie und Wahnsinn«, sagt ein Passant und versucht, mich anzubaggern. Es muss mit der Faszination von Echtheit und Wildheit zusammenhängen.

Ich wehre den zudringlichen Passanten ab, kehre nach Hause zurück – und frage mich, was mit mir passiert ist, dass ich, die sonst eher schüchtern ist, auf offener Straße tanze?

Immerhin kann ich es noch reflektieren. Aber eine Antwort finde ich nicht – und das macht mir Angst.

Im Grandhotel

März 2004

Als ich wieder in meine Wohnung zurückkehre, hat sich zumindest der verrückte Wunsch zu tanzen gelegt. Dennoch bin ich beunruhigt, da ich ja überhaupt nicht einordnen kann, was mit mir passiert ist.

Ich fühle mich sehr verstört und möchte am liebsten aus der winterdunklen Wohnung mit ihrer düsteren Grandezza flüchten. Doch es ist auch eine Flucht vor mir selbst. Aus irgendeinem Grund beschließe ich noch am selben Abend, spontan nach Berlin zu fahren. Es ist eine seltsame, innere Unruhe, die mich dabei umtreibt. Und sonderbar: Obwohl ich sonst eher sparsam bin, löse ich ein Ticket erster Klasse mit dem Intercity.

Das ruiniert mich nicht, aber ich weiß selbst, dass es mir im Grunde sehr fremd ist – ebenso wie auf der Straße zu tanzen.

Ich habe innerhalb eines einzigen Moments den ganzen Halt verloren. Vermutlich liegt es daran, dass der Roman nun fertig ist, der mich doch über die Zeiten getragen hatte, in denen ich hätte trauern können. Nun gibt es nichts mehr, was mir Halt gibt – und ich verliere all meine eigenen Werte.

Als der IC in Berlin einrollt, weiß ich nicht, wohin in der fremden Stadt.

Dann erinnere ich mich an mein eigenes Buch. Sollte ich nicht zum Berliner Lieblingsaufenthaltsort meiner Romanfigur fahren?

Ein bestimmtes Grandhotel muss es sein.

Klar im Kopf bin ich allerdings nicht. An der Rezeption schreibe ich mich zuerst unter fremdem Namen ein, so verwirrt bin ich innerhalb weniger Stunden geworden. Ich will jeder Mensch sein, nur nicht ich. Denn nun, da der Roman von meiner Lektorin abgenommen ist, falle ich in ein Loch. Und unten in diesem Loch wartet die Traurigkeit.

Doch die Atmosphäre im Hotel beruhigt mich auf den ersten Blick: leise Klaviermusik auf dem Flügel in der Marmor-Lobby, wo ich einen Martini trinke, während ich auf die Formalitäten warte. Dann kommt ein Page in Uniform.

»Madame«, sagt er galant und bedeutet mir, ihm zu folgen.

Ich werde in mein Zimmer geführt und bekomme auf meinen Wunsch hin eine Zahnbürste, da ich ohne alles Gepäck aus meiner Wohnung geflohen bin.

Meine Suite geht auf den Innenhof voller kunstvoll gepflanzter Buchsbäume. Der Service ist grandios, und in der Minibar finde ich eine Flasche Moët & Chandon, die ich mit ins Bad nehme, wo ich meine aufgerüttelten Nerven erst einmal mit einem Schaumbad beruhige.

Ich strecke die Glieder aus und sage mir, dass ich in meinem Roman das Hotel richtig beschrieben habe, was mich freut.

Ich kann immer noch denken, immer noch arbeiten.

Nur was mein Leben nach dem fertiggestellten Roman betrifft, habe ich jeden Plan verloren.

Wenn ich nun zu Hause wäre, sage ich mir, würden mich die Gedanken an Knuts Tod bedrängen. Ich weiß selbst, dass ich mich damit auseinandersetzen müsste. Aber ich kann mich der Realität seines Todes nicht stellen.

Mir ist nie zuvor etwas derart Schlimmes widerfahren, und jetzt schaffe ich es nicht, damit umzugehen. Mir fehlt einfach das Instrument dafür.

Während ich mit den Füßen im Schaum, der nach Limone

duftet, plansche und mir der kalte Champagner in den Kopf steigt, überlege ich, was ich nun weiter unternehmen könnte.

In mir ist eine große Unrast, eine Unruhe, die mich plötzlich überfallen hat und die ich normalerweise ebenso wenig kenne wie meine neue Lust am Luxus.

Verzweifelt stochere ich in den gedanklichen Überresten meiner Pläne, die ich noch kurz vor Knuts Tod entwickelt hatte. Wollte ich nicht vielleicht sogar eine kleine Zweitwohnung in Tel Aviv nehmen, um auch bei Sonnenschein schreiben und die Zeit mit Rafael genießen zu können? Er hatte mir doch immer sehr zugeredet. Auf einmal brandet die Sehnsucht nach seinen starken Armen über mich herein wie eine Woge. Und in diesem unruhigen Zustand halte ich mich nicht lange damit auf zu warten.

Ich steige aus der Wanne, rubbele mich trocken und versuche mitten in der Nacht, bei El Al einen Flug nach Israel zu buchen, um Rafael wieder zu treffen. Vergeblich. Bei El Al ist nur ein Anrufbeantworter dran.

Ich schicke Rafael wirre SMS, doch er ruft an und beteuert mir, er freue sich, mich bald am Strand von Tel Aviv zu sehen. Ich denke an sein zuversichtliches Lächeln, an die Stärke, die sich auf mich überträgt, wenn er nach meiner Hand greift, und sage mir, dass Israel vielleicht die Rettung ist.

Spät in der Nacht erreichen mich besorgte Faxe meines Vaters, obwohl ich an der Rezeption darum gebeten habe, dass niemand durchgestellt wird. Warum hat man dies nicht beachtet? Aber ich weiß, dass mein Vater als Pfarrer so etwas wie eine Ordnungsmacht darstellt und so meine Nummer vermutlich herausbekommen hat, was mich nervt, und ich empfinde dies als Übergriff.

Freunde wie Sophia, Vera und auch mein alter Kumpel Wolfgang beginnen nun in Scharen, das Hotel mit besorgten Anrufen zu belagern, und die allgemeine Ansicht lautet: »Wir müssen Ulrike da rausholen!«

Mit welchem Recht?, frage ich mich zunehmend bockig und weigere mich, Telefonate anzunehmen. Habe ich nicht die Möglichkeit, in jedem Hotel der Welt nach freiem Willen Urlaub zu machen, solange man mir ein Zimmer gibt? Total wahnsinnig ist doch diese Reise nicht, immerhin hat sie viel mit meinem Roman zu tun. Und ich kann sie mir finanziell leisten, da ich ja in den letzten Monaten, um vor meiner eigenen Trauer zu flüchten, viel gearbeitet habe.

Nun habe ich nur eines im Kopf – der Belagerung via Fax und Telefon zu entkommen und mich ins Land meiner Sehnsüchte abzusetzen – Israel. Telefonisch kann ich einen Flug buchen und lasse mich von einem Taxi zum Flughafen fahren.

Doch inzwischen bin ich schon so durcheinander, dass El Al Bedenken hat, mich hinzufliegen. Desorientiert spiele ich an den Knöpfen meines Burberry-Mantels, statt den Fragen des Sicherheitsbeamten Aufmerksamkeit zu schenken. Als man mir den Flug verweigert, flüchte ich mich aus Frust ins KaDeWe und kaufe mir ein teures, hellblaues Kostüm im Stil der Kaiserzeit.

Ich bezahle mit Kreditkarte – noch habe ich ja Geld.

Als mir El Al am nächsten Tag erneut den Mitflug verweigert, fahre ich zur israelischen Botschaft, wo ich in der Drehtür fast mit dem Botschafter zusammengestoßen wäre. Man überprüft in der Botschaft meine Akten und kommt zu dem Schluss, dass nichts gegen meine Einreise spricht.

Aber El Al will mich dennoch nicht an meinen Wunschort befördern. Ob Rafael dahintersteckt? Ich fühle mich gekränkt, da er meine Tante Christa angerufen und ihr gesagt hat, es wäre besser, ich würde in diesem Zustand in ein Krankenhaus kommen.

Will er mich nicht sehen? Ist er nur in guten Zeiten für mich da? Ich spüre, wie mir die Tränen kommen, so enttäuscht bin ich, erneut nicht nach Israel zu kommen.

Zurück im Hotel rufen mich immer wieder Freunde an, und sie alle möchten wissen, was ich nun weiter vorhabe, doch ich trinke kühlen Chablis und will von den besorgten Anfragen überhaupt nichts wissen. Mitleid nervt mich, und Vorschriften kann ich nicht leiden. Und überhaupt bin ich total überzeugt davon, dass mir nichts weiter fehlt.

Schließlich meldet sich, von meinem Vater alarmiert, eine Dame vom Sozialen Dienst. Doch statt ihr Hilfsangebot anzunehmen, entwickle ich einen Plot für ein neues Drehbuch, das im Grandhotel spielen soll und eine Freundschaft zwischen einer Dame vom Sozialen Dienst und einer Schriftstellerin zum Thema hat.

Ergebnis: Die freundliche Dame fragt meinen Vater, ob nicht er vielleicht verrückt sei.

Schließlich gebe ich es auf, von Berlin aus nach Israel zu kommen. Ich checke im Hotel aus und verbringe lange Stunden mit ziellosen Spaziergängen durch die sternenklare Nacht, lande irgendwann in einer Kneipe in einem Viertel an der Spree, das ich nicht kenne, und setze mich dann im Morgengrauen verwirrt in ein Taxi.

Ich begreife inzwischen doch, dass ich durcheinander bin und dass all meine Freunde mit ihren Hilfsangeboten es gut gemeint hatten. Dennoch hatte mich wütend gemacht, dass sie mir meinen Aufenthalt im Grandhotel nicht gönnen wollten. Ich schiebe den Gedanken beiseite und steige ins Taxi.

»Wohin?«, fragt der freundliche Fahrer.

»Keine Ahnung«, antworte ich wahrheitsgemäß.

Zurück ins Hotel? Oder nach Tempelhof – und irgendwohin fliegen?

Obwohl ich es selbst nicht begründen kann, halte ich dies für eine gute Idee. Mein weltoffener und verehrter Lehrer an der Henri-Nannen-Schule hatte einmal einem Mitschüler, der Liebeskummer hatte, den grandiosen Rat gegeben, sich einfach ein Flugticket ins nächstbeste Land zu kaufen.

Dies scheint in meiner Lage auch mir eine gute Idee. Ich sage mir, dass ich mir leisten kann, ins nächstbeste Flugzeug zu steigen, einfach irgendwohin. Eine Liedzeile von Konstantin Wecker kommt mir in den Sinn: *Und dann einfach übers Meer, und der Sehnsucht hinterher.* Doch was mich antreibt, ist weniger Sehnsucht, es ist mehr eine Flucht. Ich will keine Stille, keinen Stillstand, will die ganze Zeit in Bewegung bleiben und so meine Unrast bezwingen.

In Tempelhof jedoch erweist sich, dass ich nicht einfach losfliegen kann. Ich stehe am Schalter für einen Flug nach Moskau, wohin ich schon immer mal wollte, und mir fehlen die Reisepapiere, die ich in meiner Verwirrung nicht finde.

Also muss ich weiter, denn nach mittlerweile zwei durchwachten, rastlosen Nächten bin ich blass, zittrig und müde.

Wohin?

Wieder winke ich ein Taxi heran. Wieder denke ich an Freunde.

Und diesmal habe ich eine neue Idee. Im Augenblick scheint es mir ja nicht zu gelingen, nach Israel oder sonst wohin auszureisen. Also würde ich doch wohl am besten einfach heimfahren und mich darum kümmern, neues Geld zu verdienen. Der Fahrer stutzt nur kurz, als ich ihn frage:

»Was würde es kosten, wenn Sie mich nach Hamburg bringen?«

Wir einigen uns auf dreihundert Euro, viel Geld, aber ich bin von den Aufregungen der letzten Tage so erschöpft, dass es mir gleichgültig ist. Und bisher hatte ich ja die Erfahrung gemacht, dass Geld jederzeit zu ersetzen ist. Von der Pleite bedroht, musste ich nur einen Artikel schreiben oder ein Buchprojekt mehr entwickeln – der drohende Bankrott hatte mich immer kreativ und geistig in Bewegung gehalten.

Darauf, so denke ich in dieser Nacht, wäre ja immer wieder Verlass. Wenigstens auf das.

Hamburg

März bis Mai 2004

Zurück in meinem schönen Wohnviertel, erwartet mich meine Nachbarin Lisa.

»Mein Gott, du siehst aus wie ein Gespenst«, sagt sie. »Was hast du gemacht?«

»Ich war in Berlin«, sage ich schroff, da ich kein Mitleid will und alle Fragen abwürgen möchte. Ich weiß ja selbst, dass ich in den letzten Tagen ziemlich verrückt gewesen bin, schäme mich dafür und will nicht, dass sie es merkt.

»Trink wenigstens einen Kaffee mit mir. Ich habe eine neue Kaffeemaschine, komm, ich mache dir einen Kaffee.«

Wir trinken den Kaffee in dem großen Salon, in dem ich mir meinen Bruder vorgestellt hatte. Fast fange ich an zu weinen, aber es ist so, als würden die Tränen hinter meinem Gesicht stecken bleiben. So sehr ich mir auch wünschen würde, endlich zu weinen, gelingt es nicht. Ich kann meinen Gefühlen einfach keinen freien Lauf lassen.

»Ich hatte auch mal eine kleine Schwester«, sagt Lisa. »Sie ist früh gestorben. Es ist sehr schwer, damit zurechtzukommen. Ulrike, ich glaube, es wäre eine gute Idee, wenn du dir Hilfe holst.«

Ich kann es nicht mehr hören und reagiere gereizt. Ich brauche keine Ärzte, finde ich, sondern ich brauche meinen kleinen Bruder zurück. Oder ich möchte im Vergessen versinken, einfach nichts mehr denken, einfach von jeder Erinnerung an Knut – und meinen Schuldgefühlen – befreit sein.

»Nein, nein«, lüge ich deshalb mit einem Lächeln aus falscher Tapferkeit. »Es geht schon alles. Ich komme zurecht.«

Und dann verabschiede ich mich, unter einem Vorwand, überstürzt.

»Pass auf dich auf!«, ruft Lisa mir noch hinterher. »Du weißt ja, dass du jederzeit zu mir kommen kannst, wenn irgendetwas ist.«

Sorgsam bin ich nach meinen Erfahrungen im Grandhotel darauf bedacht, meinen inneren Zustand nach außen hin zu vertuschen.

»Ich komme zurecht«, das wird mein Standardspruch.

Während ich in den Nächten wachliege, findet ein seltsamer Prozess in mir statt. Ich beginne immer öfter, wie unter einem Zwang, Selbstgespräche zu führen. In diesen Monologen sortiere ich verzweifelt meine Gedanken, damit ich mich überhaupt konzentrieren kann, denn ich habe auf eine befremdliche Art und Weise die Kontrolle über meine Gedanken verloren, wie ich selbst feststellen muss. Ich kann es nur verheimlichen, indem ich alle, die nach mir fragen, damit abspeise, dass ich arbeiten muss. Was ich auch tatsächlich trotz allem immer noch tue.

Während ich inzwischen fast überhaupt nicht mehr schlafen kann, beginne ich eine Reportage für eine große Wochenzeitschrift. Ich fahre an ein idyllisches Sperrwerk und besuche dort ein ganz besonderes Altersheim, wo sich die älteren Menschen fit halten, indem sie sich um Tiere kümmern. Ein netter Fotograf, ein dankbares Thema, und ich bin intellektuell so gerade in der Lage, trotz meiner zunehmenden Verwirrung einen Text zu schreiben. Es ist mühsam und dauert länger als sonst, jedoch nimmt mir die Frauenzeitschrift den Text ohne große Änderungswünsche ab.

Dies bestätigt mich darin, dass mir nichts fehlt, obwohl ich doch – aufgrund dieser merkwürdigen, neuen Selbstgespräche – ganz genau weiß, dass nichts, aber auch gar nichts in Ordnung ist. Aber das ich will nicht wahrhaben. Ich möchte mir nicht eingestehen, dass ich dabei bin, irgendeine Krankheit zu entwickeln, die mein ganzes Wesen verändert. Ich würde dies als Makel empfinden und könnte es nicht verstehen, so, wie ich die Krankheit meines Bruders nie wirklich verstanden hatte. Mein Weltbild beinhaltet, dass man zu funktionieren – und gesund zu sein hat!

Schleichend verändert sich auch meine Tagesstruktur.

Tagsüber schlafe ich zu lange, oft bis gegen Mittag, wenn Sylvia kommt. Nachts bin ich hellwach, unruhig und mache lange Spaziergänge mit Sotchi durch die glitzernde Großstadt.

Ich werde immer kränker und merke das auch. Es macht mir große Angst. Bin ich nun etwa auch schizophren? Was könnte ich dann tun? Würde ich dann noch schreiben und auch für Zeitschriften arbeiten können? Mein Bruder hatte mir einmal erzählt, dass er sich einem geregelten Tagesablauf aufgrund seiner Krankheit nicht anpassen kann. Was, wenn mich nun dasselbe Schicksal ereilt? Ich fürchte mich regelrecht vor dem, was noch mit mir passieren wird, bin ich doch immer stolz darauf gewesen, viel zu arbeiten und mein eigenes Geld zu verdienen.

Doch sosehr ich auch versuche, mich selbst zu kontrollieren, ich komme gegen die sonderbare Wandlung in meinem Wesen nicht an. Die Unruhe legt sich nicht, die mich mit Knuts Tod erfasst hat. Ich zappele herum, brauche ständig neue, äußere Reize, kann mich nicht konzentrieren und bin unfähig, die Stille auszuhalten. Um wenigstens irgendwie beschäftigt zu sein, spiele ich viel Klavier, was meine Nachbarn bestimmt nervt, obwohl sie höflich genug sind, nichts dazu zu sagen.

Eines Nachts fängt es an, dass ich in meiner stillen, großen Wohnung ungekannte Ängste entwickele – diffuse Ängste. Wollen Einbrecher mich überfallen? Ich nehme das Telefon mit ins Bett, damit ich jederzeit den Notruf wählen kann. Als meine

Freundin Sophia mir meine Lieblingssuppe bringt, bezichtige ich sie, sie wolle mich vergiften. Sophia ist so erschüttert, dass sie versucht, mit mir zum Psychiater zu fahren, was jedoch an meinem Widerstand scheitert.

»Ulrike«, sagt sie streng. »Wir müssen etwas tun. So geht es nicht mehr lange weiter.« Aber da ich stur bleibe und mich nicht vom Platz bewegen lasse, gibt sie schließlich traurig auf und fährt nach Hause, jedoch nicht, ohne mir versprochen zu haben, dass sie bald wieder nach mir schauen wird. In meinem Zustand hört sich das aber mehr wie eine Drohung an. Denn jeder Besuch bedeutet, dass ich mich mit unfassbarer Anstrengung zusammennehmen muss, um die Fassade von Normalität aufrechtzuerhalten. Und es gelingt mir oft einfach nicht mehr. Ich möchte in Wahrheit nur noch allein sein.

Nachts will ich nicht in Dunkelheit versinken, lasse das Licht in Garten und Wohnung an, bis sich meine Nachbarn beschweren, weil sie nicht schlafen können. Irgendwann kommt es so weit, dass ich zur Schlafenszeit anfange, meine ganze Wohnung umzuräumen, sinnlos, keinem Plan folgend, zerstörerisch, so als könne ich in Trauer und Depression eine schöne Umgebung nicht länger ertragen. Aber ich kann nun mal nicht still im Bett liegen, weil mich dann die Bilder meines kleinen Bruders überkommen. Knut, lachend. Knut, wie er ein Buch liest. Knut im Rosengarten des Pfarrhauses, wie er sich auf seine Harke stützt: »Uli, glaub an deinen Traum.«

Während ich immer untätiger und zugleich unruhiger werde, liegt Sotchi still auf dem Sofa, blickt gelegentlich mit seinen süßen Hundeaugen zu mir auf und rollt sich dann zusammen, um lieber zu schlafen.

Auf eine merkwürdige Art ist die Verbindung zwischen uns abgerissen, er scheint mir nicht mehr zu vertrauen. Und ich weiß, dass er recht damit hat, ich bin für meinen Hund kein verlässlicher Partner mehr.

Eines Tages, es muss noch im Februar gewesen sein, kommt mich Max besuchen. Er will Sotchi abholen.

»Hallo«, beginnt er freudig, als er mich sieht, doch einem plötzlichen Impuls folgend, schlage ich ihm die Tür vor der Nase zu. Obwohl ich selbst weiß, dass ich kaum noch in der Lage bin, meinen treuen Gefährten zu versorgen, will ich ihn nicht abgeben. Das Alleinsein in der großen stillen Wohnung erscheint mir auf einmal unerträglich. Aber Max lässt sich so leicht nicht abwimmeln.

Es endet damit, dass ich ihm, mit Tränen in den Augen, nach einer aberwitzigen Auseinandersetzung den Hund übergebe. Ich kann nicht fassen, dass Max roh genug ist, mir in meiner jetzigen Lage auch noch Sotchi wegzunehmen.

Denn nun bin ich völlig allein mit meinen trüben Gedanken, den wirren Ängsten – und meiner fortschreitenden Krankheit.

Zu allem Überfluss werde ich Stammgast in der Weinhandlung und trinke immer mehr Rotwein. Wenn ich genug intus habe, legen sich meine Ängste, und ich kann den Tod meines Bruders vergessen. Natürlich trägt das nicht gerade dazu bei, dass sich mein Gesundheitszustand verbessert. Es ist ein trauriges, einsames Trinken, wie man es keinem Menschen wünscht.

Und dann, eines Nachts, als ich wieder einmal eine ganze Flasche Cabernet Sauvignon getrunken habe, schreibe ich eine total verrückte E-Mail an meine Freundin Sophia, die sie, besorgt, an meine Familie weiterleitet.

Auch Lisa, meine Nachbarin, ruft bei meinen Eltern an, da sie findet, dass ich einen absolut verstörten Eindruck mache. Dies erzählt mir Tante Christa, die am nächsten Abend anruft. Ich rede mich heraus, behaupte, ich hätte halt getrunken, und man wisse ja, dass ich dann zu Verrücktheiten neige.

Doch irgendetwas im Tonfall meiner Tante sagt mir, dass sie mir nicht glaubt. Und ich selbst weiß auch, dass ich zwar schon immer nur wenig Alkohol vertrage und bereits viel dummes Zeug erzähle, wenn ich mir ein, zwei Gläschen genehmigt habe. Bin mir aber darüber bewusst, dass die E-Mail an Sophia, die ich verschickt habe, das Ausmaß meines üblichen Schrotts unter Alkoholeinfluss weit übersteigt. *Nein, ich bin nicht mehr gesund*, flüstert mir eine innere Stimme zu. Aber die andere sagt: *Ich will nicht krank sein. Ich will meine Ruhe.*

Es ist ein Freitagvormittag, als es klingelt und gegen meine Tür hämmert. Ich fürchte Besuch, will nicht gestört werden und öffne einfach nicht. Nach einiger Zeit hört der Lärm auf, und ich glaube schon, der Besucher sei gegangen. Da steht plötzlich meine Mutter auf dem Balkon und klopft an die Glastür zu meinem Schlafzimmer.

Ich traue meinen Augen nicht, bin so schockiert, dass ich ihr aufmache und sie einlasse. Was will sie hier? Und wie kann sie es wagen, mich auf so eine Art und Weise zu überfallen? Ich hatte immer gedacht, dass mein Bruder sich nicht genug von meinen Eltern distanziert hatte. Wird es nun für mich genauso werden? Sollen nun alle Distanzgrenzen überschritten werden, nur weil mit mir irgendetwas nicht stimmt? Wie sich herausstellt, wartet Tante Christa vor der Wohnungstür, um zu verhindern, dass ich flüchte. Als ich es bemerke, bin ich außer mir. Behandelt man mich gar nicht mehr wie eine Erwachsene?

»Pack deine Sachen«, sagt meine Mutter bestimmt, die sich, wie meine Tante, ausgerechnet am Tag der Zeugnisausgabe gezwungen gesehen hatte, sich freizunehmen. »Wir fahren jetzt ins Krankenhaus.«

»Du bist schizophren«, behauptet Tante Christa voller Überzeugung.

»Ich fahre nirgendwohin«, erkläre ich. »Wenn ihr mich nur in Ruhe lassen würdet, ginge es mir gut.« Aber tief in meinem Inneren weiß ich ja, dass das nicht stimmt.

Es geht mir ganz und gar nicht gut, und ich merke selbst, wie mir mein Leben aus dem Ruder läuft.

Also fange ich widerwillig an, einige Dinge in eine Tasche zu stecken, die ich im Krankenhaus vielleicht benötigen würde. Ob man mir dort helfen kann? Große Hoffnungen mache ich mir nicht, denn so sage ich zynisch zu mir, auch im berühmten Universitätsklinikum Hamburg-Eppendorf (UKE) kann man meinen Bruder nicht von den Toten zurückholen.

In der Notaufnahme des Krankenhauses macht meine Mutter einen Riesenaufriss.

Aus Getuschel mit meiner Tante erfahre ich, dass meine Nachbarin Lisa ihr dazu geraten hatte. Sie hatte gesagt, der einzige Weg, einen Platz in einer Hamburger Klinik zu bekommen, wäre der, zu behaupten, ich sei schizophren. Denn ich bin nicht in Hamburg gemeldet, meinen ersten Wohnsitz habe ich in Itzehoe, wo sich in der Nähe mein Landhaus befindet – und dort ist auch das für mich eigentlich zuständige Krankenhaus.

Also erklärt meine Mutter zu meiner tiefen Verärgerung beharrlich der sehr netten, jungen Psychiaterin, dass ich nun auch schizophren sei.

Die Psychiaterin lauscht mit professioneller Skepsis.

Dann greift meine Mutter in ihre Handtasche, um eine Liste hervorzuholen. Darauf stehen meine sämtlichen »Vergehen«. Dass ich nicht mehr ans Telefon gehe, offensichtlich trinke, irre E-Mails schreibe und für die ganze Familie nicht mehr ansprechbar bin.

Als ich diese Liste sehe, beginne ich vor Verzweiflung zu weinen, und die Psychiaterin beschließt, mich dazubehalten. Sie legt kurz die Hand auf meinen Unterarm, als sie es mir sagt: »Schon, um Sie beide zu trennen. Sie regen sich nur gegenseitig auf.«

Ich komme in ein Zweibettzimmer, in dem außer mir eine

Patientin liegt, die an einer Depression erkrankt ist. Hier komme ich erst einmal zur Ruhe. Man gibt mir ein Beruhigungsmittel und bringt mir Tee. Zudem habe ich das Gefühl, es könnte mir geholfen haben, dass ich endlich weinen konnte. Seit dem Tod meines Bruders hatte ich ja keine einzige Träne vergossen.

Ich falle in einen traumlosen Schlaf und wache halbwegs erholt auf. Aber kaum bin ich wach, fühle ich mich schon wieder unruhig und getrieben und will an meinem Computer arbeiten. Meine Arbeitssucht in diesem Ausmaß ist ein neues Phänomen. Sicher, ich habe immer gern und viel geschrieben. Aber nie hatte ich fast rund um die Uhr gearbeitet.

Da ich inzwischen den Auftrag bekommen habe, für einen Verlag eine Buchbesprechung zu schreiben, beginne ich gleich im Krankenhaus damit, in dem wunderbaren dicken Schmöker aus einer vergangenen Zeit zu versinken, den ich vorsorglich eingepackt hatte. Ein paar befremdete Blicke trägt es mir ein, als die Krankenpfleger mich mit einem Stift arbeiten sehen, aber ich vermute, sie schreiben es meiner Krankheit zu – welche auch immer das sein mag.

Inzwischen habe ich mich fast damit abgefunden, dass ich offenbar eine psychische Störung entwickelt habe. Dennoch bin ich außerordentlich verstört über die Unbeirrbarkeit, mit der meine Mutter und meine Tante behaupteten, ich sei schizophren.

Panik erfasst mich: Wird meine Familie nun, nach dem Tod meines Bruders, die Lücke füllen, indem sie mich zur Kranken abstempelt und sich in mein Leben einmischt?

Ich war immer froh gewesen, doch einigermaßen gut auf eigenen Beinen stehen und mein eigenes Leben führen zu können.

»Sie müssen mehr Verständnis für Ihre Mutter entwickeln«, verlangt die nette Psychiaterin von mir am nächsten Morgen. »Sie ist ein ganz anderer Mensch als Sie. Während Sie in neuen

Projekten aufblühen, hält Ihre Mutter an Sicherheiten fest. Das wird nach dem Tod Ihres Bruders noch viel, viel stärker werden.«

Ich werde ruhiger und höre auch auf, Selbstgespräche zu führen. Als Beweis des Vertrauens gewährt mir die Psychiaterin schon am Montag »Heimgang«, damit ich meine Arbeit erledigen kann. Da meine Wohnung nicht weit vom Krankenhaus entfernt ist, kann ich leicht nach Hause gehen und die Rezension an meinem Computer verfassen. Dies tut mir gut, und es scheint mir, als würde es doch wieder aufwärtsgehen.

Ansonsten führe ich viele interessante Gespräche mit meinen Mitpatienten, schlüpfe unwillkürlich in die Rolle der Reporterin und höre mir ihre Leidensgeschichten an, meine Art, mich vom Duft nach Sagrotan und Krankheit zu distanzieren.

Zu meiner Überraschung bittet mich Mitte der Woche der Chefarzt zur Visite. Ungewöhnlich, da ich Kassenpatientin bin.

Der Professor erklärt mir mit ernstem Gesicht, dass ich an einer »leichten Depression« erkrankt sei. Und er schärft mir ein: »Glauben Sie bloß Ihrer Mutter nicht. Sie sind nicht schizophren, Sie waren nie schizophren, und Sie werden nicht schizophren.«

Er verschreibt mir ein Antidepressivum und eine Therapie, und zum Wochenende werde ich schon entlassen. Eine Woche im UKE hat mich aus meinen Grübeleien gelöst und mir die Ruhe verschafft, die ich seit Knuts Tod nicht mehr gefunden hatte. Ich fühle mich nun dem Dasein als freie Autorin wieder gewachsen und gehe ziemlich munter heim.

Doch nun fehlt mir die regelmäßige Tagesstruktur der Klinik.

Etwas wehmütig erinnere ich mich an die Gespräche mit meinen Mitpatientinnen und den Krankenpflegern. Die Leere in meiner Wohnung macht mir zu schaffen. Jetzt spüre ich deutlich, dass ich in Deutschland keinen Lebenspartner mehr habe, und ich sehne mich zurück ins UKE. Die Psychiatrie ist eine eigene Welt, völlig frei von den Oberflächlichkeiten des betriebsamen Alltags.

Hier zählen keine schicken Kleider und keine Statussymbole. Im Grunde interessiert nur eines – größtmögliche Ehrlichkeit. Man muss sich und den Mitpatienten eingestehen können, dass man krank ist. Aber habe ich das wirklich gelernt? Ich habe doch nur meine Fähigkeiten dazu benutzt, alle davon zu überzeugen, dass ich einigermaßen normal bin.

Außerdem zweifle ich: Trotz der ernsten Überzeugungskraft des Professors im Krankenhaus finde ich nicht, dass ich depressiv bin, und auch nicht, dass ich Psychopharmaka benötige.

Ich finde, ich bin einfach nur ein Mensch in tiefer Trauer, tief deprimiert. Dennoch schleppe ich mich zu der Therapeutin, die mir vom Klinikum empfohlen wurde.

Sie erklärt mir, sie möchte zunächst einmal schauen, ob die Chemie zwischen uns stimme. Als ich wahrheitsgemäß von meinem Arbeitspensum vor Weihnachten erzähle, sagt die Therapeutin: »Ich glaube, Sie leiden immer noch an Wahnvorstellungen.«

Ich kann es nicht fassen. Sie zweifelt an meiner Ehrlichkeit und kann sich nicht vorstellen, dass man auch als psychisch kranker Mensch beruflich erfolgreich sein kann? Damit ist für mich jedes Vertrauen zerstört. Aber vielleicht bin ich auch dankbar, einen Vorwand gefunden zu haben, warum ich die Therapie abbrechen will. Daher gehe ich nicht wieder zu der Therapeutin und werfe das Antidepressivum in den Müll.

Unerwünschter Besuch

Mai 2004

Dass ich daraufhin immer kränker werde, bleibt keinem verborgen, auch meinem Vater am Telefon nicht. Ich kann mich inzwischen kaum noch konzentrieren, meine Gedanken nicht mehr beherrschen, weshalb ich meistens den Hörer nicht abnehme. Er kommt mich besuchen, doch ich bin diese »Überfälle« leid, wie ich aus meiner Sicht inzwischen jegliche Besuche nur noch nenne.

Ich möchte zu diesem Zeitpunkt bloß noch allein sein und mich in meiner Wohnhöhle verbuddeln und am liebsten gar nicht herauskommen.

Was will mein Vater also hier?

Ich sage ihm, dass ich keine Lust habe, ihm die Tür aufzumachen. Zwar könnte ich es mir leisten, denn da ich immer noch eine Haushälterin habe, ist bei mir alles tipptopp. Aber ich will nicht beim Leiden erwischt werden.

Besorgt weigert sich mein Vater zu gehen, klingelt mit immer neuen Angeboten, wir könnten ins Café oder essen gehen.

Aber ich will nur meine Ruhe.

Es mag zwei Stunden so gegangen sein, dann gibt er schließlich auf und fährt unverrichteter Dinge die lange Strecke in die Pfalz zurück.

Als ich dann wieder allein bin, kippt meine Stimmung wieder um. Statt nur mit offenen Augen auf dem Bett zu liegen und an die Stuckdecke zu schauen, beginnt eine Art neuer Höhenflug. Ich habe vor, mich frisch und neu in meine Arbeit zu stürzen, denn noch während ich im Klinikum gewesen war, hatte eine große Frauenzeitschrift angefragt, ob ich nicht einen Fortsetzungsroman für sie schreiben wollte.

Und wie ich das will!

Voller Begeisterung werfe ich mich in die Konzeptionierung.

Das Merkwürdigste an meiner Krankheit ist, dass ich in den Anfangszuständen immer wie ein kleiner Soldat bei der Arbeit weiter funktioniere – während meine Seele mir selbst irgendwie entgleitet.

Paris, Flughafen Charles de Gaulle

Ende Mai 2004

Vierzehn Tage nachdem ich das Medikament gegen depressive Verstimmung im Müll entsorgt habe, wächst in mir erneut die Sehnsucht nach dem blauen, blauen Meer in Israel.

Es hängt mit dieser tiefen Unruhe zusammen, an der ich seit Knuts Tod leide. Ich muss ständig in Bewegung bleiben, brauche neue Reize, um mich nur ja nicht mit meiner Traurigkeit zu befassen.

Aber es gibt auch konkrete Auslöser. Vielleicht ist es Sotchi, mein Hund, der mir fehlt und mir auf einmal vor Augen führt, dass mich im Augenblick nichts an die Hansestadt bindet, obwohl sie doch immer schon meine Traumstadt war.

Aber nun habe ich hier keine Beziehung mehr – von meinen Freundinnen hatte ich mich weitestgehend zurückgezogen –, und eine feste Arbeit, die mich aufgefangen hätte, besitze ich auch nicht mehr.

Da ich inzwischen mein neues Projekt verkauft habe, leide ich zumindest nicht an Geldmangel. Und ich habe Rafaels Worte aus besseren Tagen im Ohr: Ob ich nun Romane in Tel Aviv schreibe oder es in Hamburg mache, ist doch eigentlich egal.

Dennoch klingen diese Erwägungen viel durchdachter, als mein Zustand in Wahrheit gewesen ist. Ich weiß selbst, dass ich Schwierigkeiten bekomme, die tausend Gedanken zu ordnen, die wild durch meinen Kopf schießen.

Und Ängste treiben mich in die Flucht – Angst, von meinen Eltern als Kranke vereinnahmt zu werden, Ängste verrücktester Art, ich würde vielleicht verfolgt werden.

Ich bemerke jedoch noch, dass ich mich in meinem seelischen Zustand der Verwirrtheit meines Bruders annähere. Aber ich bin hilflos und kann nichts dagegen ausrichten, sehe für mich keinen anderen Weg als die Flucht nach vorn.

Klar, ich bin nicht wirklich tief verliebt in Rafael. Aber ich mag ihn. Ich habe ein Bild vor Augen, mit ihm am Strand Kaffee zu trinken, sehe sein tröstlich-zuverlässiges Lächeln, und ich denke daran, dass es mir zuletzt doch in Tel Aviv sehr gut gegangen war und ich dort flott und inspiriert gearbeitet hatte.

Deshalb folge ich meinem Impuls. Ich meine, will und muss aus Deutschland fort. Ich habe das kalte, graue Wetter satt, will unter dem blauen Himmel Tel Avivs sitzen und den Blick auf die honiggelben Häuser von Jaffa genießen. Ich raffe die notwendigsten Sachen zusammen, letztlich nur ein bisschen Kosmetik, ein paar Bücher und etwas Unterwäsche, packe sie in eine Ledertasche, ziehe mein Berliner Kaiserzeit-Kostüm an, gehe zum Taxistand und fahre zum Flughafen, immer die Worte meines einstigen Lehrers im Ohr: »Wenn es Ihnen richtig dreckig geht, müssen Sie verreisen.«

Von Hamburg gibt es allerdings keinen Direktflug nach Israel. In meiner Verwirrung und mit dem brennenden Wunsch, aus der mir fremd gewordenen Stadt fortzukommen, steige ich in die nächstbeste Maschine nach Paris.

Dort war ich zuletzt glücklich gewesen. Im Mai vergangenen Jahres hatte ich es genossen, für die *Liebenden des Lichts* dort zu recherchieren. Ich war durch die Gassen des Quartier Latin gestreift, hatte mich über die Boulevards treiben lassen und abends, beim leisen Trommeln des Sommerregens auf die Markisen, in Cafés an der Seine gesessen. Damals war ich stolz darauf gewesen, mir meinen Traumarbeitsplatz geschaffen zu haben, der mich in die Ferne führte. Schreiben und reisen, das war ja seit meiner Jugend mein größter Traum gewesen.

Nun fahre ich auf den Spuren meines Romans zunächst ins Quartier Latin, ins Hotel Monge, von wo ich im Mai noch konzentriert die Atmosphäre der Stadt recherchiert hatte.

Die Besitzerin, die mich lächelnd wiedererkennt, ist erfreut, mich zu sehen – zunächst.

»Schön, dass Sie wieder bei uns sind«, begrüßt sie mich.

Dann jedoch muss sie bemerkt haben, in was für einem verwirrten Zustand ich mich befinde, denn auf einmal bittet sie mich, meine Familie anzurufen und zu sagen, dass es mir nicht gut geht, und als sie mitbekommt, dass ich dies nicht machen werde, wirft sie mich kurzerhand auf die Straße.

Paris glänzt im Goldlicht, und ich habe keine Ahnung, was ich nun machen soll. Sicher, ich könnte in ein anderes Hotel. Aber das wäre nicht dasselbe, es wäre mir nicht vertraut, hätte keine Verbindung zu meinem Roman und der überglücklichen Vergangenheit. Ich nehme ein Taxi zurück zum Flughafen und sehe den Eiffelturm in der klaren Nacht rot funkeln. Ein tröstlicher Anblick, irgendwie. Und eine Katastrophe zugleich.

Denn alles ist anders als bei meinem letzten Besuch in dieser wunderbaren Stadt. War damals alles voller Versprechen gewesen, stand ich davor, den bisher besten Roman meiner Laufbahn zu veröffentlichen, und war stolz und glücklich gewesen, beherrscht mich jetzt nur eins – Trostlosigkeit.

Zurück am Flughafen, diesmal draußen in Orly, unternehme ich abermals einen Versuch, mit El Al nach Israel zu kommen.

Abermals weist man mich ab, rät mir, ich könne doch auf dem Flughafen übernachten. Es muss irgendeine Anweisung, möglicherweise von Rafael geben, dass ich nicht in der Lage bin zu reisen. Wutentbrannt wähle ich seine Nummer.

»Du musst nach Hamburg zurück«, sagt er mir. »Du musst ins Krankenhaus. Wenn du willst, könnte ich nach Deutschland kommen. Weißt du, *Motek*, ich liebe dich und will nicht, dass dir irgendetwas Schlimmes passiert.«

»Und ich will nur nach Israel«, erwidere ich und lege auf. Rafael versucht noch mehrfach, mich anzurufen, aber ich nehme nicht mehr ab. Ich vermute, dass er jetzt meine Familie anrufen, sich dort über mich beschweren und ihr verraten wird, dass ich zurzeit in Paris bin. Denn vor allem zu Tante Christa hat er ein gutes Verhältnis.

Du kannst mich mal, denke ich verbittert. Nein, ich will nicht zurück nach Hamburg und nicht ins Krankenhaus. Ich glaube, dass die Sonne Israels mich heilen wird.

Ich kehre mit dem Taxi zurück zum Flughafen Charles de Gaulle. Aber was soll ich nun weiter machen? Wie komme ich nun, ohne El Al, in mein Traumland? Verwirrt irre ich durch die langen Korridore des gigantischen Gebäudes, unfähig, irgendeinen Entschluss zu fassen. Es kommt mir überhaupt nicht in den Sinn, dass ich auch mit jeder x-beliebigen anderen Fluglinie nach Tel Aviv fliegen könnte.

Als die Morgendämmerung das Schwarz des Nachthimmels vertreibt, setze ich mich in ein Café, frühstücke und versuche, mir darüber klar zu werden, wie es weitergehen soll.

Aber ich kann keinen klaren Gedanken fassen.

Auf dem Display meines Handys sehe ich SMS von Rafael und meiner Tante, die ich ungeöffnet lösche. Was soll ich nun weiter machen? Ich überlege immer wieder, in die Stadt zu fahren und einfach in Paris zu bleiben, vielleicht den *Salon du livre*, die Buchmesse, zu besuchen, vielleicht hier bei einer Freundin Unterschlupf zu suchen, die gerade beim Sender France 2 als Redakteurin angefangen hat.

Aber ich spüre selbst, dass ich in diesem Zustand kein lieber Besuch, sondern nur eine wandelnde Zumutung wäre.

Verzweifelt telefoniere ich mit meinem alten Kumpel in

Hamburg, Wolfgang, der es für gar keine schlechte Idee hält, wenn ich mir eine kleine Auszeit an der Seine nehmen würde. Er selbst hatte es auch schon getan, und er findet, wenn ich doch Geld hätte, würde einem solchen Projekt nichts im Weg stehen.

Er könne mir helfen, über Freunde ein billiges Zimmer zu finden. Wäre das eine Option? Ich hatte schon immer mal eine Weile in Paris leben wollen! Aber du bist nicht gesund, sagt mir meine innere Stimme, die ich nicht zum Verstummen bringen kann. Und du hast kein aktuelles Projekt, das in Paris spielen würde. Was willst du also hier?

Jetzt telefoniere ich doch noch einmal mit Rafael, dessen tiefe Stimme auf mich beruhigend wirkt. Auch er hat inzwischen seine Ansicht geändert. Er meint, ich solle sofort nach Tel Aviv kommen, wo er sich um mich kümmern wolle.

Aber ich kann es nicht. Ich fürchte, dass er mich in Tel Aviv nur in die Psychiatrie bringen will.

Benommen sitze ich in dem Café herum und rühre in der leeren Kaffeetasse, bis ein verärgerter Kellner mich kurzerhand aus dem Lokal wirft. Ich habe offensichtlich nicht genug bestellt. Ich schlucke meinen Ärger hinunter und irre weiter durch das Flughafengebäude, unfähig, irgendeine Entscheidung zu treffen. Schließlich nehme ich ein Taxi, um in die Stadt zu fahren. Ich merke gar nicht, dass ich heule.

Dabei habe ich großes Glück. Der Taxifahrer, Ahmed, erkundigt sich, warum ich so unglücklich sei. Als ich dem schwarzhaarigen Mann mit dem Goldkettchen um den Hals und dem sanften Leuchten in den Augen alles, so weit es mir möglich, geschildert habe, muss er zu dem Schluss gekommen sein, dass irgendeine deutsch-israelische Romanze der Grund für mein Unglück ist.

»Du musst es schaffen, nach Israel zu kommen«, beschließt er, wendet kurzerhand das Taxi und begleitet mich zum Schalter von Air France.

Dort bucht er mit ingrimmiger Entschlossenheit für mich den nächsten Flug, der am nächsten Morgen gehen soll.

Als alles perfekt ist, fährt er mich in ein günstiges Hotel in der Nähe des Flughafens, wo er die Dame an der Rezeption beschwört, mich um Himmels willen rechtzeitig vor Abflug aufzuwecken.

»Nenn mich einen Freund«, sagt Ahmed zum Abschied, als ich ihm ein Trinkgeld geben will.

Paris CDG

Tel Aviv-Yafo, endlich

Am Morgen nach der Nacht im Flughafenhotel sitze ich tatsächlich im Flieger nach Tel Aviv. Anstrengend ist es gewesen, in meinem Zustand der Verwirrtheit auch wirklich am Schalter von Air France anzukommen – und nicht schon wieder unangenehm aufzufallen. Ich musste ein Taxi nehmen und hätte fast den Flug verpasst, weil ich zu lange getrödelt hatte.

Aber immerhin habe ich eine Nacht geordneten Schlafs hinter mir, bin frisch geduscht und ordentlich geschminkt und habe auch ein schönes französisches Frühstück, Croissants mit Milchkaffee, im Magen. Das gibt Kraft und stärkt mich. Und es verbessert meine Selbstbeherrschung. Ich fühle mich nicht ganz so schwach und ohnmächtig wie in den Tagen zuvor. Und immerhin habe ich, dank Ahmeds Hilfe und Tatkraft, nun wieder ein klares Ziel vor Augen: mein geliebtes Israel.

Trotzdem habe ich, nach allem Hin und Her, Rafael keine SMS geschickt, dass und wann ich ankommen werde. Warum, kann ich mir selbst nicht erklären. Vielleicht ist es das mit der Krankheit wachsende Misstrauen gegenüber vertrauten Menschen. Vielleicht will ich nicht, dass er mich so sieht.

Wenn nur diese Scham über meinen Zustand nicht wäre!

Ich drücke meine Nase an die Fensterscheibe des Flugzeugs und sehe zu, wie Paris unter den dicken Wattewolken verschwindet.

Bye-bye, good old Europe, denke ich. *Vielleicht komme ich niemals zurück.*

Während die Sonne über den Tragflächen aufglänzt, kuschele ich mich in meinen Sitz und versuche, über die letzten, irren Tage nachzudenken. Könnte es doch sein, dass der Chefarzt aus dem Krankenhaus recht hat?

Dass mit mir irgendetwas nicht stimmt?

Wenn es so sein sollte, überlege ich, will ich mich Rafael nicht zeigen, dem an mir immer meine »Geradlinigkeit« gefallen hat.

Was soll er denken, wenn ich nur noch ein wirres Bündel bin?

Mit dieser offenen Frage überlasse ich mich meiner tiefen Deprimiertheit. Ich weiß ja, dass irgendetwas nicht mehr so ist wie vor Knuts Tod, dass ich völlig verändert und für meine Mitmenschen eine Zumutung bin. Aber »leichte Depression«, das scheint mir als Erklärung noch nicht zu genügen. Und ich habe auch Angst: Bin ich jetzt vielleicht dabei, wahnsinnig zu werden? Als freier Autor bewegt man sich ja ohnehin immer auf einem schmalen Grat: Wie weit darf die künstlerische Identifikation mit den Romanfiguren gehen? Schon ein paar Mal war ich da zu weit gegangen, wie ich selbst bemerkte. Als ich einen meiner Romane geschrieben hatte, war meine Identifikation mit der Ich-Erzählerin so groß, dass ich mich selbst für die Heldin hielt. Ist dies noch Ausdruck eines künstlerischen Verfahrens gewesen? Oder war es schon krank? Und wenn ja: Ist diese Krankheit nun durch den schrecklichen Auslöser, den so gewaltsamen Tod meines Bruders, zum offenen Ausbruch gekommen?

Das Lächeln der Stewardess reißt mich aus meinen düsteren Gedanken, ich bestelle mir ein Glas französischen Rotwein und freue mich plötzlich wieder unbändig auf Israel, mein Traumland, und das Tel Aviv, das ich kenne. War ich dort nicht immer glücklich gewesen?

In dem einfachen, aber schönen Apartmenthotel gegenüber

dem feinen Dan-Hotel, nur fünfzig Schritte vom schimmernden Mittelmeer entfernt.

Ich stelle mir vor, im nahegelegenen Supermarkt Kaffee zu kaufen und ihn in meinem kleinen Apartment aufzubrühen, am Fenster zu stehen und über die gischtschäumenden Wellen zu blicken. Auch freue ich mich, trotz meiner ganzen Verwirrung, auf meine Freundin Yael, die in dem Hotel an der Rezeption arbeitet.

Mit letzter Mühe hatte ich es auf dem Flughafen Charles de Gaulle noch geschafft, im Duty-free-Shop eine Flasche Pariser Parfüm für sie und eine für mich zu besorgen. Mir gefallen Duft und Name des Parfüms – irgendwie verströmt es einen ganz besonderen Glanz. Ich bin stolz darauf, dass mir der Kauf gelungen ist, beweist es mir doch, dass ich noch nicht total übergeschnappt bin, dass ich es wenigstens in Ansätzen noch schaffe, an andere und dadurch an mich selbst zu denken.

Nun aber wische ich den Gedanken beiseite.

Denn jetzt habe ich, tief erschöpft von meinen eigenen, wild kreisenden Gedanken und den langen Stunden auf dem Flughafen, nur noch einen einzigen Plan: bald in den Bus zu steigen, um ihn erst direkt vor dem Hotel wieder zu verlassen. Ich sehne mich danach, die warme Luft Tel Avivs zu atmen, die Palmen vor dem Hotel zu sehen und Yael in ihre huskyblauen Augen zu blicken.

Ich stehe auf und gehe zur Flugzeugtoilette, um meine Frisur und mein Make-up zu richten. Wenn ich schon innerlich aufgewühlt und durcheinander bin, möchte ich wenigstens verhindern, dass man mir das auf den ersten Blick ansieht.

In den letzten Tagen habe ich nämlich die Erfahrung gemacht, dass Menschen mir bei aller Verwirrtheit noch einen gewissen Grundrespekt entgegenbringen, solange ich es schaffe, halbwegs gepflegt zu erscheinen.

Das ist eine Regel, an die ich mich halten kann.

Und ich weiß schließlich nicht, was mich bei der Einreise in Israel noch erwarten wird: unangenehme Fragen?

Nach vier Stunden Flug, in denen meine Gedanken immer weiter ziellos wie irre Vögel umherkreisen, kommt es zunächst einmal anders, als ich angenommen hätte. Als ich auf der Rolltreppe zum Flughafen stehe und in die warme israelische Frühlingssonne blinzle, wartet am Fuß der Treppe ein weißer Jeep. Wartet der etwa auf mich? Ich ahne es sofort. Wer kann die Beamten der Einreisebehörde darüber informiert haben, dass ich offenbar Probleme habe? El Al? Meine empörte Familie? Die Meute aus besorgten Freunden, die ständig hinter mir her ist? Rafael?

Fragen, die mich jetzt nicht weiterführen, sage ich mir.

Ich muss versuchen, zu lächeln und so normal wie halt eben möglich zu wirken. Freundlich winkt mich eine Beamtin in den Jeep, der mit mir als Beute zum Flughafengebäude braust.

Ob ich Ängste habe? Och, eigentlich nicht.

Schon in der israelischen Botschaft in Berlin hatte man mir versichert, dass nichts gegen meine Einreise spricht. Trotzdem bin ich aufgeregt: Was, wenn man mich jetzt auch noch abschieben will? Eine solche traurige Nachricht würde ich nicht verkraften. Und wohin dann mit mir? Nach Hamburg zurück, wo nur meine leere Wohnung auf mich wartet? Nach Paris, wo ich fast niemanden kenne? Wohin bloß?

Beruhige dich mal, befehle ich mir selbst und verstecke meine zitternden Hände in den Taschen meines Kostüms. Du musst versuchen, ganz normal zu wirken.

In höflichem Ton werde ich jetzt in einen abgesonderten Raum geführt, wo auch andere »Problemfälle« sitzen, Rucksacktouristen zumeist. In meinem eleganten Kostüm aus dem KaDeWe, das von den vergangenen Tagen ziemlich ramponiert ist, fühle ich mich dennoch irgendwie fehl am Platz, denn ich bin total overdressed und verschwitzt zugleich.

Schließlich, nachdem man mir einen Kaffee angeboten hat, werde ich ausführlich über die Gründe meiner Einreise befragt. Ich fange fast an, hysterisch zu lachen. Kann ich sie benennen? Muss alles einen Grund haben? Wenn die Welt doch nur tatsächlich so einfach wäre, wie sie sich vielleicht aus dem Blickwinkel eines Einreisebeamten darstellt.

»Liebe«, flüstere ich dann, in Erinnerung an Ahmed, damit ich irgendetwas sagen und behaupten kann. Es funktioniert.

Die Beamten lächeln. »Wenn es um Liebe geht, kann man nichts machen«, witzelt einer von ihnen und winkt mich durch eine Absperrung. »Liebe ist eine Naturgewalt.«

Eine Viertelstunde später verlasse ich durch einen Nebeneingang den Flughafen. Ich darf den Zoll umgehen und steige wenig später in den Bus zum Hotel. Ich bin stolz und glücklich, bald die Palmen und die schönen weißen Häuser Tel Avivs zu sehen. Ich habe Glück und bekomme den Einzelsitz ganz vorn neben dem Fahrer, von wo aus ich die herrliche Landschaft sehe. Ich freue mich auf die Stadt meiner Träume. Dass Rafael vergeblich am Flughafen auf mich gewartet hat, ahne ich nicht.

Jedenfalls wartet er wütend vor dem Hotel auf mich. Wer hat ihn über meine Ankunft informiert? War ich es selbst und habe es schon wieder vergessen? Oder haben sich erneut Dritte, etwa meine Familie, in meine Angelegenheiten eingemischt?

»Was fällt dir ein, mit dem Bus zu fahren, statt zu mir zu kommen?«, schimpft er los, aber dann verzieht sich sein braungebranntes Gesicht mit den scharfsichtigen schwarzen Augen doch zu einem Lächeln, und er nimmt mich in die Arme.

»Trotzdem schön, dich zu sehen«, flüstert er mir in mein Ohr und drückt mich noch fester.

Die Berührung tut mir gut und erlöst mich irgendwie. Hand in Hand gehen wir um die Ecke zur Rezeption, wo mich Yael mit einem Jubelschrei begrüßt. Kurz, bevor ich durchgedreht war, hatte sie mich in Hamburg besuchen wollen. Das Parfüm trifft genau ihren Geschmack – oder zumindest ist sie höflich genug, das zu behaupten.

»Warte«, sagt sie mir. Sie ist blond, sehr hübsch und immer irgendwie pariserisch angezogen. Sie strahlt mich an: »Der Chef ist nicht da. Ich gebe dir das beste Zimmer im ganzen Hotel, es hat Meerblick.«

Und wirklich glänzt hinter den Scheiben das blaue Mittelmeer, von dem ich in Hamburg so sehnsüchtig geträumt hatte, in seiner ganzen Pracht. Ich öffne die Fenster, Rafael stellt sich hinter mich, umarmt mich, und wir schauen stumm übers Wasser. Alles könnte so schön sein – wenn ich normal wäre.

Aber das kann ich nicht zum Ausdruck bringen.

Wie soll ich ihm erklären, dass ich im Grunde nicht mehr ich bin, sondern vollkommen durchgedreht?

Ich vermute, dass es Demenzkranken so ergeht. Sie spüren selbst, wie ihnen der Zugriff aufs Leben entgleitet, wissen aber nicht, was genau es sein könnte, was mit ihnen geschieht – und versuchen verzweifelt einfach nur, ihren Zustand so schlau wie möglich zu vertuschen.

Bat Yam, abends

Fischkutter legen am Strand an, am Horizont brennt die Abendsonne wie ein roter Feuerball, und in der Ferne glänzt die Stadt Ashdod im Dunst. Rafael und ich trinken kühlen weißen Wein aus den Gärten des Weinguts Yarden, in Erinnerung an den fernen Tag in der Hafenstadt Akko, als wir beschlossen, mit unserer Beziehung weiterzumachen, sie mehr werden zu lassen als eine kurze Affäre. Rafaels Hand liegt auf der meinen, während wir warten, dass der Kellner uns den frischen weißen Fisch serviert.

Dieses wunderschöne Restaurant am Meer ist unser gemeinsamer Lieblingsort, und Rafael hat mich hierher ausgeführt, um mich zu verwöhnen und zu beruhigen.

Er geht anders mit meinem Zustand um, als die Freunde in Deutschland. Er bringt eine Ernsthaftigkeit auf. Hört sich an, was ich erzähle, während ich versuche, möglichst geordnet zu klingen.

»Du hast den Tod deines Bruders nicht verkraftet«, sagt er schließlich und hält sein Weinglas prüfend in die letzten Sonnenstrahlen des Tages, die über dem Meer verglühen, an der mystischen Stelle, wo Wasserglanz und Horizont sich beinahe berühren. »Das wundert mich nicht«, fährt er fort. »Wie soll man das auch verkraften können?«

Mehr sagt er nicht, wir schweigen gemeinsam, und dieses gemeinsame Schweigen bindet mich tiefer an ihn, als alle Worte es könnten.

»Lass mich dir helfen«, sagt er nach einer Weile. »Wir können das gemeinsam schaffen, wenn du willst. Bleib hier in Tel Aviv, und geh nicht nach Hause zurück.«

»Aber wovon soll ich leben?«, frage ich, verblendet von einer Existenzangst, die mich in diesem Moment wie noch nie erfasst. Auch sie soll zu meinen neuen Eigenschaften gehören.

»Erstens kannst du doch auch hier schreiben. Zweitens findest du immer Arbeit, wenn du wirklich willst. Drittens würde ich dir helfen.«

»Das nehme ich nicht an.«

»Nimm wenigstens meinen Rat an. Als Erstes musst du einen Sprachkurs besuchen. Bei dir in der Nähe gibt es den besten Ulpan Israels, den Ulpan Gordon. Zu diesem intensiven Sprachkurs in Neuhebräisch meldest du dich an. Du wirst sehen, das bringt dich auf andere Gedanken.«

Gedanken? Wenn ich sie nur ordnen könnte!

Verzweifelt versuche ich mir den Anschein zu geben, dass ich Rafaels Ausführungen zuhören könnte.

Aber es fällt mir immer schwerer, mich zu konzentrieren.

In mir fühle ich wieder einmal nur diese tiefe, unbändige Unruhe. Ich möchte auf dem Stuhl herumrutschen, mustere die Pärchen an den Nachbartischen und verliere Rafael völlig aus dem Blick. Seine Worte dringen wie aus weiter Ferne in meine Ohren. Aber hat er nicht recht?, frage ich mich. Es wäre doch schön, diesen zielstrebigen Plan umsetzen zu können.

Aber werde ich in diesem Zustand dazu fähig sein, eine neue Sprache zu erlernen? Kann ich überhaupt an irgendeinem Unterricht teilnehmen, wenn meine Gedanken so zerfahren sind und ich ständig herumzappele? Und wie soll ich meine zur leidigen Angewohnheit gewordenen Selbstgespräche dauerhaft unterdrücken? Es wäre schon schön, sage ich mir dann wieder, und Sprachen konnte ich auch immer ziemlich mühelos lernen. Aber geht das jetzt? Und die Bedenken fangen wieder von vorn an, Freifahrten für mein Gedankenkarussell.

Während der Kellner den Fisch auftischt und eine Kerze im Glas anzündet, entwirft Rafael eine neue Perspektive für mich.

»Als Nächstes suchen wir dir eine schöne, gepflegte Wohnung, in der du dich wohlfühlst. Ich kenne dich. Du brauchst Raum für dich selbst und Einsamkeit, wenn du schreibst. Und dann schauen wir einfach, was weiter passiert. Und wenn dich deine Freunde nicht in Ruhe lassen, verrätst du ihnen deine Adresse einfach nicht. Hier in Israel bist du völlig sicher.«

Wie gern ich ihm glauben möchte! Er hat in kürzester Zeit einen ganz neuen Lebensentwurf für mich entwickelt. Und offenbar beabsichtigt er gar nicht, mich in die Psychiatrie zu bringen, wie ich befürchtet hatte. Nein, er scheint davon überzeugt zu sein, dass ich über meine gewohnten Fähigkeiten verfüge. Und, was noch wichtiger ist – er scheint mich zu lieben. Eigentlich hatte er ja verhindern wollen, dass ich komme, aber nun ist ihm daran gelegen, dass ich bleibe, und das beruhigt mich.

Wie beruhigend seine tiefe Stimme klingt. Und wie schön es wäre, wenn ich ihm glauben könnte und wie die alte, selbstbewusste Ulrike dieses neue Projekt voller Freude angehen würde.

Aber der neuen, kranken Ulrike macht einfach alles Angst. Ich habe Angst, keine neuen Aufträge zu bekommen, Angst, im Sprachkurs zu versagen, Angst davor, keine Wohnung zu finden.

»Du brauchst keine Angst zu haben«, beschwichtigt mich Rafael. »Ich habe einen Freund, der Immobilienmakler ist. Er wird leicht etwas Passendes für dich finden. Außerdem glaube ich an dich. Hat dich Israel nicht letztes Mal auch inspiriert? Hier ist dein Ort, du hast hier echte Freunde, die dich ohne jeden Vorbehalt akzeptieren, so, wie du bist. Vertrau mir.«

Klug, wie Rafael ist, fängt er nicht an zu predigen. Er lässt seine Worte auf mich wirken, und das tun sie. Könnte ich mich nicht zusammennehmen? Würde mir eine klar umrissene Aufgabe, wie etwa ein Sprachkurs, nicht den Halt und die Struktur geben, die mir in Hamburg fehlten?

Als hätte er meine Gedanken erraten, lächelt Rafael mir ermutigend zu. Er zerteilt mir den Fisch, und wir essen schweigend.

Ohne Unterlass denke ich auch beim Essen weiter angestrengt nach. Könnte ich nicht meine irren Ängste überwinden? Habe ich nicht hier in Israel die glücklichsten Tage meines Lebens verbracht? Könnte ich nicht auch hier für meinen Verlag und verschiedene Zeitschriften schreiben?

Sicher, besänftigt mich eine innere Stimme. Du hast doch noch Geld, und gerade hast du ein tolles Projekt vorgelegt. Man wird dir Folge-Aufträge geben.

Das wird nichts, giftet eine andere Stimme, eine, die ich erst seit Knuts Tod kenne.

Du bist nichts, du taugst nichts, du wirst nichts, du hast kein Recht, nach dem Tod deines Bruders so zufrieden und glücklich zu sein. Wie könntest du mit Erfolg rechnen, jetzt, wo Knut tot ist? Nein, das wird nicht funktionieren.

Vor Rafael verberge ich diesen Gefühlskonflikt, so gut es nur geht. Er soll nichts vom Ausmaß meiner inneren Zerrissenheit wissen.

Denn an seinem Entwurf meiner Zukunft erkenne ich jetzt, wie zielstrebig er selbst ist. Er spricht einfach, aber glasklar.

Ich mag diese Verständlichkeit an ihm, die vielleicht aus dem Kibbuz stammt, in dem er aufgewachsen ist. Rafael, der in den Augen seines Landes zur »Elite« gehört, verabscheut alles Aufgesetzte. Er liebt alles Gute und Schlichte. Deshalb gehört er jetzt zu den wenigen Menschen, die mir nahe bleiben. Ich mag nichts mehr um mich herum, das irgendwie kompliziert, falsch, angeberisch ist. Nur das Einfache kann mich noch erreichen.

Nach dem Essen fahren wir im verführerischen Licht der blauen Stunde zurück nach Tel Aviv. Rafael führt mich zum

Strand vor meinem Apartmenthotel, wo wir uns ins Café Frishman setzen und warten, bis die Sterne über uns funkeln. Ich denke an den Abend, als er mir den Polarstern gezeigt und den Arm um mich gelegt hatte. Wie anders und schön meine Welt damals gewesen war – ich hatte alles einfach für selbstverständlich gehalten. Die Schönheit der Welt zeigt sich einem erst im Rückblick, denke ich. Dabei wäre es so wichtig, die Gegenwart zu genießen!

Auch jetzt ist es, in einem Meer aus Traurigkeit, ein schöner Moment. Das nachtschwärmerische Tel Aviv glänzt und funkelt unterm Nachthimmel, in der Ferne hupen Autos. Das Meer wogt schwarz und weit an den Strand. Wir trinken Kaffee und schweigen, bis Rafael irgendwann wieder das Wort ergreift.

»Löse dich von deiner Vergangenheit. Melde dich im Ulpan Gordon an. Ich bringe dir morgen, nach der Arbeit, Adresse und Telefonnummer vorbei. Fang ein ganz neues Leben an. Vertrau mir – und meinem Land.«

Ich würde es so gern … Wenn man etwas wirklich will, kann man es auch erreichen – das war einer meiner Glaubenssätze vor Knuts Tod.

Wird es mir durch Rafaels Hilfe gelingen, daran anzuknüpfen?

Lass die Vergangenheit hinter dir, sagt man in Israel. Welch ein erlösender Gedanke. Ob ich es schaffen werde, mich zumindest ein Stück weit davon tragen und mitreißen zu lassen?

Ich trinke den Kaffee aus, blicke zu Rafael, sehe sein scharfes Profil im Mondlicht. Er ist so stark. Gib mir etwas von deiner Stärke, flehe ich stumm und greife nach seiner Hand, die sich um die meine schließt.

Sie ist fest und warm, und wirklich überträgt sich etwas von seiner ruhigen Kraft auf mich. Ich bin so dankbar, dass er trotz meines ganzen Chaos und meiner Verwirrung immer noch zu mir hält. Ich hatte schon gedacht, er wolle Schluss machen, als El Al mir die Einreise verweigert hatte. Aber inzwischen hat mich Rafael darüber aufgeklärt, dass Fluggesellschaften offensichtlich verwirrte Passagiere aus Sicherheitsgründen nicht transportieren dürfen.

»Dann war ich ein Sicherheitsrisiko?«

»*Motek*, das musst du akzeptieren.«

Hand in Hand sitzen wir im Café am Strand, bis es irgendwann spät in der Nacht zumacht. Rafael wird direkt nach Hause fahren, denn er muss um fünf Uhr schon wieder fliegen. Vorher bringt er mich noch in mein Apartment, wartet, bis ich ins Bett geschlüpft bin, und deckt mich liebevoll zu. Dann greift er in seine Tasche und gibt mir seine Sonnenbrille.

»Damit auch deine Augen behütet sind.« Er lächelt, und ich fühle nicht nur meine Augen, sondern meine ganze Person behütet. Er ist so einfühlsam, so aufmerksam. Wie hat er nur bemerkt, dass mich die Sonne nervt und ich keinen Schutz davor habe? Solange Rafael in meiner Nähe ist, denke ich, kann mir gar nichts passieren.

»So viel Freundlichkeit habe ich gar nicht verdient.«

»Du hast alle Liebe der Welt verdient. Aber jetzt muss ich gehen.« Rafael haucht einen Kuss in die Luft und macht das Licht aus.

Leise schließt er hinter sich die Tür, und ich fühle mich ein bisschen geheilt.

»Die Seele geht zu Fuß«

Am Morgen frühstücke ich in dem kleinen Café neben dem Hotel, das einen weiten Blick übers Mittelmeer bietet. Ein unwirkliches Gefühl, denn seelisch befinde ich mich wieder halb in Paris, auf leeren, nächtlichen Korridoren des Flughafens Charles de Gaulle.

»Die Seele geht zu Fuß«, hatte meine Großmutter immer gesagt, und ich finde jetzt, dass doch viel Wahres daran ist.

Aber ich genieße auch die südliche Atmosphäre um mich herum. Hupende, zumeist ältere Autos bahnen sich ihren Weg die Frishman Street hinunter zum Boulevard Hayarkon, wo die Wipfel einzelner Palmen majestätisch im Wind schaukeln.

Und ich bleibe, wie so oft in Israel, nicht lange allein.

»Hey«, sagt Yael fröhlich, deren Schicht an der Rezeption gleich beginnen wird. »Wie gefällt es dir in deinem Zimmer?«

Ich lade sie ein, mit mir einen Kaffee zu trinken, aber sie lehnt ab.

»Darf mich nicht schon wieder verspäten. Der Chef ist sowieso schon verärgert über mich. Kann mich irgendwie nicht leiden. Was machst du heute?«

Tja, was? Meine irren, wild kreisenden Gedanken bändigen vielleicht? Aber das mag ich Yael nicht eingestehen.

Ich will versuchen, einen halbwegs normalen Eindruck zu machen.

»Einkäufe«, antworte ich deshalb. So etwas interessiert sie sicher und lenkt sie von meinem Zustand ab – sie ist immer perfekt gekleidet, denn das wird von ihr als Rezeptionsdame erwartet. »Mich ein bisschen einrichten.«

»Oh, du bleibst also länger? Wie schön!« Yael lächelt. »Eine weise Entscheidung. Sie hat doch nichts mit einem gewissen Herrn zu tun?«

Ich zucke, ebenfalls lächelnd, mit der Schulter. Yael ahnt nicht, dass von einer »Entscheidung« im üblichen Sinne bei mir längst keine Rede mehr sein kann, dass ich mich treiben lasse.

»Okay, erzähl mir demnächst alles. Wir treffen uns bald auf ein Glas Wein. Ich muss dir auch meinen neuen Freund vorstellen. Er fliegt demnächst nach Deutschland, um dort zu arbeiten. Du wirst ihn mögen. *Ciao!*«

Damit hastet die hübsche, weißblonde Yael die paar Schritte zum Eingang des Hotels. Ich habe schon früher öfter beobachtet, wie der Hoteldirektor eindringlich auf die Uhr blickte, wenn sie ankam. Kein so gutes Zeichen, finde ich. Aber dann schweifen meine Gedanken wieder zu meinen eigenen Problemen ab.

Während ich einen zweiten, überzuckerten Kaffee bestelle, klingen Rafaels Worte in meinen Ohren nach.

Hierbleiben? Wohnung mieten? Hebräisch lernen?

Es klingt so anregend und strukturiert, und dabei ist es doch total überstürzt.

Allerdings kann ich mir auf der Welt tatsächlich keinen schöneren Wohnort vorstellen als die »weiße Stadt« am Meer mit ihren herrlichen Bauhaus-Gebäuden, die gerade zum Weltkulturerbe ernannt worden ist.

Wie wäre es, in einem dieser klar geschnittenen Häuser mit Bougainvillea und Hibiskus in den Vorgärten zu leben, zu arbeiten, auf Rafael zu warten?

Aber, fragt mich eine andere Stimme, will ich das überhaupt?

Will ich eine solche Ernsthaftigkeit in unserer Beziehung

zulassen? Ist Rafael, der attraktive Steward, nicht vielmehr ein harmloser Ferienflirt?

»Ich bin KEINE Affäre«, hat er mir einmal sehr strikt erklärt. »Was wir leben, ist eine Beziehung. Nur, um das für dich klarzustellen.«

Doch ob es für mich auch so ist, weiß ich nicht so genau. Aber was weiß ich überhaupt noch? Mir kommt es doch so vor, als würde jeder Meter Boden unter meinen Füßen schwanken. Dennoch gibt es ein paar Gewissheiten. Solche praktischer Natur. Ich werde Kleider zum Wechseln brauchen, da ich bei meinem überstürzten Abgang aus Hamburg keine eingepackt habe.

Also muss ich in die Stadt. Und ich muss Kaffee kaufen. Und frische Milch. Und natürlich Hummus, das Kichererbsenpüree, das ich so liebe und das hervorragend zu Pitabrot schmeckt. Und frisches Gemüse, das aus dem Kibbuz stammt und so viel knackiger ist als das in Deutschland. Kleine Gurken, die mit ihrem Zickzackmuster an Schlangen erinnern. Glutrote Tomaten. Und ein, zwei weiche Avocados, vielleicht.

Mühsam erinnere ich mich daran, dass ich ja bezahlen muss, und schleppe mich dann um die Ecke zu dem kleinen Supermarkt in der Ben Yehuda Street, wo ich den großgewachsenen Mann an der Kasse in einem meist fleckigen T-Shirt und seinen ausgewaschenen Jeans sehr mag und, zugegeben, auch ein bisschen verehre.

Er ist einer dieser coolen Typen, die sich aus der Meinung ihrer Umgebung nichts machen, sondern einfach mit einer gewissen Lässigkeit den eigenen Pfad verfolgen. So etwas beeindruckt mich. Es hat mir auch schon an meiner Jugendliebe aus Rom gefallen.

»Hallo, Mädchen aus Deutschland«, sagt der sonst eher stille Mann zur Begrüßung. »Da bist du ja wieder. Ich habe gewusst, dass du wiederkommen wirst. Genieß deine Zeit bei uns in Israel.« Es ist diese wunderbar lockere und herzliche Art der

Israeli, die mich so freut, wenn ich in meinem Traumland zu Gast bin.

Danach überlege ich, was ich noch erledigen kann an diesem Tag. Da ich ohne viel Gepäck gereist bin, habe ich nichts zum Anziehen dabei. Doch soll ich wirklich in die Stadt? Kleider zu shoppen in Tel Aviv ist ein ganz anderes Unternehmen als in Berlin oder Hamburg. Immer wieder gibt es Anschläge in Israel.

»Geh nicht in Einkaufszentren«, hat Rafael mir geraten. »Sie konnten Ziel eines blutigen Attentats werden.«

Aber in meinem jetzigen Zustand schlage ich diese Warnungen genauso in den Wind wie die jungen Israeli, die in der Innenstadt bei Castro nach schicken Kleidern und Stilettos fahnden. Ich wühle die Kleiderständer durch und bin begeistert.

In einem der hippen Geschäfte finde ich schnell das Richtige und kehre, mit Einkaufstüten beladen, in mein Apartmenthotel zurück. Ich habe mit Kreditkarte gezahlt, da ich ja schon ahnen kann, dass es auf meinem Konto knapp werden wird. Flüge, Apartment – und die laufenden Unkosten in Hamburg und von meinem Landhaus.

Aber noch muss ich mir keine großen Sorgen machen, denn ich erwarte bald wieder Geld von meinem Verlag.

Zufrieden mit meinem Tag schlendere ich durch die Dizengoff in mein Apartment zurück und brühe mir erst mal einen Kaffee auf. Dann stehe ich am Fenster, schaue übers glitzernde blaue Meer und lasse den Tag Revue passieren.

Ich habe es geschafft, mich halbwegs zusammenzureißen, bin niemandem negativ aufgefallen, auch den strengen Sicherheitsbeamten vor dem Einkaufszentrum nicht. Wer mich heute beobachtet hätte, würde keine große Absonderlichkeit bemerkt haben. Darüber bin ich erleichtert, und es macht mir Hoffnung. War es vielleicht doch kein Fehler, mein Antidepressivum fortzuwerfen? Werde ich in mir selbst die Heilung finden?

Vielleicht hatte Rafael mich ja beruhigt und mir wieder ein

paar Alltagsziele gegeben. Und sicher gibt mir auch seine ruhige Stärke neue Kraft. Trotz all meiner Traurigkeit ist es ein gutes Gefühl, von ihm geliebt zu werden.

Nach einem kurzen Imbiss mit Pitabrot und Hummus lege ich mich auf mein Bett, um nachzudenken, was ich nun weiter tun würde, tun müsste.

Tja, was? Anfangen, meine Auswanderung vorzubereiten?

Das wäre doch immerhin ein Ziel, eine Aufgabe, ein großer Plan, den ich verfolgen könnte, statt mich immer nur auf den Tod meines Bruders zu konzentrieren – soweit bei mir in diesem Zustand von »Konzentration« überhaupt noch die Rede sein kann.

Erst vier Jahre später wird man mir im Krankenhaus erklären, dass meine Unruhe und die nervös flatternden, widersprüchlichen, nicht klar zu fassenden Gedanken ein typischer Bestandteil meiner Erkrankung sind: die Vorboten einer »manischen Phase«.

Hebräisch lernen und auswandern?

Puh, ist es schwer, sich zusammenzunehmen. Ich habe meine neuen, strahlend weißen Klamotten von Castro angezogen, bin die Uferpromenade, an den großen amerikanischen Hotels vorbei, zur Gordon Street geschlendert, die ich trotz mangelnden Orientierungssinns tatsächlich gefunden habe, und lungere nun vor dem großen weißen Gebäude herum, das in den nächsten Monaten möglicherweise meine Schule sein wird.

Die blau-weiße israelische Flagge mit dem Davidstern weht im sachten Morgenwind, und ich ringe mich endlich dazu durch, den Wachmann zu begrüßen, bevor ich ihm noch unangenehm auffalle.

Gestern hatte Rafael mich auf einen Kaffee besucht und mir den Zettel mit der Anschrift des Ulpan Gordon übergeben. »Es gibt keine Ausreden«, hatte er mit strengem Gesichtsausdruck gesagt. »Egal, was du weiter machst, es wird dir nicht schaden, eine neue Sprache zu lernen. Und du wirst sehen, wie schön und wie leicht unser Iwrit klingt. Morgen gehst du hin und fragst, wann der neue Sprachkurs beginnt. Das erwarte ich jetzt einfach von dir.«

Na ja, immerhin einer erwartet etwas. Ich selbst fühle mich eher überrollt. Und, was noch schlimmer ist, nach dem klaren Tag gestern bin ich heute wieder sehr verwirrt, schaffe es nur mit Mühe, die Fassade zu wahren, denn die Gedanken in meinem Kopf verknoten sich immer mehr. Die Hoffnung, ich könnte von allein gesund werden, scheint ein Trugschluss gewesen zu sein, sage ich mir in stiller Verzweiflung. Denn nur mit größter Anstrengung gelingt es mir, mich auf die Situation zu konzentrieren.

»Womit kann ich dir helfen?«, fragt die freundliche Frau am Empfang, um deren Hals ein Davidstern baumelt.

»Ich möchte gern einen Sprachkurs für Anfänger machen.«

»Oh, ein guter Plan. Und du hast Glück. Mitte nächster Woche fängt der große Kurs an. Er dauert ein halbes Jahr, und wenn du die Prüfung bestehst, bist du befähigt, eine Arbeitserlaubnis zu beantragen.«

Ein halbes Jahr? Arbeitserlaubnis? Will ich das alles – oder geschieht es mir wie in einem Traum?

Immerhin weiß ich inzwischen, dass ich mit meinem deutschen Pass das Recht habe, ohne weitere Umstände ein Jahr in Israel zu bleiben.

Aber möchte ich das alles überhaupt? Klar, jubelt eine innere Stimme. *Sonne, Süden, Meer. Die lebendigste Metropole der Welt. Yael, Rafael, seine Clique und andere Freunde mehr, die er mir alle vorstellen will, wenn ich es auch möchte. Keine hysterischen Verfolgungsjagden mit meinen Leuten in Deutschland. Ein Jahr lang Ruhe vor ihnen.*

Aber würde mein Geld reichen?

Während ich der hübschen Frau mit dem Davidstern in die Augen schaue, überschlage ich alles, so gut ich mich eben konzentrieren kann. Und wirklich, Rafael hat recht. Es gibt keine Ausreden. Wenn ich nur den Roman über die UFA an meinen Verlag verkaufe – oder die Fortsetzungsgeschichte für die Frauenzeitschrift schreiben kann – geht es mir finanziell so gut, dass einem langen Aufenthalt im Heiligen Land zunächst mal nichts im Weg steht. Wenn nicht, muss ich weitersehen.

»Ein halbes Jahr?«, frage ich nachdenklich zurück.

»Es lohnt sich, diese Zeit zu investieren.«

»Was kostet das?«

»Wenn du einen Zuschuss von der Einwanderungsbehörde bekommst …«

»… nein, kriege ich nicht.«

»Achthundert Schekel.«

Das ist nicht zu viel, um sich das moderne Iwrit anzueignen, das, einem Wunder gleich, zusammen mit dem Nationalstaat Israel von Professoren und Schriftstellern erfunden worden ist. Eine neue Version der uralten Bibelsprache, die Juden aus aller Welt vereint.

Ich zögere noch einen Augenblick, dann klingen Rafaels Worte mir erneut im Ohr: *»Es gibt keine Ausreden.«* Hebräisch lernen – warum nicht? Wieder einmal zücke ich meine überstrapazierte Kreditkarte, und wieder einmal zahle ich auf Pump, aber diesmal betrachte ich es auch als eine Investition in meine Zukunft.

»Der Kurs beginnt um Punkt neun Uhr am Morgen im zweiten Stock. Er dauert, mit kurzen Pausen, immer bis eins. Frei ist nur am Schabbat.«

Die freundliche Frau hat den entschlossenen Ton einer Lehrerin angenommen. Und ich spüre, wie mein Herz aufgeregt klopft.

Als ich wieder zurück zu meinem Apartment gehe, fühle ich mich leicht und beschwingt.

In einem Café über dem Meer gönne ich mir einen Espresso, genieße den Blick über die Hochhäuser Tel Avivs bis hin zum uralten Jaffa, das geheimnisvoll im Dunst schimmert.

Vielleicht, nehme ich mir vor, werde ich bald dorthin spazieren, immer am Meer entlang, und mir im Restaurant Aladin Hummus und Salat gönnen.

Aber zuvor muss ich meine geschäftlichen Angelegenheiten regeln und ein paar E-Mails schreiben.

Gleich am Nachmittag nach meinem Besuch im Ulpan Gordon gehe ich ins Internetcafé Log In an der Ben Yehuda Street. Ich kenne den Besitzer und seine Freundin, zwei jüdische Siedler, Yaakov und Noa, die ich beide sehr mag. Yaakov ist groß und stämmig und Noa zierlich wie eine Fee. Beide haben immer ein Lächeln um die Lippen. Ich werde strahlend begrüßt, bekomme einen Kaffee mit Milchschaum ausgegeben.

»Was machen die Bücher?«

»Och, es läuft. Muss mich um neue Aufträge kümmern.«

Und dann schaffe ich es tatsächlich, mich ins Internet zu bewegen, wo ich Dutzende Nachrichten vorfinde, darunter auch einige von meiner Agentur.

Ich entschließe mich dazu, meinem Agenten die Wahrheit zu sagen, die neue Wahrheit, die Rafael für mich erfunden hat: dass ich auswandern will. Ob er eine Möglichkeit sieht, meinen Verlag zu überzeugen, mein neues Romanprojekt rasch zu kaufen?

Denn eines ist klar – ich brauche Geld.

Gleich danach öffne ich eine Nachricht von der Frauenzeitschrift, für die ich gelegentlich frei arbeite. Die stellvertretende Chefredakteurin erwartet von mir ein Konzept für den Fortsetzungsroman und eine Summe, die ich pro Folge verdienen möchte.

Ich unterdrücke, mitten im Café, einen Jubelschrei.

Die Besorgnis-E-Mails meiner Freunde und Familie ignoriere ich erst mal. Trotz all meiner Verwirrung habe ich beschlossen, mich neu zu erfinden. Lediglich Sophia antworte ich gleich.

Sie hat nicht hysterisch, sondern ziemlich rational geschrieben, dass sie einfach nur ein Lebenszeichen von mir will. Irgendeins.

Als ich mit allem fertig bin, trinke ich einen zweiten Kaffee mit Yaakov und Noa – und mache mich dann auf in meinen kleinen Supermarkt. Ich brauche neuen Hummus.

»Wie geht's?«, fragt der Mann an der Kasse, der mir inzwischen erzählt hat, dass er Ben heißt.

»Wunderbar«, lüge ich schamlos. Und tue so, als hätte mich tatsächlich Begeisterung erfasst. »Ich mache einen Sprachkurs im Ulpan Gordon.«

»Alle Achtung. Das ist der beste.«

Ben hebt den Blick und lächelt, als sei er stolz auf mich. Alle Israeli finden es toll, wenn man sich aufmacht, ihre Sprache zu lernen. In einer Zeit, wo die halbe Welt ihren Staat verdammt, scheinen sie regelrecht dankbar zu sein für jeden, der sich bei ihnen wohlfühlt.

»Sechzig Schekel«, sagt er. »Ich wünsche dir viel Glück!«

Zurück im Apartmenthotel fühle ich mich plötzlich bloß noch überanstrengt. Ständiges Lächeln, ständiges Normalität-Vortäuschen, das geht mir an die Substanz. In der Tiefe möchte ich nur noch weinen und schreien. Ich bin so erschöpft, dass ich es kaum schaffe, mir einen Kaffee aufzubrühen. Ich mache den Fernseher an und schalte innerlich auf Gedankenstillstand, was mir nicht so recht gelingen will: Die Gedanken kreisen in meinem Kopf umher. Entsprechen meine Gefühle für Rafael wirklich dem großen Schritt, den ich heute gemacht habe? Kann ich mir vorstellen, hierzubleiben? Was wird das für unsere Beziehung bedeuten? Und: Bin ich in diesem Zustand überhaupt in der Lage, eine Beziehung zu führen?

Ich versuche, mich auf die Fernsehsendung, deutsches TV, zu konzentrieren, was mir aber nicht gelingt. Immer wieder schweife ich mit meinen Gedanken zu Rafael und zu der Frage ab, ob ich mit meiner Einschreibung im Ulpan richtig gehandelt habe.

Und ich denke an meine Freunde und Familie in Deutschland. Ich brauche eine Pause von ihnen, fühle mich zu bedrängt.

Meine Freundin Yael hat dafür gesorgt, dass Telefonate nicht mehr zu mir durchgestellt werden. Faxe wandern ungelesen in den Müll. So genieße ich nun doch meinen Kaffee und trinke ihn, während ich übers wild aufgepeitschte, schäumende Mittelmeer schaue.

In ein paar Tagen wird der Ulpan beginnen. Dann ist die Zeit meiner großen Freiheit vorbei und ich werde zumindest vormittags wieder eine klar umrissene Aufgabe haben. Das macht mir Mut.

Gleichzeitig fühle ich mich hundemüde und sterbenselend, ganz und gar unverstanden von den meisten meiner deutschen Freunde und meiner Familie. Es kommt mir so vor, als würden sie mir alle letztlich einfach mein selbstbestimmtes Leben nicht gönnen, und ich habe nur noch den Wunsch, mich von diesen, wie ich finde, negativen Einflüssen zu lösen.

Und dann macht meine fortschreitende Krankheit mir Angst: Mittlerweile habe ich ein Geräusch, ein Knacken, im Ohr, das einfach nicht mehr aufhören will. Ist das ein Tinnitus? Ich habe gelesen, dass man bei schweren Schocks, und das war der Tod meines Bruders ohne Frage, solche Symptome entwickeln kann. Es ist zum Verzweifeln, denke ich: Wird alles immer nur noch schlimmer? Oder entwickele ich mich mittlerweile schon zum Hypochonder?

Erschöpft lasse ich mich wieder aufs Bett fallen und mache jetzt irgendeine Modesendung im Fernsehen an, die mich nicht weiter fordert. Die Sendung passt gut zu meiner inneren Leere, finde ich und schaue mir die Bilder von den Modeschauen an.

Am Abend kommt Rafael vorbei, frisch geduscht und adrett anzusehen in seinem Lacoste-Poloshirt. Er bedrängt mich, dass ich mich zum Ausgehen anziehen soll, und macht mir Komplimente für meine neuen Kleider. Wir fahren über die Stadtautobahn ins Bankenviertel mit seinen glitzernden Hochhaustürmen. Wir gehen in eine Pizzeria, die er wegen ihrer Schlichtheit so liebt, und bestellen Spaghetti mit Olivenöl und Knoblauch. »Wenn wir den Knoblauch gemeinsam essen«, sagt Rafael, »stört es nicht weiter.«

Seine Hand liegt fest und warm auf meiner.

»Dir geht es schlecht«, sagt er besorgt. »Ich wünsche all diese Leute zum Teufel, die dich in dieser Lage auch noch bedrängen. Ich hatte das aus der Ferne nicht richtig verstanden. Sie sollten dich endlich in Ruhe lassen.«

»Es sind Freunde. Sie wollen mir nur helfen«, sage ich müde. »Sie begreifen nicht, dass mich das fast an den Rand des Wahnsinns treibt.«

Warum nehme ich sie jetzt in Schutz?

Rafael lässt die Gabel sinken. »Sie sollten sich um ihre eigenen Angelegenheiten kümmern. Jetzt bist du bei mir, und wir machen das miteinander ab und …«

Dann hält er inne, so als hätte er noch mehr sagen wollen, es sich dann aber anders überlegt, und fingert eine der langen, dünnen Nudeln von seinem Teller. Nein, er ist kein Mann der großen Worte. Aber manchmal liegt auch mehr Wahrheit im Schweigen.

Später begleitet er mich auf mein Zimmer.

Und seine Hände finden mich. Eigentlich kann ich mich gar nicht auf ihn einlassen, weil ich ständig von diesem Störgeräusch in meinen Ohren und meinem irrsinnigen Gedankenkreisen abgelenkt bin. Aber ich höre nicht auf dieses »eigentlich«, tue so, als ob alles normal wäre.

Dann können mich seine Zärtlichkeiten irgendwie doch erreichen, ich schließe die Augen und lasse zu, dass er mit mir schläft. Und dennoch bin ich nicht wirklich dabei, mir wäre es recht, wir könnten auf Sex verzichten, und ich würde lieber erst einmal wieder bei mir selbst ankommen. So, wie es zurzeit mit mir ist, fühle ich mich nicht unbedingt für ein Miteinander geschaffen. Rafael scheint das nicht zu spüren, denn er streichelt mir lächelnd über den Arm: »*I love you, Motek.*«

Irgendwie, vermeldet meine innere Stimme, beginnt da ein Missverständnis zwischen uns zu wirken.

Aber vielleicht aus Feigheit, kuschele ich mich an seinen Arm. Er duftet gut, und seine Haut ist glatt wie Seide. Er hat einen durchtrainierten, leicht gebräunten Körper, auf den er sehr stolz ist und der auch mir gut gefällt.

»*I love you, too*«, sage ich. Aber noch während ich es sage, frage ich mich, ob es wirklich stimmt.

Im Ulpan Gordon

Juni 2004

Wir lassen unsere Beziehung wieder so aufleben, wie sie im Jahr zuvor gewesen war. Alle paar Tage gehen wir schön essen, unterhalten uns ohne Punkt und Komma und sind im Bett miteinander glücklich. Ich stapfe tagsüber in mein Internetcafé und schreibe. Treffe ich Rafael nicht, koche ich mir selbst etwas. Mittags plaudere ich manchmal mit Yael. Dann endlich beginnt der Sprachkurs, zu dem auch sie mich beglückwünscht hat, und selbst der Hoteldirektor findet bemerkenswert, dass ich ihn mache.

Und als wollte ich mich selbst unter Druck setzen, ihn auch durchhalten zu müssen, erzähle ich jedem meiner israelischen Bekannten davon. Ich bin ein bisschen aufgeregt, so wie damals als Grundschülerin. Deshalb gehe ich am ersten Morgen viel früher als nötig los, spaziere am Mittelmeer entlang, lasse mir die Frühlingsbrise um die Nase wehen – und bin weit vor Schulbeginn bereits bei dem flachen Gebäude, das mich – falls alles gut gehen sollte – im nächsten halben Jahr beherbergen wird.

Wie sich herausstellt, kommen meine Mitschüler aus allen Teilen der Welt. Eine kunterbunte Mischung sind wir: eine Diplomatenfrau aus Ecuador mit ihrer wohlerzogenen Tochter, eine holländische Surferin, zu der ich mich sofort irgendwie hingezogen fühle, ein amerikanischer Student auf Identitätssuche und etwa ein halbes Dutzend andere Leute mehr, die zumeist auf Wunsch ihrer internationalen Firmen den Ulpan absolvieren müssen. So richtig jung ist, außer der Diplomatentochter, keiner.

»Esther«, stellt sich unsere Lehrerin auf Englisch vor. »Und das sind auch schon die letzten Worte auf Englisch, die ich mit euch rede. Ich werde euch ins Chaos stürzen. Hier ist die einzige Umgangssprache Iwrit.«

Vor den Fenstern des Klassenzimmers blühen Bougainvillea, es herrscht eine freundliche, konzentrierte Atmosphäre – wenn ich mich nur darauf einlassen könnte! Von der ersten Stunde an habe ich in erheblicher Weise mit mir selbst zu kämpfen. Ich kann dem Unterricht kaum folgen, bin äußerst unaufmerksam und deshalb sehr verärgert, was es natürlich auch nicht besser macht. Ich fange an, mir die ersten hebräischen Sätze, die ich trotz allem vergleichsweise leicht lerne (was nicht an mir, sondern der Qualität des Unterrichts liegt), für mich selbst auf Französisch zu übersetzen – und das lässt alles natürlich nur noch komplizierter werden. Warum ausgerechnet auf Französisch, kann ich mir selbst nicht erklären, so verrückt bin ich an diesem Tag schon wieder. Eventuell ist es der Größenwahn, Kosmopolit sein zu wollen, aber vielleicht ist es einfach nur Ausdruck der Krankheit, die zunehmend Besitz von mir ergreift. Ausgangspunkt für diesen neuen Wahn könnte sein, dass ich die *Jerusalem Post* auf Französisch lese. Denn, wie ich später merken werde, hat jede meiner Wahnideen irgendeinen Ausgangspunkt in der Wirklichkeit.

Aber immerhin, ich überstehe wenigstens mal die ersten Stunden bei der freundlichen Esther.

In der Pause gibt es zögerliche Gespräche unter uns Schülern. Viel lieber wäre mir, ich könnte mich allein irgendwo hinsetzen und mich ausruhen. Ich bin mal wieder völlig erschöpft. Aber ich bringe alle Selbstüberwindung auf und stelle mich zu den anderen.

Die Diplomatenfrau, die sich als Verena vorstellt, erzählt in amüsanter Weise von den Tücken ihres Umzugs nach Israel. Die Holländerin, Marijke, bietet mir eine Selbstgedrehte an, die ich dankend ablehne.

»Was machst du so im Leben?«, fragt sie.

Als ich es ihr erzähle, bekommt sie ein nachdenkliches Gesicht.

»Wer ist ein Autor?«, fragt sie mehr sich selbst. »Ein Mensch, der veröffentlicht – oder einer, der schreibt?«

Dann wendet sie sich wieder zu mir. »Warum hast du dann im Kurs eben behauptet, dass du Sekretärin bist?«

Ach, was weiß ich. Vielleicht, weil mir alles zu kompliziert ist und ich keine Lust habe, wildfremde Menschen mit meinen Wahrheiten zu überfallen. Soll ich jetzt lügen? Sagen, dass ich mal Sekretärin war?

»Irgendwie geht's mir nicht so super«, erwidere ich mit einem letzten Versuch von Ehrlichkeit. »Bin mal gespannt, ob ich das durchstehe.«

Die anderen lachen. »Damit bist du nicht allein«, sagt Marijke und blickt ihren Rauchkringeln hinterher. »Ich glaube, jeder, der über dreißig ist, hat bei so etwas eine gewisse Versagensangst. Ich lebe schon seit sieben Jahre in Jaffa und traue mich erst jetzt, einen Sprachkurs zu machen.«

Eine füllige Amerikanerin mit traurigem Gesicht gesellt sich zu uns, nachdem Marijke ihre Zigarette ausgedrückt hat.

»Ich bin Jennifer. Ich habe Angst, dass ich bald sterbe«, erzählt sie unvermittelt. »Meine Eltern leben nicht mehr. Deshalb habe ich mein Erbe genommen und bin hierher gezogen.«

Vielleicht, geht es mir durch den Kopf, bin ich nicht die einzige Verrückte hier. Wie hatte der hellsichtige, alte Rabbi immer gesagt, mit dem ich mich in Deutschland ein wenig angefreundet hatte? »Mach dir nicht so viele Sorgen, die anderen sind auch nicht besser.«

Fast muss ich lächeln, wenn ich an ihn und seine Worte denke. Ob er gut fände, was ich hier mache? Einerseits bestimmt, denn er hatte mich aufgrund der jüdischen Familienspuren mütterlicherseits immer bestärken wollen, zum jüdischen Glauben zu finden. Aber sicher, bestürmt mich eine andere innere Stimme, würde der Rabbi den Zustand nicht gutheißen, in dem ich hier in Israel bin. Ich muss mir mindestens die Frage eingestehen: *Gehöre ich nicht längst wieder ins Krankenhaus? Und was haben meine wirren Gedanken mit der »leichten Depression« zu tun, die der Chefarzt diagnostiziert hat?*

Ich hatte immer angenommen, depressive Menschen wären einfach nur traurig. Natürlich wäre deshalb der richtige Schritt gewesen, ich hätte mich über diese Krankheit informiert. Aber damit hätte ich mir sozusagen eingestanden, dass mit mir etwas nicht stimmt. Und das konnte und kann ich leider immer noch nicht.

Hier in Israel und im Ulpan bin ich wieder einmal in der Situation, dass ich – einfach nur funktionieren möchte.

Und schon nach dem ersten Unterrichtsmorgen kann ich immerhin auf Hebräisch sagen, dass ich Deutsche bin, aber in Tel Aviv lebe.

Irgendwie erfüllt mich das trotz allem auch mit Stolz. Und wieder einmal erlebe ich einen abrupten Stimmungswechsel: War ich am Vormittag noch tief deprimiert und überzeugt gewesen, dass mir nichts gelingt, bin ich am Ende des Unterrichts gut gelaunt und überzeugt, dass ich mich in kürzester Zeit mit Rafael auf Iwrit unterhalten kann.

Als ich mit Jennifer noch zu einem Cappuccino in ein Café gehe, lädt sie mich spontan ein, mir ihre schöne Fünf-Zimmer-Wohnung in Jaffa anzuschauen, vielleicht hätte ich sogar Lust, dort einzuziehen. Und das bloß, weil ich ihr von meinem Apartment im Hotel erzählt habe. Oder fasziniert es sie so sehr, dass ich eine Pfarrerstochter bin?

»Wir mussten um den halben Globus reisen, um uns kennenzulernen«, sagt sie, und ich bemerke auf einmal, dass ihr Lächeln etwas Strahlendes hat.

»Und wirklich, wenn dir dein Hotel zu teuer wird, nimm mein Angebot an, zieh einfach zu mir. Wir müssen hier doch zusammenhalten.«

Später, als ich in meinem Apartment zurück bin, bereite ich mir einen Imbiss mit Pitabrot und Tomatensalat zu. Ich bin sehr zufrieden mit meinem Tag, der im Großen und Ganzen gut verlaufen ist. Noch schaffe ich es. Noch kann ich mir selbst irgendwie eine gewisse Form der Normalität vortäuschen. Aber es fällt mir immer schwerer. Denn schon wieder ist meine Stimmung umgeschlagen. Eigentlich möchte ich nur eines – die Vorhänge zuziehen, die helle israelische Sonne ausblenden, mich aufs Bett werfen und überhaupt nichts tun.

Doch ich habe ja verschiedene Aufgaben zu erledigen, die mir nicht zuletzt auch meinen Lebensunterhalt sichern.

Neben meinen diversen Projekten könnte ich mir vorstellen, meinem Verlag ein Sachbuch anzubieten, das erste.

Es würde von einer äthiopischen Israeli, Yarden Fanta, handeln, die mit ihrer Familie durch die endlosen Steppen und Wüsten Afrikas gewandert ist, um ins Heilige Land zu kommen. Hier hat sie es geschafft, als Sportlerin. Gerade hat sie mit einer weltumspannenden Segeltour auf den endlich notwendigen Friedensschluss aufmerksam gemacht. Das Buch wäre ein erster Schritt, mir hier im Land eine Existenz aufzubauen. Ob das auch in Deutschland ein Thema wäre? Sicher doch, meint meine Lektorin via Internet und schließt nicht einmal aus, dass sie mich vielleicht mal hier in Tel Aviv besuchen kommt.

Noch habe ich also einen hellen Horizont, jedenfalls dann, wenn man von außen auf mein Leben blicken würde.

Aber ich merke selbst, wie sich innerlich eine dunkle Wolke vor die Sonne schiebt. Irgendetwas Merkwürdiges bahnt sich an, das kann ich spüren. Immer kürzer werden die Abstände zwischen meinen Stimmungsumschwüngen, immer weiter klafft die Schere zwischen größenwahnsinnigen Höhenflügen wie etwa, auf Französisch Hebräisch zu lernen – und tiefster, erschöpfter Verzweiflung, in der ich mir nichts, aber auch gar nichts zutraue. Ich fühle mich wie ein Mensch auf einer Klippe unter sonnigem Himmel, der kurz vor dem Absturz steht. Und das macht mir große Angst!

Eine Schreibblockade?

Nach einem bleischweren Schlaf voller wirrer und unruhiger Träume, von französischen Sprachfetzen durchdrungen, wache ich mit Kopfschmerzen auf und begreife erst mal gar nicht, wo ich überhaupt bin. *Ah, Israel*, dämmert es mir. Also wird draußen wenigstens die Sonne scheinen, wird es nicht so grau und trübsinnig sein wie zu Hause. Ich zwinge mich, aufzustehen und zu der kleinen Anrichte zu gehen, wo mein Wasserkocher steht. Ich brühe mir eine Tasse Kaffee auf, öffne die Vorhänge zum strahlend blauen Himmel über dem Mittelmeer und schaue mich in meinem Zimmer um.

Wird dieses Zimmer nun tatsächlich für mindestens ein halbes Jahr meine neue Heimat sein? Ein Doppelbett mit einer unschönen, orangefarbenen Tagesdecke, etwas lieblos aussehende weiße Bodenfliesen, die schon eine graue Färbung angenommen haben. Vor der Fensterfront, die teils übers Meer, teils aufs feine Dan-Hotel blickt, steht ein kleiner Tisch mit zwei Stühlen, an dem ich essen kann. Außerdem gibt es einen schmalen Schreibtisch, über dem ein Spiegel hängt. Und den großen Fernseher natürlich, mit dem ich auch deutsche Sender empfangen kann, wenn mir unbedingt danach ist.

Auf dem Schreibtisch liegt ein Arbeitsbuch mit großen hebräischen Lettern. Das gibt dem Raum eine besondere Note, wie ich finde, erfüllt ihn mit einem Sinn, einem Plan. Aber ich finde es schade, dass ich bei meinem verrückten, überstürzten Aufbruch in Hamburg meinen Laptop nicht mitgenommen habe. So muss ich nun ständig ins Internetcafé gehen, wenn ich arbeiten will. Das Problem dabei: Ich kann mich nicht gut in meine eigenen Gedanken versenken, wenn ich unter Menschen bin, jeder Lärm lenkt mich ab, und ich lasse mich erfahrungsgemäß sehr gern ablenken.

Aber natürlich kann ich mich nicht damit begnügen, jetzt erst mal nur meine relativ einfachen Hausaufgaben für den Ulpan zu erledigen. Ich muss schließlich mein Leben auch finanzieren. Deshalb breche ich nach einer kurzen Grübelpause frisch geduscht auf zur Ben Yehuda Street mit ihren alten, verfallenden Häusern und den Benjamini-Bäumen, um im Log In eine Zwanzig-Stunden-Karte für die Arbeit an meinen neuen Projekten zu kaufen. Und mich dort erst einmal über die amerikanische Tastatur zu ärgern, die mir das Schreiben mit ihren andersartigen Schriftzeichen nicht gerade erleichtert.

Ich breche die Arbeit zornig und müde ab.

Schon wieder so ein Stimmungsumschwung. War ich erst noch voller Leidenschaft gewesen, dass ich arbeiten kann, bin ich nun sehr niedergeschlagen. Wie soll ich unter diesen Umständen hier Bücher schreiben? Ich möchte nur nach Hause fahren, mir die Decke über den Kopf ziehen und weinen.

Aber Yaakov und Noa, die Besitzer, halten mich auf, verwickeln mich in einen kurzen Plausch, überreden mich dazu, einen Milchkaffee zu trinken. Danach bin ich wieder ein bisschen entspannter und spaziere die Ben Yehuda Street hinunter, deren eigentümliche Atmosphäre ich so liebe.

Irgendwo unterwegs kaufe ich wieder die französische Ausgabe der *Jerusalem Post*. Warum ich jetzt einen französischen Tick entwickle? Ich gebe es in letzter Zeit schon beinahe auf, mich so etwas noch zu fragen. *Vielleicht liegt es ja an dem internationalen Flair Tel Avivs, das mich inspiriert*, sage ich mir selbst, um mich zu trösten. *Oder daran, dass ich vor meinem geistigen Auge immer noch den Lichterglanz von Paris sehe. Oder daran*, bohrt eine böse, innere Stimme, *dass du dabei bist, verrückt zu werden, meine Liebe.* Und ich verdränge lieber rasch den Gedanken, dass auch meine neue Freundschaft mit dem Französischen ein Ausdruck des Wirklichkeitsverlusts sein könnte. Lehne ich inzwischen sogar schon die deutsche Sprache ab?

Während ich die Ben Yehuda hinunterschlendere, schaue ich mich um und versuche, ein bisschen mehr ich selbst zu sein, so, wie ich früher war. Hatte ich nicht immer mindestens eine gewisse Neugier für meine Umgebung? Schon berufsbedingt, gewissermaßen? Heutzutage scheint mir alles gleichgültig zu sein, so, als sei ich von der Welt abgetrennt, wie hinter einer Glasscheibe, als berühre mich nichts mehr, rein gar nichts mehr. Dabei erzählen gerade hier die Gebäude Tel Avivs von einer interessanten Geschichte. In meinem Rücken liegt die Allenby Street, die ich vor allem aus der Eröffnungsszene des Films *Exodus* kenne. Und überall gibt es Spuren alter deutsch-jüdischer Geschäfte, man kann ahnen, wie Tel Aviv früher einmal gewesen sein muss, damals, bevor der Terror begann.

Ich nehme an, dass es in diesen Zeiten viele Touristen gab, gerade aus Deutschland, die etwa bei der deutschsprachigen Buchhandlung Landsberger ihre Strandlektüre kauften.

Heute bin ich die einzige Kundin in dem Geschäft, aber immerhin finde ich auf Anhieb einen dicken Schmöker von Dan Brown. Vielleicht wird mir ja das Lesen ein bisschen Heimat wiedergeben. Ich kann nur hoffen, dass ich mich auf das dicke Buch auch konzentrieren kann. Denn mit dem neuen Romanprojekt habe ich wegen der Gedankenfluten in meinem Kopf erhebliche Schwierigkeiten.

Klar, ich sehe durchaus vor mir, wovon ich erzählen will. Alles soll in der Atmosphäre der Kaiserbäder an der Ostsee beginnen, ich denke an flatternde, weiße Rüschenkleider, an Mädchenblüte und tiefblaues Meer, an so etwas wie eine sprachliche Standaufnahme einer vergangenen Zeit. Aber noch haben sich die Bilder und Figuren nicht so verfestigt, dass ich mit dem Schreiben beginnen könnte.

Ich rede mir selbst ein, dass es an dem überfüllten Internetcafé und der amerikanischen Tastatur liegen wird. Aber ich weiß es im Grunde doch besser.

Eine unheimliche Ahnung macht sich in mir breit.

Leide ich an dem, was so manche Autoren kennen, ich jedoch bislang nie habe erleben müssen – einer Schreibblockade?

Es ist so, als könne ich Wörter und Sätze schon tanzen sehen, würde aber keinerlei Zugang dazu finden.

Erschöpft setze ich mich in den im Juni schon warmen Sand am Meer und versuche nachzudenken. Was soll aus mir werden, wenn ich nicht mehr schreiben kann? Welche Alternativen hätte ich? Ich überlege, ob es Sinn machen würde, mit Rafael darüber zu reden. Doch der würde mir nur entschlossen klarmachen, dass ich mich zusammennehmen muss. Deshalb versuche ich, mich auf die Einstiegsatmosphäre meines Romans zu konzentrieren.

Doch es endet ergebnislos. *Morgen*, sage ich mich selbst tröstend – *gleich morgen wird es weitergehen.*

In Liebesdingen ratlos

Rafael und ich sind im Aladin mit seiner Aussichtsterrasse und den blauen, im Wind flatternden Markisen. Der Tag, an dem wir hier meinen fünfunddreißigsten Geburtstag gefeiert hatten, kommt mir vor wie in einem anderen Leben.

Rafael und ich stippen Pitabrot in Hummus und wissen nicht genau, was wir uns eigentlich sagen wollen. Genau genommen haben wir Streit, zum ersten Mal, seit wir uns kennen.

Strahlend war er kurz zuvor in mein Hotelzimmer gekommen und hatte verkündet: »Schluss mit dem ganzen Panorama hier! Bald ziehst du hier aus! Ich habe tolle Nachrichten!«

Sein Freund, der Immobilienmakler, habe eine hübsche, geräumige Wohnung in der Nähe des Flughafens gefunden, in einem ruhigen Viertel, wo ich immer auf ihn warten könne.

Huch? Selbst in meinem verwirrten Zustand jetzt schrillen bei mir alle Sirenen. Kann sein, dass es mir schlecht geht, dass ich depressiv, vielleicht sogar irre bin. Aber nie, wirklich niemals habe ich darin meine Bestimmung gesehen, auf einen Mann zu warten.

»Wenn es ein Problem mit dem Geld geben sollte«, sprudelt es weiter aus Rafael heraus, »war da nie eins. Ich kann die Miete übernehmen.«

Ich lasse mich aufs Bett sinken und starre ihn an, unfähig, irgendetwas zu antworten. *Er meint es doch nur gut,* höre ich eine innere Stimme sagen. *Sei nicht so verdammt deutsch und emanzipiert.*

Aber ich BIN emanzipiert!, kontert die andere Stimme in meinem Gehirn. *Und ich BIN deutsch.*

Wie kann er es wagen, mir den Vorschlag zu machen, dass er mich aushalten könnte? Ich muss es laut ausgesprochen haben. Zu laut, vielleicht.

»*Motek, Motek*, so ist es doch gar nicht gemeint. Ich verstehe schon, dass du Geld verdienst. Und das macht mich doch auch stolz. Ich will dir doch damit nur sagen, dass du mir wirklich etwas bedeutest.«

Mist. Mir tut der Kopf weh. Muss ich so etwas jetzt wirklich ausdiskutieren? Zum ersten Mal denke ich über Rafael wie über die anderen: *Lass mich bitte einfach nur in Ruhe.* Ich höre, wie ich unzufrieden aufstöhne, und über Rafaels schwarzen Augen zeigen sich Zornesfalten.

»Ich bin bei einem guten Verlag, der mich gut bezahlt«, versuche ich, ihn zu beschwichtigen.

»Okay, okay.« Rafael wirft beide Hände in die Luft. »Das Fräulein bezahlt. Gut, gut. Auch in Ordnung. Verstehe ich schon, doch, doch. Dann können wir also los?« Etwas Silbernes glitzert zwischen den Fingern. »Ich habe die Schlüssel.«

Schweigen breitet sich aus. Ich spüre, dass meine Schultern zusammengesackt sind. Dieses Missverständnis muss ich beenden.

»Nein«, sage ich schließlich müde. »Ich fahre in keine Wohnung. Ich will nicht auf dich warten. Ich bleibe hier. Hier habe ich den Ulpan, Yael, meine Arbeit und Freunde. Ich will in Tel Aviv leben. Und falls ich mir eine Wohnung suchen wollte, würde ich das allein tun. Weißt du, ich bin schon ein großes Mädchen.«

Rafael schaut mich einfach nur an. Es tut mir leid, die Verletzung in seinem Gesicht zu sehen, aber ich kann es nicht ändern. Ich bleibe hart.

Geliebt wirst du einzig dort, geht mir ein Spruch von Adorno durch den Kopf, *wo du schwach dich zeigen darfst, ohne Stärke zu provozieren.* Diesen Spruch hatte mir mein bester Freund aus Schultagen in mein Freundschaftsbuch geschrieben.

Werde ich von Rafael geliebt?

»Also gut, mein deutsches Fräulein«, sagt er, nicht ohne eine gewisse Schärfe. »Dann eben nicht. Dann hast du eben deinen eigenen Kopf. Schade für dich und schade für mich.«

Ein Augenblick der Stille, in dem er mich scharf ansieht. Er scheint irgendeine Antwort zu erwarten. Doch ich kann sie ihm nicht geben.

Und wenn er jetzt geht?, schreit irgendetwas in mir. *Und wenn ich jetzt ganz allein bin? Hilfe, ich will nicht so einsam sein.*

»Okay«, höre ich ihn sagen. »Da ist wohl keine Einsicht zu erwarten.« Und dann, nach einer weiteren Pause, verschwindet der silberne, glitzernde Schlüssel in seiner Hosentasche.

»Also gut«, sagt er leichthin. »Könnten wir vielleicht wenigstens essen gehen? Oder ist auch das zu viel erwartet?«

Und so sitzen wir jetzt hier im Aladin und unsere Hände berühren sich nicht, und wir schauen uns kaum einmal in die Augen.

Lustlos stochere ich in dem fein geschnippelten Salat herum, der mir sonst so gut schmeckt. Dann schaue ich auf mein Armband, und langsam schleicht dann doch meine Hand über den Tisch. Es dauert einen Moment, bis er seine darüberlegt.

Hat er diesen Satz wirklich geflüstert, oder war es nur der Wind, der in den Mauern des uralten Jaffa wisperte?

»Lass uns, bitte, einfach Zeit.«

»Wir haben alle Zeit der Welt«, sage ich.

Später gehen wir noch an den Strand, am rauschenden, wogenden Meer entlang – jetzt auch wieder Hand in Hand.

Denkstörungen

Anfang Juli 2004

Klar, es ist für jeden schlimm, dessen Verstand sich plötzlich eintrübt. Aber vielleicht ist es eine besondere Katastrophe, wenn einem genau dieser Verstand den Lebensunterhalt sichert: Während ich nach außen hin wochenlang immer noch irgendwie funktioniere, noch um die Beziehung mit Rafael kämpfe, verbissen in den Ulpan stapfe und ständig neue Projekte und sogar mit einem gewissen Erfolg anschiebe, schleicht sich die Panik in meine Seele wie ein Nervengift.

Ich kann mich kaum noch längerfristig auf irgendetwas konzentrieren. Ich schaffe es nicht mehr, ein Buch von vorne bis hinten durchzulesen, weil meine Gedanken ständig abschweifen. Ich kann keine Entscheidungen mehr fällen, weil bei jeder kleinsten Fragestellung ein ausschweifendes Für und Wider in meinem Kopf beginnt. Ich sehe meinen Untergang voraus und bin unfähig, irgendetwas dagegen zu unternehmen.

Sicher, nach außen hin macht alles noch einen halbwegs normalen Eindruck, das übliche Leben einer Freiberuflerin. Manches läuft, anderes nicht.

Bei meiner Frauenzeitschrift hat es einen Wechsel in der Chefredaktion gegeben, sodass mein Projekt nun, ohne mein Verschulden, doch nicht umgesetzt wird. Immerhin gewährt man mir eine Entschädigung für meine Konzeption, die mir erst mal ermöglicht, von Tel Aviv aus meine Steuerschulden zu begleichen.

Aber der Wechsel macht mich auch deshalb traurig, weil ich

an der Chefredakteurin hänge, seit ich einmal für sie gearbeitet hatte. Immerhin bleibe ich in Kontakt mit der Ressortleiterin, was mich im Gegenzug ein wenig aufmuntert.

Und ich habe sehr gute Nachrichten von meinem Verlag. Mein Agent hat grandioser Weise erwirken können, dass der Verlag ein neues Projekt kaufen möchte, sodass ich im Moment finanziell gerettet bin.

Daher kann ich in Tel Aviv bleiben, unabhängig von Rafael und davon, ob oder wie es mit uns weitergeht.

Hurra! Hätte ich normalerweise gejubelt. Und wäre stolz gewesen, dass ich so eine wunderbare künstlerische Heimat habe.

Doch es ist ja nichts normal. Ich habe die tief sitzende Angst, dass ich diesen neuen Roman niemals bewältigen kann. Denn es ist mir fast unmöglich, noch zu schreiben.

Bestimmt liegt manches daran, dass ich keinen Laptop habe und immer ins Log In tapern muss, wo es viel Lärm, wenig Abgeschiedenheit – und nicht zu vergessen die lästige amerikanische Tastatur gibt.

Aber alles lässt sich mit diesen technischen Voraussetzungen eben doch nicht erklären.

Zwischen wachsender Aggression und Verzweiflung sitze ich nachmittags, wenn ich meine Aufgaben für den Ulpan erledigt habe, vor dem Computer und starre auf den leeren Bildschirm.

Tief in mir spüre ich, dass mein Verstand mir auf rätselhafte Weise entgleitet. Immer noch leide ich an dieser merkwürdigen Unruhe, die mich seit Knuts Tod erfasst hat. Ich kann nicht lange irgendwo bleiben, muss immer in Bewegung sein. Große, dramaturgische Bögen kann ich nicht entwickeln, mich immer nur kurz konzentrieren. Da ich auch nicht zielstrebig arbeiten kann, fange ich an, immer neue Projekte zu entwickeln. Ein Exposé nach dem anderen schicke ich nach Deutschland, während ich eigentlich meinen Roman schreiben müsste. Irgendwann zeigt mein Agent dann doch eine gewisse Besorgnis und fragt mich via E-Mail, wie es kommt, dass er ständig neue Exposés erhält, aber keine Kapitel meines neuen Romans. Außerdem bittet er mich dringend, keine neuen Ideen mehr eigenständig an den Verlag zu senden. Ich soll ab sofort nur noch ihn als meinen Ansprechpartner sehen.

Diese Nachricht verstärkt meine Besorgnis. Es scheint selbst für meinen großen Förderer offensichtlich zu sein, dass mit mir irgendetwas nicht stimmt. Und dies gibt mir jetzt wirklich zu denken. Sollte ich nun doch vielleicht zum Arzt gehen? Aber welcher Arzt könnte mir schon helfen?

Ich kann ja gar nicht klar benennen, was für Symptome ich eigentlich habe, außer einer tiefen, diffusen Verunsicherung – und den immer häufiger vorkommenden Selbstgesprächen.

Weil ich meine Gedanken nicht ordnen kann, fange ich hilflos an, auch hier in Israel laut vor mich hin zu sprechen.

So versuche ich, die wirren, stetig lauter werdenden Stimmen in meinem Kopf zu sortieren und all den wild schwirrenden Ideenfäden irgendeine Richtung zu geben.

Gleichzeitig trinke ich immer mehr Kaffee, um meine ständige Müdigkeit zu bekämpfen. Würde ich meinen innersten Wünschen folgen, ließe ich mich direkt nach dem Ulpan einfach ins Bett fallen – oder würde frühmorgens gar nicht erst aufstehen.

Verschlimmert wird alles noch dadurch, dass ich eine gewisse Abneigung gegen meine eigenen »Erfolge« entwickle.

Neue Projekte, neue Verträge, keine großen Probleme im Ulpan, keine Geldsorgen, Sonne, Meer und Rafael – bin ich nicht schon wieder auf die Butterseite des Lebens gefallen?

Habe ich das Recht dazu, wo mein Bruder mit dem Leben für sich keine Chance mehr sah? Diese Verzweiflung ist eigentlich das Schlimmste. Ich fange an, eine Auto-Aggression zu entwickeln, und lehne mich selbst ab, doch das ist mir natürlich nicht im vollen Maße bewusst. Ich kann mich aber tatsächlich nicht mal mehr darüber freuen, dass im fernen Deutschland bald mein Roman erscheinen wird. Ich lehne den Erfolg ab, um den mich mein kleiner Bruder immer beneidet hatte. Eine gefährliche Entwicklung, die an Masochismus grenzt.

Parallel in Hamburg

Mittlerweile, es ist Mitte Juli, erreichen mich besorgniserregende Nachrichten aus der Hansestadt. Die Ressortleiterin meiner Frauenzeitschrift hatte, in meinem Auftrag, für mich in meine schöne Altbauwohnung gehen wollen, um mir netterweise Bücher und Material für meine UFA-Recherchen zu schicken – und fand dort ein ungeahntes Umzugschaos vor. Überall Kisten und Koffer.

Denn während ich noch gar nicht sicher bin, ob und wie lange ich in Tel Aviv bleiben will, hat Max mir die Wohnung gekündigt. Das erfahre ich durch eine E-Mail meiner Freundin Sophia.

Das alles reißt mir damals eine tiefe Wunde. Ich bin so leicht irritierbar, so schnell verletzt und fühle mich verfolgt – und nun wollen sie mir also auch noch meine Heimat nehmen, meine wunderschöne Altbauwohnung mit den Stuckputten an der Decke? *Und warum kündigt er mir? Müsste er nicht erst einmal mit mir reden, statt mich einfach vor vollendete Tatsachen zu stellen? Oder verdienen Durchgeknallte keinen Respekt?*

Ich bin traurig, wütend und empört und schicke giftige E-Mails an Max. Aber aus der Ferne kann ich wenig machen, bin hilflos, verwirrt und vor allem auch erschöpft.

»Geh dagegen vor«, rät mir eine Freundin.

Doch das mag ich dann auch wieder nicht machen. Trotzdem fühle ich mich so ohnmächtig, zumal der ganze Zorn der Vergangenheit wieder in mir hochkocht: *Hatte ich nicht schon immer das Gefühl, es würde Max Freude bereiten, wenn er mein Leben durcheinanderbringen konnte?*

Ich verfalle in Selbstmitleid. Ich verwünsche die Jahre, die ich mit ihm verbracht habe und die mir nun, im Rückblick, sinnlos erscheinen. Ich verstehe nicht mal ansatzweise, warum ich ihm noch eine zweite Chance gegeben habe. *Ich empfinde es so, als würde er mir die Rückkehr nach Hamburg für immer unmöglich machen.* Auch meine Freundin ist von diesem Verhalten abgestoßen. Aber ich glaube, sie hatte meine Beziehung zu ihm schon länger für einen Fehler gehalten.

Ich entwerfe immer neue wütende Nachrichtentexte, lösche sie dann aber. Und fange an, mich mit den Gegebenheiten zu arrangieren. Vielleicht soll es so sein, und vielleicht ist dieser Abschnitt meines Lebens, mein erstes Leben, das vor Knuts Tod, für immer vorüber. Vielleicht muss ich tatsächlich ganz von vorn anfangen.

Nun habe ich also keinen Ort mehr in Europa, nur noch mein schiefes, altes Häuschen im Moor, das derzeit für mich kein Bild von Heimat abgibt und das ich im Winter kaum bewohnen kann, weil der schwere Nordseewind von Westen her gegen die dünnen Wände drückt.

Und dann will ich trotz meiner Resignation doch immer noch irgendwie weinen, schreien, toben. Will meine ganze Wut über das Leben an Max auslassen, auch wenn ich natürlich weiß, dass er nicht an allem schuld ist.

»Hak doch endlich diese bescheuerte Vergangenheit ab«, rät mir Rafael wieder einmal. Er kennt Max zwar nicht, hegt aber eine tiefe Abneigung gegen ihn – was natürlich auch auf eine gewisse Eifersucht zurückzuführen ist. Rafael hatte nie verstanden, warum ich über die Vergangenheit noch grübele. Und jetzt, findet er, ist tatsächlich der Schlusspunkt erreicht.

»Du bleibst in Tel Aviv«, stellt er diktatorisch fest. »Diese Leute in Hamburg tun dir einfach nicht gut. Merkst du das denn gar nicht?«

Tja, wer weiß? Viele Jahre später wird mir Max entschuldigend erzählen, er habe damals wirklich geglaubt, dass ich niemals aus Tel Aviv wiederkehren würde, und mir deshalb meine Wohnung gekündigt.

Schwarzes Selbstbild

Inzwischen hat uns die nette Lehrerin, Esther, in verschiedene Gruppen aufgeteilt. Ich komme, zusammen mit Marijke und Jennifer, in die Klasse, in der wohl eher die Problemfälle eingeordnet sind. Auch Verena, die Diplomatenfrau, verbleibt mit einem leicht gequälten Lächeln in unserem etwas schrillen Grüppchen. Gemeinsam haben wir alle, dass wir leicht Iwrit sprechen können, uns aber irgendwie mit der Grammatik – und möglicherweise auch der Disziplin – ein bisschen schwertun.

Über Jennifer habe ich inzwischen erfahren, dass sie aus einer millionenschweren Familie stammt. Ständig muss ich sie daran hindern, mich einzuladen oder zu beschenken. Es kommt mir so vor, als kenne sie es gar nicht anders, denn sie staunt regelrecht, wenn ich – mit den Resten des mir verbliebenen Stolzes – darauf bestehe, meine Rechnung lieber selbst zu bezahlen.

Marijke raucht viel und erzählt in den Pausen immer wieder, dass sie wohl bald mit dem Kurs aufhören wird, da sie lieber surfen geht. Verena zieht sich hinter ein elegantes Lächeln zurück und redet nicht viel. Ihre hübsche Tochter kam in eine andere Gruppe, der wohl etwas mehr Lerneifer zugetraut wird.

Vor allem mit mir hat es Esther nicht leicht. Nicht nur, dass ich mir meine neuen hebräischen Sätze immer noch ins Französische übersetze – ich habe inzwischen auch angefangen, mit der linken Hand zu schreiben. Da ich eine Art Beidhänderin bin, geht das irgendwie. Aber dennoch machen diese Experimente und erste deutliche Zeichen meines fortschreitenden Irrsinns es mir nicht gerade leichter, dem Unterricht zu folgen, der in atemberaubendem Tempo voranschreitet.

Dazu kommt, dass ich einen neuen Verehrer habe, Jeff, einen Amerikaner, der auf der Suche nach seinen jüdischen Wurzeln ist – und mich zum Glauben bekehren will. Obwohl dieser hübsche, dunkel gelockte Junge sicher zehn Jahre jünger ist als ich, bringt er mir immer wieder rührende Geschenke mit, mal ein mit hebräischen Schriftzeichen bedrucktes Taschentuch, mal einen Glücksbringer als Schlüsselanhänger, dann ein offenkundig viel gelesenes Buch über die jüdische Geheimlehre Kabbala. Etwas atemlos redet er auf mich ein, dass ich das unbedingt lesen müsse, dass es sein Leben verändert habe, und dass auch Madonna darauf schwöre.

Natürlich will er sich dann gleich mit mir am Strand verabreden, um meine neugewonnenen Erkenntnisse zu diskutieren. Irgendwie erreicht mich sein junges, unbeschwertes Lächeln, aber ich habe wirklich andere Sorgen, als mit ihm auszugehen.

Trotzdem finde ich es sehr rührend, wie er sich in das Abenteuer Israel hineinstürzt und wie viel Ernsthaftigkeit er dabei aufbringt. Deshalb tue ich wenigstens so, als würde ich sein Buchgeschenk tatsächlich lesen – obwohl mir das mittlerweile ja fast unmöglich ist.

Zwar hatte ich es noch mit Ach und Krach geschafft, den wirklich spannenden Thriller von Dan Brown zu verschlingen. Aber inzwischen stapeln sich die Bücher meines Lieblingsautors Amos Oz auf meinem Nachttisch, ohne dass ich auch nur damit anfangen kann. Dass ich überhaupt noch zu Landsberger gehe und Bücher kaufe, ist mehr der Ausdruck einer verzweifelten Hoffnung, es könne vielleicht doch irgendwie alles von allein wieder besser werden. Mittlerweile wird es aber alles nur noch schlechter.

Das Störgeräusch in meinem rechten Ohr hat sich verfestigt. Ich leide furchtbar unter dem ständigen Knacken, das mich auch im Ulpan dauernd ablenkt. Ich wundere mich selbst darüber, dass ich meiner Lehrerin Esther ab und zu noch eine richtige Antwort geben kann. Ich fühle mich wie die übelste Versagerin der ganzen Klasse. Kann ich tatsächlich mal eine Vokabel, strahlt die nette Esther übers ganze Gesicht, so wie eine freundliche und kluge Lehrerin es eben tut, wenn ihre schlechte Schülerin sie gegen die Erwartung mal doch nicht enttäuscht.

Wie ich es schaffe, mich überhaupt noch in den Kurs zu schleppen, kann ich mir selbst nicht genau erklären. Ich stelle darüber Vermutungen an und komme zu dem Schluss, dass ich es Rafael zuliebe tue. Ich will vor ihm nicht als Versagerin dastehen. *Alles aus Liebe*, denke ich. Aber dann kommt der Tag, an dem ich innerlich kapituliere. Ich fange an, auch im Ulpan leise vor mich hin zu reden – was zu meiner eigenen Verblüffung sowohl meine Mitschüler als auch Esther akzeptieren. Man gibt mir hier wirklich sehr viele Freiräume.

»Du bist immer so hübsch angezogen«, sagt mir Esther am ersten Tag meines totalen Niedergangs und nimmt mich, irgendwie tröstend, in den Arm.

Noch am selben Morgen müssen wir in den Computerraum, den ersten Test für die Abschlussprüfung im Herbst schreiben. Ich erkenne kaum die Buchstaben, antworte aber verbissen, ohne jedoch bei der Sache zu sein.

»Oh, ich gratuliere dir so«, sagt Esther am nächsten Morgen. »Du hast als Beste abgeschnitten. Kein einziger Fehler.«

Wie das möglich ist? Ich kann es mir nicht erklären. Vielleicht hat Esther geschwindelt.

Der letzte Kampf

Irgendwann im Juli

Irgendwann im Juli bekomme ich ein Schreiben meines Verlags. Mein Buch, das ich im Jahr von Knuts Tod mit fliegenden Fingern zu Ende geschrieben hatte, wird nun bald erscheinen. Man wünscht mir viel Glück und Erfolg mit den *Liebenden des Lichts*. Außerordentlich nette Geste vom Verlag, wie mein Agent mir versichert.

Aber ich bin inzwischen so weit abgedriftet, dass ich überall nur noch Verfolgung wittere.

Ich habe nämlich eine ganz andere Auslegung. Heißt das Schreiben in Wahrheit nicht zwischen den Zeilen, dass mein weiteres Überleben als Autorin vom Verkaufserfolg des Buchs abhängt?

Als ich es Rafael erzähle, lacht er mich nur aus.

»*Motek*, ich glaube, du siehst wirklich Gespenster! Wie wär's denn, wenn du es einfach mal nur so sehen könntest, wie es gemeint ist: als Freundlichkeit?«

Aber auch Rafael betrachte ich inzwischen mit einer gewissen Gereiztheit. *Was will er überhaupt von mir? Was bringt es ihm, mit einer verrückten Frau auszugehen? Ich bin doch gar nicht mehr die Person, die ich gewesen war, als wir beschlossen hatten, es miteinander zu versuchen. Möchte er nur mit mir ins Bett?*

Ich weiß selbst, dass ich ungerecht bin. Er interessiert sich für mich, stützt mich, schaut mittlerweile fast jeden zweiten Tag vorbei, lächelt und lobt meine Fortschritte im Ulpan. Aber ich bin viel zu deprimiert und überreizt, um die gutgemeinten Worte anzunehmen. Deshalb frage ich mich, ob er sich über mich lustig macht, wenn er mir versichert, dass ich eine »klasse Frau« sei. Nein, es gibt nichts mehr, was er mir recht machen kann. Und nichts mehr, was mich tröstet.

Letztlich kann ich mich auch dann kaum freuen, als ich ein riesiges Paket mit Vorab-Exemplaren des Romans von meinem Verlag erhalte.

Meine Freundin Yael und sogar der Hoteldirektor wollen mir strahlend gratulieren, doch ich winke nur ab.

Alles bedeutungslos, finde ich, in einer total negativen Haltung verrannt. Was soll mir ein Buch bringen, wenn meine ganze sonstige Welt zusammengebrochen ist? *Alles nur Papier*, sage ich mir. Was natürlich an meinen Schuldgefühlen liegt, die nun nach und nach immer unverhüllter über mich kommen. Hätte ich mich nicht mehr um meinen Bruder kümmern müssen, statt immer nur zu schreiben und meine, wie ich finde, fragwürdige Karriere zu verfolgen? Hat es sich gelohnt, dass nun ein Buch erscheint, mein Bruder aber tot ist? Wir hätten mehr für ihn tun müssen, werfe ich mir in langen, schlaflosen Nächten vor, in denen ich mit Kaffee über dem im Mondlicht glänzenden Meer stehe und das Rauschen der Wogen belausche. Wir haben alle versagt, finde ich – und ich möglicherweise am meisten. In diesen Momenten sehe ich nirgendwo auch nur einen klitzekleinen Trost.

Dann wieder erfasst mich eine merkwürdige Hochstimmung. Im Ulpan haben wir einen Liederabend, und ich merke, wie viel Spaß es mir macht zu singen. Nur leider bin ich, so ganz anders als mein hoch musikalischer Bruder, dafür überhaupt nicht begabt. Schon als Kind hatte ich wie eine Besessene am Klavier geübt, bis mein Großonkel eines Tages ins Wohnzimmer stürzte und mit seinem Stock auf den Boden schlug. »Hör endlich auf mit diesem Terror!«, hatte er gebrüllt. »Aus dir wird niemals eine Pianistin!«

Aber ich liebte die Musik und die Oper und versuchte mich verbissen auch immer wieder an Arien, etwa aus dem *Freischütz.*

Davon konnte mich auch mein Musiklehrer nicht abhalten, der mich entnervt aus dem Schulchor entließ.

»Schade«, sagte er bei dieser Gelegenheit, »dass immer die Unbegabtesten am engagiertesten sind.«

Aber jetzt, hier, in Tel Aviv, entwickle ich in den letzten Wochen nach dem Liederabend eine regelrechte Euphorie. Ich fange an zu singen. Zuerst nur in meinem Hotelzimmer, dann am geöffneten Fenster, und schließlich mitten auf der Straße.

Ich bin jetzt plötzlich high. Dieser radikale Stimmungsumschwung kam genauso unvermittelt wie meine Depression zuvor. Ich selbst stelle mir vor, dass ich jetzt keinerlei Schlaf mehr brauche und mit titanenhafter Energie mein ganzes Arbeitspensum bewältigen kann. Statt der Depression erwischt mich nun die Manie.

Auch im Ulpan nehme ich inzwischen nicht mehr an den Pausengesprächen teil, sondern gehe auf die Straße hinaus, um Arien zu schmettern. Der Wachmann vor der Tür beobachtet mich nicht mal so unfreundlich.

Und doch: Trotz meiner plötzlichen, total unerwarteten Hochstimmung merke ich selbst, dass es so nicht geht. Ich beobachte traurig meinen eigenen Verfall. In mir heult ein kleines Kind, das sich trotz allem nicht total zum Narren machen will. Was soll die nette Esther von mir denken?

Letztlich beschließe ich Ende Juli, dass ich so nicht weitermachen kann, dass ich mich nur blamiere, dass ich nicht länger in den Sprachkurs gehen will. *Wozu auch?*, versuche ich mich auch vor mir selbst herauszureden.

Ich kann mich inzwischen im Alltag verständigen, kann die hebräische Schrift, ja sogar einfache Zeitungen lesen. Ich brauche kein Diplom für irgendeine Einwanderung, also beende ich dieses Kapitel einfach.

»Komm doch bitte wieder, und schließe den Kurs ab«, sagt Esther, die offenbar gewillt ist, mich nicht so ohne Weiteres aufzugeben, immer wieder. Noch zwei-, dreimal ruft sie mich an, doch ich gehe nicht mehr an den Apparat, lasse es einfach läuten. Hin und wieder begegne ich Jennifer, die mich jedes Mal bittet, mit ihr einen Kaffee zu trinken. Aber ich bin mittlerweile so weit außerhalb jeder normalen Umgangsform, dass ich sie meist, ohne eine Antwort zu geben, stehen lasse.

Sobald ich in meiner merkwürdigen Hochstimmung gefangen bin, gehe ich am liebsten mit meiner Kreditkarte shoppen. Ich schenke mir selbst einen burgunderroten Bettüberwurf, bunte, teure Seidenkissen und, obwohl ich sonst eher in gedeckten Farben angezogen bin, farbenfrohe neue Kleider aus kleinen Boutiquen.

Irgendwie untypisch, irgendwie schrill. Ich bin vollkommen frei vom Ulpan und meinen Mitschülerinnen. Es geht mir nur noch darum, schick auszusehen – ohne dass ich an irgendwelche Konsequenzen und schon gar nicht an meinen Kontostand denke. Hübsche Sachen kaufen ist wichtiger, als vernünftig zu leben oder gar an meinem Buch zu schreiben. Plötzlich abonniere ich die *Vogue*, interessiere mich für Designerschmuck, was sonst gar nicht meine Art ist – und flüchte so vor der Welt, vor mir selbst und vor meinen eigenen Gedanken.

Und dann kommt, genauso jäh und unerwartet, der plötzliche Absturz: In tiefen Grübeleien versunken, empfinde ich die ganze Welt wie einen Feind, kann mich über nichts freuen, sehe alles negativ. Stundenlang liege ich in meinem abgedunkelten Zimmer, schaue sinnlos *fashion tv* und störe mich nicht einmal mehr daran, dass ich noch nicht angezogen bin, wenn die nette russische Putzhilfe kommt, um bei mir sauber zu machen.

»Dir geht es gar nicht gut«, stellt Yael fest, als sie mich im Flur trifft. Tränen glitzern in ihren Augen. »Aber mir auch nicht. Der Chef hat mir gekündigt. Es ging mit uns einfach nicht mehr. Ende des Monats höre ich auf. Dann musst du gut auf dich aufpassen!«

Immerhin erreicht mich Yaels Traurigkeit noch, und ich schaffe es, sie in den Arm zu nehmen. Sie wird mir so fehlen, da sie mich zu jedem Zeitpunkt akzeptiert und mich immer wieder mit einem strahlenden Lächeln getröstet hat.

»Aber mach dir keine Sorgen«, fährt sie fort. »Wir werden uns auf keinen Fall aus den Augen verlieren, hörst du? Wir treffen uns dann auf einen Kaffee in der Dizengoff.«

An diesem Abend fühle ich mich einsam und verlassen. Dass ich weine, merke ich erst daran, dass mein Kopfkissen von Tränen getränkt ist. *Wird irgendwer mir irgendwann helfen können? Was soll ich tun, um für meine Umgebung wieder eine verlässliche Person zu sein? Welche Krankheit kann das sein, die mich einer dauernden Gefühlsachterbahn aussetzt? Ach, wäre ich doch wieder im Krankenhaus*, denke ich mal wieder. *Dort würde man mir auch Beruhigungsmittel geben, damit ich wenigstens schlafen kann.*

Hier aber bin ich dauererschöpft – und ich kann trotzdem nicht schlafen. *Lange*, sage ich mir selbst, *wird es so nicht weitergehen.* Die Tränen laufen über mein Gesicht, bis ich, erschöpft vom Weinen, mich doch endlich vom Schlaf überwältigen lasse.

Irgendwie durchhalten

Am nächsten Morgen schaffe ich es sogar einmal, mich vor der Mittagszeit aus dem Bett zu bewegen, so, als hätte mir das Bad in totalem Selbstmitleid doch irgendwie geholfen.

Ich schaue zum Fenster hinaus, der Morgendunst hängt wie ein Schleier über dem tiefblauen Meer, ich blinzele ins helle Licht und sehe in den verspiegelten Scheiben des Dan-Hotels, wie über den Dächern der Stadt die Sonne aufgeht. Ein schöner, kostbarer und seltener Augenblick für mich. Denn immerhin singe ich mal nicht und führe auch keine Selbstgespräche, es ist einer der selten gewordenen Momente einer gewissen inneren Ruhe – was vermutlich auch meine Zimmernachbarn freut.

Sie müssen mit mir so einiges aushalten. Warum es keine Beschwerden über meinen Gesang bei der Hoteldirektion gibt, verstehe ich selbst nicht. Die Hotelgäste müssen alle sehr gelassen sein.

Jetzt denke ich an die Zeit vor Knuts Tod zurück. Bevor ich krank wurde, hatte ich immer die frühen Morgenstunden geliebt. Ich mochte das Gefühl, den ganzen Tag noch frisch und unverbraucht vor mir zu haben. Oft schrieb ich dann.

Jetzt schaue ich übers Meer und erinnere mich an einen kostbaren Augenblick in meinem Haus im Moor. Ich war mit meinem Hund durchs Gras gegangen, spürte den Tau an meinen Füßen – und hörte auf einmal eine laute Durchsage auf Spanisch.

Im ersten Moment war ich total verwirrt gewesen, bis ich auf dem Nord-Ostsee-Kanal ein Kreuzfahrtschiff entdeckte, das sich majestätisch an mir vorüberschob. An Deck standen Passagiere, die mir zuwinkten, und ich fand es einfach wundervoll: Glamour der großen, weiten Welt unter den Himmeln Holsteins.

Aber auch heute Morgen, hier in Tel Aviv, bin ich irgendwie zufrieden. Sicher, ich kann nicht mehr länger ignorieren, dass ich offenbar kränker bin, als ich je von mir erwartet hätte.

Aber gibt es nicht dennoch viel Anlass, auch dankbar zu sein? Immerhin konnte ich mir meinen Traum erfüllen, mal mindestens für eine Weile im Land meiner Sehnsüchte zu leben.

Ich kann eine Arbeit machen, die ich mir selbst ausgesucht habe und die mir gefällt – und für die ich doch auch gut bezahlt werde. Der Tag schimmert weit und vielversprechend vor mir, ich nippe am Kaffee in meiner Hand und sage mir, dass es Yael vermutlich viel schlechter geht, jetzt, ohne Job. Und dennoch bleibt sie tapfer, verfällt nicht in Selbstmitleid.

Auch wenn ich an Max denke, bin ich inzwischen nicht mehr ganz so zornig. Am Meer rennt mit fliegenden Ohren ein kleiner Hund entlang, und ich denke zurück an die Zeiten mit Sotchi. Oft war ich morgens, im Frotteemantel, eine Tasse Kaffee balancierend, mit meinem Hund im Garten spazieren gegangen. Mittendrin stand eine Bank. Dort hatte ich immer gesessen und über neue Kapitel meiner Romane nachgedacht, wenn Max in die Stadt gefahren war.

Manchmal hatte ich mit Sotchi auf dem Sonnendeck an meinem Teich gelegen, die Wolken am Himmel gezählt und einfach nur vor mich hingeträumt, bis ich dann am Abend Tomatensalat mit Schafskäse für Max und mich machte. Dazu gab es guten, kräftigen Rotwein und schöne Gespräche. Im Winter hatte Max aus Sparsamkeit den Kamin angeheizt, der im ganzen Landhaus eine wohlige Wärme verbreitete. Auch Sotchi liebte den kuscheligen Platz davor. Ich schaute in die Flammen. *Vielleicht*, denke ich jetzt und hier an meinem Fenster mit Blick aufs Mittelmeer, *war es ja doch nicht alles nur schlecht gewesen?* Und mich überkommt plötzlich ein merkwürdiges Heimweh.

Doch natürlich muss ich mir klarmachen, dass es nie einen Weg zurück gibt, dass Max jetzt eine andere hat und ich dazu verurteilt bin, mein Leben hier in Tel Aviv in den Griff zu kriegen – irgendwie.

Schon wieder in einem unvermuteten Stimmungswechsel steigen mir plötzlich Tränen in die Augen. *Werde ich meine Freunde und, ja, auch meinen geliebten Hund jemals wiedersehen? Wie wird es alles ausgehen, mit mir und meinem Leben?*

Ach, denke ich verzweifelt, *könnte ich doch nur die Zeit zurückdrehen und noch einmal wie früher auf den Holzplanken am Teich liegen, ohne irgendwelche klitzekleinen Sorgen.*

Dann wieder fällt mir ein, dass mein Agent mir einmal sagte, ein Autor wachse mit seinen Krisen.

Wie werde ich diese Krise hier bewältigen? Was werde ich in zehn Jahren denken? Kann ich je wieder fröhlich sein? Und werde ich jemals wieder schreiben können?

Um nicht schon wieder in Tränen auszubrechen, gehe ich zu meinem Wasserkocher und brühe mir einen frischen Kaffee auf. Dann schaffe ich es sogar, mir ein paar Tomaten und Gurken klein zu schneiden und dazu Brot in Hummus zu stippen.

Endlich habe ich mal wieder etwas gegessen, denn seit mich diese ständigen Wechselbäder aus Hochstimmung und Niedergeschlagenheit überfallen, ist mir jeglicher Appetit vergangen. Neuerdings trage ich Kleidergröße 34 statt wie zuvor 36. Sogar das Berliner Kaiserzeit-Kostüm schlottert nur noch an meinem Körper herum. Aber ich verändere mich auch sonst, möchte weiblicher sein, als ich es von mir kenne. Inzwischen sind meine Haare weit über Schulterlänge gewachsen. An den Spitzen sind sie vom Meerwind blond gebleicht, und ich trage sie mit einer Spange am Hinterkopf zusammengehalten.

Obwohl mir häufig so vieles ganz gleichgültig ist, achte ich immer noch darauf, mich sorgfältig zu schminken und auch meine Kleider regelmäßig in die Reinigung gleich neben dem Hotel zu bringen.

Es mögen die Reste eines gewissen, letzten Anstands sein, die mich knapp durch den Alltag retten.

Noch ein Kaffee, und ich stelle mich erneut ans Fenster, wo inzwischen mit dem Tag auch der Straßenlärm erwacht ist.

Ich werde zurückgehen, nehme ich mir in diesem Augenblick vor. Eines Tages. Und ich verspreche meinem Hund, dass ich ihn wiedersehen werde, wenn ich die Kraft dazu habe. Wenn ich wieder vertrauen kann. Wenn alles wieder besser sein wird.

Ob dieser Tag jemals kommt?

»Ich hoffe es einfach«, flüstere ich in den Spiegel über meinem Arbeitstisch, ohne auf die tiefen Rinnen unter meinen Augen zu achten. Irgendwann wird auch für mich die Sonne wieder scheinen! Das muss einfach sein. Daran glaube ich, davon bin ich überzeugt. Und bis dahin muss ich irgendwie durchhalten!

Leben im Provisorium

Ich habe gelernt, dass ich gute, klarsichtige Tage unbedingt ausnutzen muss, da sie immer seltener werden. Und so ziehe ich mich rasch an und starte zum Erstaunen der Dame an der Rezeption so gegen neun Uhr in meinen Tag.

»Was ist denn mit dir los?«, fragt sie halb überrascht, halb spöttisch. »In letzter Zeit schläfst du doch immer so lange?«

Ich werfe ihr vergnügt und überschwänglich eine Kusshand zu und biege rechts in die Frishman ein, Richtung Ben Yehuda Street. Dort habe ich an einem überaus schäbigen, aber pittoresken Balkon mit südländischen Eisenverzierungen die E-Mail-Anschrift eines Immobilienmaklers gesehen. Die will ich mir abschreiben und gehe gleich damit ins Internetcafé Log In, wo ich meinen Posteingang ganz in neuer Tradition erst mal ignoriere. Rafael braucht von meinen Unternehmungen nichts zu wissen, ich will das alles auf eigene Faust tun – um mir so einen möglichen Rückzug noch offen zu halten.

Ich kontaktiere den Makler, und etwa eine Stunde später steht ein gewisser David in der Tür des Internetcafés. Offenes weißes Hemd, dunkle Locken, Blue Jeans. Er grinst mich an und zeigt auf sein Motorrad.

»Ich hoffe, du hast genug Mumm.«

Oh, Mist. Schon mein Großvater war ein begeisterter Motorradfahrer gewesen, der mich immer mitnehmen wollte, aber wenn ich mich an ihm festhalten sollte, fing ich an zu zittern und verdarb ihm den ganzen Spaß. Aber okay, ich bin doch in letzter Zeit auch sonst ziemlich größenwahnsinnig. Und was tut der Mensch nicht alles, um cool zu wirken? Also zucke ich nur mit der Schulter und nehme hinter David, der lässig Kaugummi kaut, Platz.

»Das Apartment, das ich dir zeigen will, ist ein Hammer«, kündigt er an. »Nur ist es ein bisschen weiter weg von hier, in den besseren Vierteln im Norden. Genau richtig für eine Journalistin, könnte ich mir denken. Fertig? Gut, dann geht's jetzt los.«

Oje, schon nach wenigen Sekunden bedaure ich meinen pseudo-coolen Entschluss und merke, dass ich bereits vor dem Start feuchte Hände habe.

Mit einem Heulen jagt das Motorrad die Ben Yehuda hinunter. Der dichte Verkehr scheint David nicht zu stören. Hupen, Bremsen, Motorkreischen – mir dreht sich fast der Magen rum.

Dann fahren wir tatsächlich gen Norden und biegen ab in ein ruhiges Wohngebiet, so eines, wie ich es mir in meinen Träumen immer vorgestellt hatte. Diese schönen weißen Häuser im Bauhaus-Stil, mit Kakteen und üppig wuchernder Bougainvillea in den Vorgärten.

»Alles still hier, alles grün«, grunzt David, während der Motor zu meiner Beruhigung etwas leiser wird. »Hier wohnen viele Studenten.«

Ein nettes Pärchen in grüner Militäruniform grüßt uns freundlich, das Mädchen sieht mit seinen hellbraunen Haaren aus wie eine Madonna. Ich finde es ganz erschreckend, dass sie so beiläufig eine riesige Knarre geschultert hat. Ganz normal, der Kriegszustand hier.

»Da wären wir!« David zeigt grinsend auf einen grünen Vorhof, der zu einem überschatteten Eingang führt. »Hier ist überhaupt kein Lärm. Du siehst ja selbst, es ist eine Sackgasse.«

Damit schließt er die Tür auf und führt mich in sein kleines Paradies, das mich mit seiner schattigen Stille tatsächlich an meine schöne, verlorene Hamburger Wohnung erinnert.

»In dem kleinen Raum könntest du dein Büro einrichten«,

schwärmt David. »Da gibt's einen Internetanschluss. Und schau mal, das Wohnzimmer öffnet sich zu einer Terrasse.«

Und wirklich, sie ist ganz von der Welt abgeschieden, man blickt über ein struppiges, unbebautes Nachbargrundstück.

Jetzt finde ich schade, dass ich Rafael dies alles nicht zeigen kann. In Gedanken stelle ich schon blaue Polstermöbel im Wohnzimmer auf – und träume, natürlich, von einem süßen, kleinen Hund.

»Was kostet die Wohnung?«, frage ich etwas nervös.

Wieder dieses Grinsen. »Achthundert Dollar. Weil du so ein nettes Lächeln hast und sicher bald mit mir zum Essen ausgehst.«

Oh nein. Es ist sicher nur nett gemeint, aber es nervt. So gern ich die Freundlichkeit der Israeli habe, so sehr geht mir diese Anmache jetzt auf den Keks.

»*Yeschli chaver*«, sage ich auf Iwrit. »Ich habe schon einen Freund.«

»Und das stört dich?« David bläst die Backen auf. »Egal, dein Problem. Selber schuld. Also, willst du noch was anderes sehn? Aber ich sage dir gleich, hier kriegst du am meisten für dein Geld.«

Will ich? Mich noch weiter umschauen? Irgendwie finde ich David trotz allem ganz sympathisch, und ich möchte nicht seine Zeit vergeuden.

»Och, nö, ist schon okay. Ich finde diese hier ganz schön. Werd's mir überlegen.«

David grinst. Er schlägt mir freundschaftlich auf die Schulter.

»Aber überleg nicht zu lang. Die bin ich schnell los. Ist ein guter Preis. Bist du bereit? Dann bring ich dich zurück in die Innenstadt.«

Heulen, Zittern, Motorjaulen, und kurz danach spuckt er mich am Frishman Beach aus. Ich will einen kleinen Spaziergang machen, über die Wohnung und mein weiteres Leben nachdenken.

»Am Abend geb ich dir Bescheid«, sage ich zum Abschied.

»Überleg's dir gut«, meint David. »Und übrigens könnte ich dir ein schönes Nachtlokal zeigen. Du würdest es nicht bereuen.«

Schon, als sein Motorrad losknattert und er noch einmal breit lächelnd winkt, weiß ich, dass ich ihn nicht anrufen werde. Ich werde die Wohnung nicht nehmen, obwohl sie wirklich schön und gut geschnitten ist und ich dort viel weniger bezahlen müsste als in meinem Hotel, das mir leer und verwaist erscheint, seit die fröhliche Yael nicht mehr dort arbeitet. Aber ich kann mir selbst so ein schönes Leben nicht gönnen. Nicht jetzt, nicht nach Knuts Tod.

Nein, ich werde wohl weiter im Provisorium ausharren müssen.

Rasch schüttele ich den Gedanken an meinen toten Bruder ab und gehe zum Meer hinunter. Die Gischt schäumt im sanften Nachmittagslicht, ich ziehe die hochhackigen Sandalen aus und gehe ziellos durchs Wasser, immer in Richtung Jaffa, den Blick auf den Horizont gerichtet. Es tut gut, diese Kühle zu spüren nach einem heißen Sommertag.

Die Wohnung wäre wunderbar, denke ich, wenn alles anders wäre.

Wenn ich gesund wäre. Alles genau richtig, würde ich etwa weiter den Ulpan besuchen, würde ich Rafael tatsächlich ernsthaft lieben – und würde ich schreiben können. Aber das alles scheint nicht so ganz der Fall zu sein. Und außerdem, sagt eine beharrliche und ausnahmsweise sogar mal vernünftige Stimme in meinem Kopf, würde es mir vielleicht überhaupt nicht gut tun, mich ausgerechnet jetzt in einer abgelegenen Wohnung vor der Menschheit zu verkriechen.

Im Hotel gibt es letzte Überreste einer sozialen Kontrolle, irgendwie noch eine allerletzte Ordnung. Ich weiß selbst nicht, was mit mir passieren würde, wenn mir auch dieser Kontakt noch verloren ginge.

Gedanken an Knut

Wenn ich nicht gerade total verstört und krank bin, ist die Arbeit für mich die einzig mögliche Daseinsform. Nur wenn ich einen Text vor mir sehe, wenn ich mit Wörtern und Sätzen jonglieren kann, bin ich glücklich und ganz mit der Welt im Reinen. Das klingt so einfach, ist es aber nicht. Auch ohne diesen Wechsel aus Depression und Euphorie, auch mit den besten, denkbaren Buchverträgen und der hervorragenden Unterstützung durch meine Agentur und meine Lektorin, ist es mir keineswegs immer leichtgefallen, mich in meine Arbeit zu versenken.

Immer war da irgendeine Ablenkung.

Mal setzte ich die Zwiebeln für über eintausend Osterglocken in meinem Garten, mal schob ich mit fast schon zornigem Ehrgeiz den Balkenmäher über mein eigenes Fleckchen Erde. Dann wieder fand ich es wichtiger, die Fassade meines alten Bauernhauses zu renovieren. Oder mich ans Wischen irgendwelcher dunkler Winkel in meinen Zimmern zu machen.

»Ich kann nicht schreiben«, hatte eine bekannte Berliner Journalistin einmal gesagt, »bevor ich nicht die letzte Klinke geputzt habe.«

Dieser Satz hatte mich immer beeindruckt. Aus Erfahrung weiß ich schon damals in Tel Aviv, dass innere Spannungszustände zum Prozess meiner Arbeit gehören, dass ich sie aushalten und annehmen muss. Denn genau in den Momenten, wenn ich müde und lethargisch und zugleich auch innerlich unruhig bin, reifen in mir die Ideen, die ich fürs Schreiben brauche.

Schon lange vor meiner Erkrankung fühlte ich mich deshalb manchmal wie eine Art Vulkan, eruptiv, unberechenbar, unbeständig in meinen oftmals mit meiner Kreativität stehenden und fallenden Launen.

Kann ich schreiben, bin ich fröhlich, high sozusagen. Kann ich es nicht, reizt mich die Mücke an der Wand. Wie soll ich also in Tel Aviv ertragen, dass ich seit nunmehr fast fünf Monaten so gut wie untätig bin?

Ich ahne einen Roman, kann ihn jedoch nicht fassen. Während ich gereizt durchs Meer stapfe und die spöttischen Blicke einiger junger Männer ignoriere, versuche ich wieder einmal, mich auf meinen neuen Stoff zu konzentrieren.

Für den neuen Text möchte ich etwas von der Strandatmosphäre hier einfangen, die mir so wunderbar leicht erscheint. Immer sehe ich die Farbe Blau vor mir, und dazu wehende, tanzende Sommerkleider, alle in Tönen der Melancholie, in Sepia – ein Porträt einer vergehenden Zeit.

Aber letztlich kann ich mich in meiner eigenen seelischen Lage auf diese Leichtigkeit nicht einstellen. Auch jetzt, während das Meer um meine Beine spielt und ich Lust hätte, einfach schwimmen zu gehen und mich von den sanften Wellen schaukeln zu lassen, ist der Gedanke an meinen Bruder allgegenwärtig.

Klar, so ganz langsam sickert bei mir durch, dass ich nie mehr sein Lachen hören werde und nie mehr gutmachen kann, was ich an ihm versäumt habe. Knut ist tot, das begreife ich so langsam. Dennoch kann ich es alles immer noch nicht fassen. Vor allem die grausame Art seines Todes schaffe ich nicht zu bewältigen. Wie verzweifelt muss ein Mensch sein, der sich vor einen Zug wirft?

Müsste es hier in Tel Aviv nicht viel leichter sein, seinen Tod zu verdrängen, als in Hamburg? Ich bin ja weit fort, kann mir immer noch vorstellen, er säße zu Hause und würde irgendwelche historischen Fachbücher lesen. *Er war ein richtiger Gelehrter*, denke ich mir.

Und dann kommt wieder dieser fiese, kleine Schmerz in meiner Brust, und ich erinnere mich daran, wie ich ihn zum letzten Mal gesehen habe.

Ich hatte Knut vorgeschlagen, dass wir nach seinen Prüfungen zusammen nach Israel fahren.

Aber er meinte, er könne das nicht machen, weil er den Eltern sowieso auf der Tasche liege.

Ich würde mir so unglaublich tief wünschen, ich hätte damals gesagt: »Dann lass dich doch von mir einladen.«

Aber habe ich nicht, ich war viel zu gedankenlos dafür.

Warum nur???

Und jetzt, denke ich, während ich am schicken Opera House vorbeigehe, das vor mir den Strand überragt, dass ich es niemals werde nachholen können. Diese Unwiederholbarkeit ist für mich das Schlimmste. Wenn mich gerade wieder eine gewisse Leichtigkeit erfasst, branden diese dunklen Gedanken auf mich zu wie eine unaufhaltbare Woge. Irgendwer hat mal gesagt: »Depressionen sind wie schwarze Vögel.«

Diese schwarzen Vögel beherrschen mich.

Schon wieder fühle ich mich dermaßen erschöpft, dass ich aus dem Wasser an den Strand zurückkehre und mich einfach nur matt in den Sand sinken lasse.

Kitesurfer schwirren von Jaffa her übers Meer.

Ich beneide sie darum, dass der Wind sie trägt.

Wie gern würde ich mich auch wieder so tragen lassen!

Liebes-Katastrophe

September 2004

Inzwischen habe ich mich lange nicht mehr bei Rafael gemeldet, seine SMS und Anrufe nicht beantwortet. Er schaut, rücksichtsvoll, immer nur dann bei mir vorbei, wenn wir es vorher abgemacht haben. Aber nun haben wir uns schon mehrere Tage nicht gesehen. Ich kann nicht. Zum Lieben braucht man schon auch sich selbst. Und ich fühle mich vollkommen außer mir, habe das Gefühl, mich vollkommen verloren zu haben, seit ich nicht einmal mehr in den Ulpan gehe – was ich in ehrlichen Momenten als ziemliche Niederlage für mich empfinde.

Rafael hatte ein paar Mal vorgeschlagen, ich könne im Oktober mit ihm nach Tiberias fahren, aber mir war nicht danach gewesen.

Früher mal hatten wir den See Genezareth gemeinsam besucht und hatten dort fröhliche Bootsfahrten gemacht, die Erinnerung daran möchte ich mir nicht zerstören. So, wie es mir jetzt geht, würde ich ja doch nur im Hotelzimmer herumhängen und Streit mit dem unternehmungslustigen Rafael kriegen. Jetzt will ich mich nur noch zurückziehen, nur noch schlafen.

Nach dem verhältnismäßig klaren Tag gestern bin ich heute wieder sehr niedergeschlagen. Ich mag nicht aufstehen, nehme ein Buch zur Hand, dann lege ich es wieder fort, ich finde es zu heiß, kann nicht essen und habe zu nichts Lust.

Heute ist der 16. September, und der Tod meines Bruders liegt nun fast ein Jahr zurück.

Irgendwie finde ich, war seine Todesart doch auch ungeheuer aggressiv gegenüber seiner Umwelt.

»Du hast mein ganzes Leben zerstört«, flüstere ich ihm in einem plötzlichen Anfall von Wut zornig zu. »Ich kann nicht mal mehr schreiben. Na, bist du jetzt zufrieden?«

Gleich darauf bin ich wieder deprimiert und mutlos. Diese tiefe Niedergeschlagenheit, die mich neuerdings nach jedem Moment der Euphorie überfällt, ist wirklich nur sehr schwer auszuhalten.

Gerade, als ich endlich duschen will, klingelt mein Telefon.

Eine Dame aus der Presseabteilung meines Verlags hat es geschafft, sich zu mir durchstellen zu lassen. *Wäre Yael noch im Hotel, hätte ich meine Ruhe*, denke ich. Aber jetzt bin ich sogar ein klein wenig dankbar für die Ablenkung, weil sie mich aus meinen Grübeleien reißt.

»Ich habe gute Nachrichten«, eröffnet mir die Pressefrau. »Eine Redakteurin einer großen Frauenzeitschrift will Sie gern anrufen und mit Ihnen über Ihren Roman sprechen. Wären Sie dazu bereit?«

Lieber Gott, ich habe ganz vergessen, dass mein Buch, auf das ich so lange hingearbeitet habe, ja gerade erscheint. Das alles passiert so weit entfernt von mir! Allerdings war es immer schon so, dass mich meine fertigen Bücher nicht mehr übermäßig interessieren.

»Klar«, sage ich ohne große Begeisterung. »Sie kann hier anrufen.«

In Gedanken füge ich hinzu: *Sie wird mich ja doch nicht erreichen.* Irgendwie habe ich keine Lust, etwas für meinen Roman zu tun. Das war bei meinem ersten Buch immerhin noch an ders gewesen.

Voller Begeisterung hatte ich damals TV und Radio Interviews gegeben, fand es spannend, einmal nicht selbst die Fragen zu stellen, sondern sozusagen die Seite zu wechseln. Aber das ist vermutlich ein Anfängerphänomen. Jetzt, bei meinem mittlerweile vierten Buch, das erscheinen soll, denke ich anders: *Entweder es setzt sich von allein durch – oder eben nicht.*

Ich warte also keineswegs neben dem Telefon auf den Anruf der Zeitschrift, wie ich das vielleicht vor vier Jahren durchaus noch getan hätte. Ich schleppe mich an den Strand und von da aus ins Internetcafé, wo ich erneut sehr viele E-Mails abrufe, wenn auch nicht lese, und wieder mal nicht schreiben kann. Aber immerhin hab ich es geschafft, mich aus dem Haus zu bewegen. Das ist in meinen Phasen des *Down*-Seins keineswegs selbstverständlich. Nachmittags fange ich an, mit Kamillentee herumzuhantieren und, einfach so, zu inhalieren. Ich habe ein großes Handtuch über dem Kopf und atme ihn ein. Großmütter-Rezept. Soll beruhigend sein. Gerade, als ich vom Dampf einen wirklich roten Kopf habe, hämmert es fast wütend gegen meine Tür. Ich habe keine Lust aufzumachen. Doch der Terror hört nicht auf – und irgendwann fliegt die Tür von selbst auf. Begleitet vom Hausmeister steht Rafael im Zimmer.

»Was ist denn hier los?«, fragt er knapp. »Was machst du denn da? Und warum meldest du dich nicht? Hab ich dir nicht gesagt, du kannst mir vertrauen und dass ich immer für dich da bin?«

Während sich der Hausmeister vorsichtig zurückzieht, mustere ich Rafael. Leicht gebräunt, neue Sonnenbrille, das übliche T-Shirt. Als er die Brille abnimmt, kommen seine schwarzen Augen zum Vorschein, die mich anscheinend durchbohren wollen.

Ich schaue ihn nur müde an. Welchen Bezug habe ich überhaupt noch zu diesem Mann?

Jetzt, wo ich mal wieder *down* bin, fühle ich mich von allem abgeschnitten, und alles wird mir so verdammt gleichgültig.

Die Frauenzeitschrift hat mich nicht erreichen können?

Och, na ja, dann wird die Erde sich wohl trotzdem weiterdrehen.

Rafael ist verärgert über mich. Tut mir leid, das ist nicht mein Problem. Was geht er mich auch an? Wir hatten einen lockeren Ferienflirt und sind nicht verheiratet.

»Ich habe dir nichts versprochen«, sage ich leise.

Er macht einen Schritt auf mich zu, öffnet den Mund, als wolle er etwas sagen, schließt ihn dann wieder. Auch ich bleibe stumm. Kurz vor mir bleibt er stehen.

»Du siehst gut aus.«

Macht er Witze? Vom Kamillentee-Dampf nasses, langes Haar, knallroter Kopf. Ich schaue nur matt zurück.

»Komm, zieh dich an, wir fahren in die Stadt, Spaghetti essen.«

»Nein«, erwidere ich. »Das werden wir nie mehr tun.«

Er sieht mich an, als höre er schlecht.

»Wie bitte?«

Oh, geh doch bitte einfach, heule ich innerlich. *Mach es uns nicht so schwer. Geh raus in die Abendsonne, suche dir irgendeine hübsche israelische Braut, die nicht durchgeknallt ist, und lass mich in Ruhe. Geht doch alle weg, lasst mich allein!*

»Wir könnten auch ins Aladin?«

Er lächelt, siegesgewiss.

Irgendwie mag ich dieses kleine Siegerlächeln. Jedenfalls weiß ich wieder, warum ich mich mal auf ihn eingelassen habe. Aber jetzt kann ich das nicht mehr, ich kann mich nicht länger verstellen und Normalität vortäuschen, ganz normal essen gehen, über Zukunftspläne reden. Ich bin von meiner Zukunft ausgeschlossen.

»Es ist Schluss«, sage ich, eine Spur zu laut.

Weicht Rafael zurück? Oder bilde ich mir das nur ein?

»Hab ich richtig gehört?«

»Ja, doch, ich glaube schon. Ich kann nicht mehr.«

»Du bist einfach nur verzweifelt. Das musst du nicht an mir auslassen.«

»Wir können ja eines Tages mal telefonieren …«

»Du meinst es ernst?«

O mein Gott, was sonst? Willst du, dass ich gleich in deiner Gegenwart Selbstgespräche führe? Oder schöne Arien singe? Vielleicht ein paar halb vergessene Ballett-Einlagen bringe? Geh doch! Geh endlich weg!

Vermutlich kann er mir die Gedanken vom Gesicht ablesen.

»Okay«, sagt er ruhig. »Dann komm. Nimm mich noch mal in den Arm.«

Ich stehe auf, lasse zu, dass er mich umarmt, obwohl mir der Kamillegeruch, den ich durch meine Gesundheitskur verströme, auf die Nerven geht.

Er gibt mir einen behutsamen und vorsichtigen Kuss auf die Wange.

»Bye-bye«, sagt er dann beinahe zärtlich. »Pass auf dich auf.«

In der Tür dreht er sich noch einmal um. Er lächelt mir zu, ganz der Gentleman. Er pustet einen Kuss in die Luft, und ich merke, wie mir nun doch die Tränen in die Augen steigen. Bye-bye, Rafael. Er schließt sanft die Tür. Ein letztes Klicken. Dann bin ich allein. Ganz so, wie ich es mir gewünscht habe. Und nun ist es aber so, dass ich doch weinen muss. Sehr lange werde ich nun wohl nicht mehr in Israel bleiben können, sage ich mir. Ohne Rafael und den Rückhalt, den er mir gibt, ist meine Auswanderung vermutlich gescheitert. Aber ich kann und darf mich nicht an ihn klammern und will ihn auch in all seinem Stress nicht mit meiner verrückten Gegenwart belasten. Mir ist klar, dass ich für meine Umgebung zunehmend zu einer Zumutung werde, da es immer seltener einen klaren Moment gibt.

Meine kleine, feine Weinhandlung

Letztlich hatte mir die Beziehung mit Rafael trotz allem doch viel Halt gegeben. Auch wenn ich vielleicht das Gefühl hatte, ihn nicht wirklich lieben zu können, den Eindruck, dass die ganz große Romantik zwischen uns fehlte, war er doch immer wie selbstverständlich für mich da gewesen, hatte mich aufgefangen – und in gewisser Weise auch überwacht.

Und darunter habe ich gelitten. Wie früher schon.

»Herr Pfarrer, Ihre Tochter hat mich vorhin nicht gegrüßt«, beschwerte sich einmal eine Dame aus dem Dorf, und ich wurde dafür ausgeschimpft.

Ich hatte nicht die Freiheit, gedankenversunken durch die Gassen zu schlendern. Zudem kamen ständig Leute mit ihren Sorgen und Nöten, und wenn mein Vater unterwegs war, musste ich sie schon in jungen Jahren empfangen, mit ihnen reden und sie trösten. Und das dauerte manchmal Stunden.

Auf meine Konfirmation hatte ich mich richtig gefreut. Mein Auftritt vor der Kirche war jedoch grässlich!

Ich trug ein eher modernes Kostüm, als eine Frau der Gemeinde mich sah und die Hand vor den Mund schlug. Sie suchte in der Menge meine Mutter und schoss auf sie zu.

»So kann das Kind nicht gehen! Das ist ganz unmöglich!«

Ein schlimmes Klagelied folgte: Katastrophe, ich hätte keine weißen Söckchen an, und das nagelneue Gesangbuch, ein Geschenk eben dieser Frau, dürfe ich nur mit dem Spitzentaschentuch anfassen. Ein riesiger Aufruhr brandete los!

Woher vor dem offiziellen Foto jetzt noch weiße Söckchen

nehmen? Und das Spitzentaschentuch? Schließlich wurde von irgendwem aus dem Dorf alles beschafft, aber mir standen nur noch die Tränen in den Augen.

Damals hätte ich am liebsten, mitten vor allen Leuten, auf dem Vorplatz der Kirche, ganz laut gebrüllt: »Hier wird gar keiner konfirmiert! Ich bin kein öffentliches Eigentum!«

Aber diesen Mut hatte ich damals natürlich nicht.

Jedoch habe ich mir an diesem Tag geschworen, dass ich eines Tages fortgehen und ein freies Leben führen würde, ein Leben in der Großstadt, in dem ich nur machen würde, was ich selbst will.

Und jetzt, in Tel Aviv, konnte ich es endlich verwirklichen. Zur Feier meiner Trennung von Rafael gehe ich erst einmal in die Weinhandlung unten im Haus und suche mir einen schönen, guten Rotwein von den sonnenbeschienenen Höhen des Golan-Gebirges aus.

Natürlich weiß ich selbst, dass ich überhaupt nicht trinken darf, weil ich überhaupt nichts vertrage. Sowie ich Alkohol intus habe, fange ich an, wirre Geschichten zu erzählen, dessen bin ich mir bewusst. Aber wen kümmert das jetzt noch?

Die Frau im Weinladen hat einen Mittelscheitel und langes, dunkles Haar. Sie ist unerwartet lieb zu mir und erzählt mir, sie sei eine Christin aus den Bergen, hier in Israel aufgewachsen.

Ich aber will mich auf gar kein Gespräch einlassen, freue mich nur noch darauf, endlich still und allein übers Meer zu schauen und mit mir allein und dem schönen Wein auf die gischtschäumenden Wellen und meine neue, vollkommene Freiheit anzustoßen. Immerhin das ist ein Augenblick der Freude, wenn auch einer traurigen Art der Freude.

Anverwandlungen

Oktober 2004

Soeben ist mein Roman auf dem deutschen Buchmarkt erschienen, und ich ziehe mir seelisch die Decke über den Kopf, will nicht dazugehören.

Nach ein paar Wochen schickt mein Verlag mir ein paar wunderschöne Kritiken, auch aus der *BILD*-Zeitung. Ich freue mich kurz, sehr kurz – und gehe dann zu meinem neuen Alltag über: Rotwein trinken.

Inzwischen kann ich sogar arbeiten – wenn ich etwas getrunken habe. Dies ist für mich ganz neu, ganz ungewöhnlich, denn zuvor habe ich Alkohol und Arbeit strikt voneinander getrennt, da ich schon mit wenig Wein leicht verrückt reagierte. Jetzt ist mir das alles gleichgültig.

Wenn ich Lust dazu habe, setze ich mich mit Baileys an den Strand, schaue den Wellen zu und gehe dann, reichlich angetrunken, zum Schreiben.

Dass das nette Pärchen im Log In, Yaakov und Noa, sich von mir zurückzieht, stört mich nicht weiter. Ich will es gar nicht anders.

»Du warst früher so nett«, sagt Yaakov einmal in schierer Verzweiflung. »Was ist bloß mit dir passiert?«

Das trifft mich, aber diese seelische Berührung ist mehr wie ein Blitzschlag, sie geht schnell vorüber, ebenso wie die schnell vergehende Freude über meine Kritiken.

War ich lange Zeit einem ständigen Wechselbad der Gefühle ausgesetzt, schwankte ich zwischen himmelhoch jauchzend und zu Tode betrübt, bin ich mittlerweile eher gleichgültig.

Lediglich nach zwei, drei Gläschen Baileys ist das Maß der Apathie noch so weit im Rahmen, dass ich Recherchen für meinen Kaiserzeit-Roman erledigen kann.

Bald schicke ich sogar – trotz allen Irrsinns – immerhin hundertfünfzig Seiten an meine Agentur. Mein Agent ruft mich an, um mir zu gratulieren.

»Hervorragend«, sagt er zu meiner eigenen Verblüffung.

Sehnsucht nach Scheitern

Irgendwann im Oktober, als die Tage kürzer werden, die Sonne flach und sanft übers Meer streicht, erreicht mich eine ganz fröhliche E-Mail meines Agenten.

Eine Redakteurin des WDR habe sich an die Agentur gewandt, da sie mich gern zur großen französischen Schauspielerin Rachel interviewen wolle, über die ich einen biografischen Roman geschrieben hatte.

»Die Dame klingt sehr freundlich«, schreibt mein Agent. »Bitte nehmen Sie zu ihr Kontakt auf.«

Die Nachrichten, die ich von der Agentur bekomme, sind immer noch sehr nett und hoffnungsvoll, trotz immer neuen Schwachsinns von meiner Seite aus, irgendwie fast schon trotzig darauf beharrend, dass ich mich schon wieder fangen würde.

Brav melde ich mich also beim WDR in Köln. Ein E-Mail-Wechsel geht hin und her, man wird ein Studio in Tel Aviv anmieten, um mich dort dann über meine Recherchen zum Roman und die großartige und tragische Figur der Rachel zu interviewen.

So gut ich kann, tippe ich Antworten, funktioniere an der Oberfläche, höchstens meinem Agenten zuliebe, für mich tu ich das nicht.

Natürlich weiß ich auch, dass er eigentlich recht hat, bestimmt wäre das spannend, schon allein als Erfahrung!

Aber ich habe in letzter Zeit gegen jedwede Art von Erfolg einen tiefen Widerwillen.

Denn: War mir damals nicht mein eigenes Fortkommen wichtiger gewesen als mein kleiner Bruder? Hatte ich ihn nicht in der Stunde der Not hängenlassen, nur um irgendwelche Reportagen zu schreiben, irgendwelchen doofen, oberflächlichen Erfolgen hinterherzujagen? Diese Gedanken sind nicht bewusst in meinem Kopf, aber sie leiten mich.

Jetzt habe ich eine ganz umgekehrte Sehnsucht: Ich will gerade nicht mehr funktionieren, habe fast schon den Vorsatz zu scheitern, will mein eigenes Leistungsdenken der ganzen Welt ins Gesicht spucken.

Zwar finde ich es einerseits immer noch toll, dass ich ausgerechnet in Tel Aviv in ein WDR-Studio eingeladen werde – aber diese Freude gehört zur »alten Ulrike«, der immer funktionierenden Erfolgsperson von gestern, aus Zeiten vor Knuts Tod. Die »alte Ulrike« hätte natürlich alles gemacht, was die Agentur und der Fernsehsender von ihr verlangen und, ja, sie hätte dabei auch an die Verkaufszahlen ihrer Bücher gedacht.

Die »neue Ulrike« hat sich mit ihrem Untergang arrangiert, hat keine Lust, für ihr Geschriebenes auch nur das Allergeringste zu unternehmen, will sich nicht als Autorin in Pose werfen, findet es schlichtweg albern, irgendwem ein Interview zu geben.

Was würde ich auch schon zu sagen haben? Ich finde es ganz belanglos, über die historische Person Rachel zu reden, während ich in meiner Trauer versunken bin.

Eines Nachts setze ich mich an den Hotelcomputer im Foyer und schreibe eine total irre E-Mail an den WDR. So irre, dass ich nicht einmal mehr eine Antwort erhalte. Die Einladung ins Studio ist schlichtweg entfallen.

Und mein Agent ist entweder freundlich oder verzweifelt genug, den Vorfall nicht weiter zu kommentieren.

Mein Abstieg ist kaum noch aufzuhalten. Und ich müsste lügen, würde ich behaupten, dass ich deshalb verzweifelt wäre. Ich habe nun eine neue Schadenfreude mir selbst gegenüber entwickelt. Wenn man so will, sehne ich mittlerweile meinen eigenen Untergang fast herbei. Wenn ich ganz am Boden bin, sage ich mir, werde ich vielleicht irgendeine Rettung finden.

Sturmnacht

Winter 2004

Nach und nach hält der Winter Einzug in Tel Aviv. Nun beginnt es immer öfter zu regnen, stürmische Winde ziehen auf und heulen ums Haus, wilder noch als zu Hause im Moor. Jetzt schlägt die Brandung so hart gegen das Land, dass ich sie in meinem Zimmer hören kann, das Meer überrollt den Frishman-Strand.

Wo im Sommer die Liegestühle stehen, toben nun die Elemente.

Von Yael habe ich in letzter Zeit kaum etwas gehört, sie war für eine Weile mit ihrem Freund in Europa.

Da ich mich mittlerweile ziemlich einsam fühle, lade ich Sophia ein, mich zu besuchen. Zu meiner Verblüffung will sie tatsächlich – immer noch und trotz allem – sofort zu mir kommen. Dann lade ich sie wieder aus. Denn Tel Aviv im Winter ist tatsächlich ein unwirtlicher Ort.

Wieder einmal gehe ich mit meiner Kreditkarte shoppen, kaufe mir eine Wintergarderobe. Immerhin kann ich in meinem warmen Pullover und den hochhackigen Winterstiefeln wieder am Meer entlanggehen, denn eigentlich liebe ich die herrlich wilde Brandung und die salzigen Winde.

Über meinen Großvater väterlicherseits stamme ich von einer jahrhundertelang an der Ostsee ansässigen Fischerfamilie ab, und ich meine manchmal, das Meer tatsächlich im Blut zu haben. Ich wünsche mir nichts sehnsüchtiger, als in einem kleinen, einfachen Häuschen an der See zu leben und einfach nur ich selbst zu sein.

Doch hier in Tel Aviv vereinsame ich gerade.

Selbst in der Weinhandlung, die ich noch immer mit schöner Regelmäßigkeit aufsuche, haben die Besitzer gewechselt. Statt der netten Christin aus den Bergen bedient mich dort nun ein mürrischer Kerl mit einer viel jüngeren Rockerbraut.

Ich habe mittlerweile sogar meine Besuche im Log In eingestellt und versuche, mich mit dem uralten Computer in der Hotel-Lobby anzufreunden. Das ist alles nicht so leicht. Denn natürlich kann ich nicht die ganze Zeit die Tastatur blockieren, auch andere Gäste wollen mal ran, weshalb ich immer wieder aus der Konzentration gerissen werde und manchmal, inmitten einer Szene, abbrechen muss.

Wie schon damals in Hamburg kann ich die Dunkelheit auch nicht mehr gut aushalten. In den Nächten, wenn ich wach und allein bin, überfallen mich die Ängste, ich verriegele meine Tür gleich mehrfach – oder gehe, dick vermummt und ziellos, durch die nächtliche Stadt im Mondschein.

Fast schon bin ich daran gewöhnt, dass ich in meinem Zimmer friere, denn mit dem Sturm kommt die Kälte. Eine Heizung gibt es nicht.

Ich koche mir ständig heiße Tees, um mich wenigstens von innen ein bisschen zu wärmen, und beginne, in Restaurants opulent essen zu gehen, um unter Leute zu kommen und nicht ständig vereinsamt im Kalten zu sitzen.

Sicher, ich kann überblicken, dass es spätestens im Frühling mit dem Geld sehr knapp werden wird, wenn ich mich nicht bald um irgendein neues Projekt kümmern kann.

Aber zugleich habe ich eine seltsame Sorglosigkeit, die vermutlich meinem Gefühlszustand zwischen Hochgefühl und Depression zuzuschreiben ist. Ich habe beschlossen, nur noch im Augenblick zu leben und das Geld, was ich im Hier und Jetzt habe, für mich auszugeben.

Ich scheine selbst von den hartnäckigen Freunden allmählich vergessen zu werden. Hatte ich früher Schwierigkeiten, all meine Post zu beantworten, sieht es jetzt mehr so aus, als müsste ich auf jede einzelne E-Mail warten.

Bald will ich nur eines – nach Hause zurück! Aber wo könnte das sein?

»Kommen Sie, bitte, nach *good old Europe*. Ich buche Ihnen die Flüge«, schreibt mir mein Agent zunehmend verzweifelter. Also doch.

Aber ich weiß gar nicht, wohin mit mir! Ich habe doch in Hamburg keinen Ort mehr!

An einem stürmischen Regentag, an dem ich auch noch, von einer Windböe erfasst, kopfüber ins Foyer des Hotels stürze, bin ich so weit. Ich rufe bei Air France an, buche einen Flug nach Paris. Aber dann stehe ich mit hängenden Schultern vor meinen Kleidern in meinem Zimmer, und in hilfloser Verzweiflung kommen mir die Tränen. Ich besitze doch gar keinen Koffer.

Wie soll ich es schaffen, mit all meinen Sachen zum Flughafen zu kommen? Und was mache ich dann in Paris?

In tiefer Resignation rufe ich abermals bei Air France an, diesmal, um Bescheid zu geben, dass ich nicht fliegen werde. Dass ich das Geld nicht zurückbekomme, ist mir fast schon egal. Was, frage ich mich an diesem Wintertag verzweifelt, soll bloß aus mir werden? Ich habe jeden Kampfgeist aufgegeben.

Good, old Guinness

Kurz bevor mein Bruder nicht mehr leben wollte, hatte ich seine alte Leidenschaft wiederentdeckt: Irland.

Schon meine Großeltern waren in den frühen Fünfzigerjahren mit meinem Vater und dessen Bruder über die Grüne Insel gereist, hatten am Shannon gezeltet und versucht, ein altes Herrenhaus über dem Atlantik zu kaufen, um dort eine Schule zu gründen, was jedoch unter anderem an organisatorischen Problemen gescheitert war.

1977, in dem Sommer, bevor ich aufs Gymnasium kam, waren meine Eltern dann mit Knut und mir hingefahren, und ich hatte mich von den grünen Hügeln mit ihren Elfensagen verzaubern lassen. Lange hatten wir am Lough Arrow gezeltet, wo der Grundbesitzer, von uns »Onkel John« genannt, mit meinem Vater fischen ging und uns von den Feen und den alten Königen Irlands erzählte.

Im Frühling 2003 hatte ich den Wunsch entwickelt, wohl auf den Spuren meiner selbst, noch einmal hinzufahren, und auch ziemlich schnell ein ziemlich schönes Hotel gefunden, Ardtarmon House, das urige Cottages an Touristen vermietet.

Ich hatte mir vorgestellt, dass die grünen Hügel Irlands mir neue Geschichten erzählen würden und dass ich bei roter Limonade und gutem Guinness vielleicht zur Inspiration finden könnte. Damals hatte ich bereits die Kaution hinterlegt, dann aber wieder absagen müssen, da mir journalistische Aufträge dazwischengekommen waren.

Jetzt in Tel Aviv schreibe ich abermals nach Ardtarmon

House und bekomme umgehend die freundliche Antwort, meine Kaution sei noch vorhanden, man würde sich jederzeit über meinen Besuch freuen.

In Gedanken spaziere ich schon am Atlantik entlang, sehe die verlassenen Cottages ausgewanderter Iren, die Steinwälle auf den Wiesen, die Schafe. Aber letztlich kann ich mich auch nicht dazu durchringen, nach Dublin zu fliegen, sage wieder ab – und habe es mir mit den netten Besitzern von Ardtarmon House damit vermutlich für immer verdorben.

Um mich zu trösten und aufzuwärmen, suche ich immer öfter die Guinness-Kneipe gegenüber des feinen Dan-Hotel auf, gehe dort auch Fußballspiele schauen oder sehe Dartspielern zu.

Nicht selten schleppe ich mich hinterher reichlich angetrunken ins Hotel zurück. Aber wenigstens kann ich dann schlafen.

Ein Lächeln am Strand

Frühjahr 2005

Eines Abends, Anfang Februar, schaue ich dann doch zu tief ins Guinnessglas. Ich kann nachts nicht einmal mehr schlafen, bin aber morgens in einer verhältnismäßig guten Verfassung.

Immerhin schleppe ich mich trotz der Kälte in meinem Zimmer sogar unter die Dusche. Die gute Nachricht: Ich singe heute nicht, und ich führe auch keine Selbstgespräche. Es ist einer der ganz selten gewordenen klaren Tage.

Sicher, mir brummt der Schädel, und ich fühle mich so, als wäre ich wirklich zu gar nichts zu gebrauchen. Aber ich bin mindestens dazu in der Lage, mir Kaffee zu machen und dann ans Meer hinunterzuschlurfen.

Inzwischen steht die Sonne schon über der Stadt und wärmt den Strand. In einem bordeauxroten, knöchellangen Rock sitze ich im Sand, schaue übers Wasser und versuche, mehr oder minder erfolgreich, die Spätfolgen des Guinness zu ignorieren.

Da ich zu nichts, wirklich gar nichts fähig bin, nicht einmal dazu, irgendeinen Gedanken zu fassen, lasse ich einfach nur Sand durch meine Finger rieseln und blicke übers Meer. Als ich etwas spüre.

In einem Reflex drehe ich mich um. Und sehe den hübschesten Mann der Welt. Nie hätte ich geglaubt, dass jemand so aussehen kann. So, genau so, wie ich mir den Mann meiner Träume vorstellen würde.

So, als wäre irgendeine Fantasie Wirklichkeit geworden. Ich sehe ihn an, er trägt eine Sonnenbrille. Von seinen Augen sehe ich nichts, aber mir gefällt sein Mund, der etwas Spöttisches, Wachsames und zugleich auch Herrschsüchtiges hat.

Der fremde Mann sitzt ein paar Dutzend Meter hinter mir. Und immer noch lächelt er mich an.

Ein Lächeln, bei dem die Sonne über der ganzen Welt aufgeht.

Juhu, mein Herz bleibt fast stehen. Kann er mich meinen?

Rasch wende ich mich wieder ab, spüre, dass ich kalte Finger bekommen habe. Wie vom Blitz getroffen, fühle ich mich plötzlich hellwach, ganz und gar nicht mehr verkatert.

Der Mann und sein Lächeln gefallen mir so gut, dass ich es dann trotzdem nicht lassen kann und es riskiere, mich noch einmal zu ihm umzudrehen. Wieder lächelt er mich an, aufmunternd tatsächlich. Ich blicke mich um. Meint er vielleicht eine andere? Ein so hübscher Mann KANN doch einfach nicht mir zulächeln, einer verkaterten Erscheinung im Sand.

Aber gegen meine Annahme sitzt keine israelische Schönheit in meiner Nähe. Nein, er meint mich.

Und auf einmal blitzt ein Bild aus den Untiefen meiner Seele auf, ein Bild, das ich schon lange nicht mehr vor meinem inneren Auge gesehen hatte.

Ich denke an Andrea, der mich mit dem gleichen intensiven Lächeln gegrüßt hatte und auch so eine Macht über mich besaß. Liegt es an Andrea, dass ich den Blick von dem Fremden nicht lassen kann? Die Ähnlichkeit mit dem jungen Mann aus Rom ist frappierend! Könnte er es sein?

Sei nicht so sentimental, sage ich mir selbst, während Bilder der Viale della Mura Aurelie, des Petersdoms und des kleinen Cafés am Campo de' Fiori in Gedanken an mir vorüberziehen, wo ich Andrea zum letzten Mal gesehen hatte. Es war der Augenblick, als etwas in mir zerrissen war, weil ich den Abschied nicht verkraftet hatte. Ich wollte nur Andrea, keinen anderen je.

Aber jetzt ist alles ganz anders. Der Mann, der ein grünes T-Shirt trägt, sitzt immer noch da. Er ist nicht aufgestanden.

Und lächelt immer noch. Ich bin fassungslos.

Könnte es sein, dass ich nach einundzwanzig Jahren Andrea wieder begegne? Ich bin mittlerweile siebenunddreißig, und Rom ist lange her. Wie käme er hierher? Wie hätte er von meinem Unglück gehört? Und wie wäre es möglich, dass er noch immer ein Lächeln für mich hat, nach so vielen Jahren, und nachdem ich es gewesen war, die ihm nicht geschrieben hatte?

Ich drehe mich noch einmal um. Für Augenblicke muss ich blinzeln, bin verwirrt, irgendwo in einem fernen Land zwischen Vergangenheit und Heute.

Ich muss den Mann wieder anschauen, ich kann nicht anders.

Fast hilflos, wie ausgeliefert, sehe ich hin. Und sehe, wie sein Lächeln unfassbarer Weise noch breiter, noch strahlender wird. Nein, es kann nicht Andrea sein, er wäre viel skeptischer. Und wie käme er auch hierher? Es muss ein Fremder sein.

Ich merke, wie sich dennoch ein Glücksgefühl in meiner Seele ausbreitet, und tatsächlich lächle ich zurück. Ich, der doch – eigentlich – alles Lächeln abhandengekommen ist, seit mein Bruder starb.

Das schönste Glück im Unglück

Jetzt habe ich nur einen Gedanken im Kopf, ich möchte diesem Mann näherkommen, egal wie. Ich spüre, wie mein Herz klopft.

Könnte es sein, dass er mich doch noch zurückweist? Dass er irgendwie einfach nur in die Landschaft versunken war und mit seinem Lächeln gar nicht mich gemeint hat? Wenn schon.

Ich habe nur noch im Kopf, dass ich in seine Arme will.

Ich gehe einfach zu ihm, lächle, er lächelt zurück, und ich setze mich neben ihn, er greift nach meiner Hand und zieht mich zu sich. Dann liege ich auf einmal in den Armen dieses Fremden, mitten am Strand. Und es ist ein Gefühl für mich, als wäre ich endlich, endlich heimgekommen.

Ich spüre, wie seine Hände unter meinen Poncho gleiten, ich blinzele, sehe das Meer zu meinen Füßen glitzern. Es ist wunderbar, dass er mich streichelt.

Ich schließe die Augen, bin vollkommen im Einklang mit mir. Noch nie habe ich mich einem Mann so nahe gefühlt. Ob es an meiner Einsamkeit oder meinem Wahnsinn liegt? Oder ist er für mich einfach der attraktivste Mann, dem ich je begegnet bin, seit Andrea?

Ich blinzele in die Sonne. Immer noch bin ich nicht sicher, ob er nicht doch Andrea ist. Wie schön wäre das! Nach all diesen Jahren hätten wir uns endlich gefunden. Ich kuschele mich noch enger an seine Schulter, möchte ganz mit ihm verschmelzen.

Ich wünsche mir, dass die Zeit stehen bleibt. Dass ich für immer so bei ihm liegen könnte.

Aber auch das ist nur die halbe Wahrheit, denn ich spüre auch noch etwas, das ich von mir sonst überhaupt nicht kenne: absolute Anziehung. Es soll, es muss noch weiter gehen. Hier, jetzt, sofort.

Die Hände des Mannes haben mir inzwischen den Poncho abgestreift, er hat mein rosa T-Shirt hochgeschoben und weckt zugleich tiefes Frösteln und eine unbekannte Hitze in mir. Ich kenne mich so gar nicht.

Es macht mir nichts aus, ausgezogen im Sand zu liegen, es ist mir gleichgültig, ob es andere stört, mir wäre sogar egal, wenn die Polizei käme und uns beide verhaften würde.

Ich schließe die Augen, koste den Moment aus und will mich einfach nur diesen fordernden Berührungen überlassen. Er streichelt mich lange, und ich nehme mir vor, die Erinnerung an diesen kostbaren Moment für immer zu bewahren.

Irgendwann steht er auf und zieht mich mit sich.

Ich hänge mehr an ihm, als dass ich mich von meinen Füßen tragen lasse. Ich fühle mich wie betäubt, will nur seinen Körper spüren, ihm nahe sein.

Wohin wir so umklammert gehen, weiß ich nicht, ich frage auch gar nicht. Die Hauptsache für mich ist, er bleibt in meiner Nähe.

Wie ich dann feststellen werde, führt uns der Weg ins feine Dan-Hotel, auf das ich von meinem Hotelzimmer aus schauen kann und das die Strandpromenade beherrscht.

Während er mich wie eine Betrunkene mit sich schleift, da ich vor lauter Gefühl fast nicht laufen kann, spüre ich dennoch die Blicke des Hotelpersonals. Man sieht mir offenbar an, dass ich weiche Knie habe. Vor dem Lift steht ein Angestellter, den der Mann an meiner Seite freundlich grüßt.

Es würde an meinem Verfallensein vermutlich nichts ändern, wenn es anders wäre, aber diese Freundlichkeit, die man ihm entgegenbringt, nimmt mich noch einmal mehr für ihn ein.

Es ist das Einzige, was mich bisher an dem Wesen des Mannes interessiert hat. Davon abgesehen, berührt mich alles Sinnliche, seine Haut, sein Mund, sein Duft, sein Körper, die Stärke, mit der er mich im Arm hält und mit sich führt.

Was ganz und gar nicht typisch für mich ist. Müsste man nicht zumindest erst fragen, wie der andere heißt und was er im Leben macht? Sich näherkommen bei Kerzenschein und Menü mit Garnelen und Weißwein? Sich austauschen über Interessen, die man teilt oder nicht?

Aber das alles hatte ich mit Max und Rafael. Ich habe immer viel mit meinen Männern geredet – und wenig Anziehung gespürt. Das ist nun ganz anders. Genau umgekehrt.

Jede Sehnsucht nach Small Talk ist bei mir vergessen. Und nichts, gar nichts interessiert mich an Romantik-Klischees. Ich will ganz nackt und ganz schlicht – mit ihm ins Bett, zum ersten Mal in meinem Leben, und das, während ich verhältnismäßig klar und vollkommen nüchtern bin.

Er unterhält sich kurz mit dem Hotelangestellten, als der sich nach seinem Tag erkundigt, und ich merke, dass mir auch der Klang seiner Stimme gefällt, sanft, irgendwie melodisch.

Deshalb schmiege ich mich noch ein bisschen enger an seinen festen, durchtrainierten Körper, den ich nie mehr loslassen will. Ich fühle mich nicht mehr so einsam, nicht mehr nur mir selbst ausgeliefert wie in den letzten Wochen.

Dennoch schießen mir alle möglichen Einwände durch den Kopf.

Mir ist solch ein pures und irgendwie auch schnörkelloses Begehren in seiner willenlosen Zielstrebigkeit bisher immer fremd gewesen. Was ist geschehen, dass ich mit einem Mann auf sein Hotelzimmer gehe, von dem ich nicht einmal den Namen weiß?

Wie in einem Nebel bekomme ich mit, dass der Aufzug anhält, der Mann mich durch einen Korridor auf sein Zimmer führt. Natürlich müsste ich eigentlich auch Angst haben. Ich weiß doch nichts über den Mann im grünen T-Shirt, außer, dass er hübsch aussieht, überaus zärtlich sein kann und in mir etwas zu wecken versteht, was ich bisher nicht kannte.

Obwohl mich normalerweise von hupenden Autos über Start- und Landeanflüge bis hin zu Spinnen fast alles in Panik versetzt, vertraue ich dem Mann im grünen T-Shirt vollkommen. Bald stellt sich heraus, dass ich mich auf meinen Instinkt verlassen kann.

Im Zimmer angekommen führt er mich ins Bad. Wir duschen zusammen, er seift mich zärtlich ein, wäscht mir die Haare, spricht beruhigend auf Englisch mit mir, denn mittlerweile klappern mir vor Aufregung die Zähne. Ich bin unfähig, ihm etwas zu antworten.

Nach dem Duschen ist er aufmerksam genug, mich in ein Handtuch zu hüllen, dabei fröstele ich gar nicht aufgrund irgendeiner Kälte, sondern um seinetwillen. Zu dem Begehren kommt jetzt noch eine Sorge. *Was wird nun folgen? Wie wird es weitergehen?*

Er führt mich in das taghelle Zimmer, und ich kann nicht mehr, sinke in mir zusammen, lasse mich auf den Boden fallen. Ich bin von meinen eigenen Gefühlen völlig überwältigt. Letztlich macht er es mir dann irgendwie alles doch ganz leicht, indem er einfach nur lächelt.

»Du darfst jetzt wieder aufstehen.«

Für dieses Lächeln würde ich in diesem Augenblick alles tun, alles. Lediglich als ich mich neben ihn auf das Bett lege und einfach die Augen schließe, bekommt er einen anderen Ton. Offenbar will er nicht, dass ich einfach einschlafe.

»*No!*«, »Nein!«, sagt er plötzlich höchst entschlossen. Was ich ja irgendwie auch wieder gut finde.

Was dann kommt, ist das schönste Erlebnis mit einem Mann, das ich jemals erlebt habe. Vor Intelligenz blitzende Augen,

Überraschungseffekte beim Sex, das Gefühl, mich ganz und gar auszuliefern, mich ganz und gar in die Gewalt eines anderen geben zu können. Ich entdecke eine völlig fremde Leidenschaft in mir. Später liege ich erschöpft an seiner Seite.

Und er stellt mir die erste Frage, seit wir uns begegnet sind.

»Wie alt bist du?«

Diese Nüchternheit erweckt mich aus meinem Weggetretensein aus jeder Realität. Zwar kann ich ihm mein Alter nicht genau sagen, weil ich dafür doch noch immer viel zu berauscht bin, und nenne ihm irgendeine Zahl. Aber ich kann ihm ansehen, dass ihm die Zahl, die der Wahrheit ziemlich nahe kommt, nicht so recht gefällt. Was wir gewissermaßen gemeinsam haben …

»Lass mich mal meine Brille aufsetzen«, sagt er. »Ich will mal schauen, wie du überhaupt aussiehst.«

Das passt mir nun ganz und gar nicht, doch er schafft es, meinen Protest mit einem einzigen Blick zu ersticken.

»You are pretty enough«, sagt er schroff.

Aber verdammt, was er redet, interessiert mich ja gar nicht.

Es ist mir völlig egal, wie alt er ist oder was er sonst im Leben macht. Nein, ich will es gar nicht wissen, und es geht mich auch nichts an. Ich will die äußere Welt in diese bisher verbotene Kammer meiner selbst gar nicht eindringen lassen.

Sicher habe ich gesehen, dass auf dem Hotel-Schreibtisch ein Laptop steht. Doch von mir aus kann er machen, was er will – solange er nur, jetzt!, sofort!, noch einmal mit mir schläft. Aber es soll anders kommen.

»Ich muss jetzt arbeiten«, sagt er zu meiner völligen Ernüchterung.

Nein, schreit es in mir. Ich will jetzt nicht allein sein. Und in diesem Augenblick brennen bei mir alle Sicherungen durch. Mein Wahn kommt zum Vorschein, so krass und so heftig, wie ich es noch nie erlebt habe. Ich kann mich überhaupt nicht mehr beherrschen, alle Sicherungen brennen durch. Nichts, was mich noch an Vernunft bindet. Ich möchte nur, dass er nicht geht, mich auf keinen Fall allein lässt. Ich fange an zu singen, das erstbeste Liebeslied von Schumann, das mir einfällt: *»Himmelhoch jauchzend, zu Tode betrübt, glücklich allein die Seele, die liebt.«*

Sein Gesicht drückt mäßigen Beifall dafür aus. Dann will ich mich nicht wieder anziehen, klammere mich an ihn wie ein Kleinkind, küsse sogar seine Hände. Hauptsache, er bleibt.

Für ihn muss es ein abstoßendes Schauspiel sein, denn er hebt mein Kinn hoch und hält es fest, um mir mehrere Klapse ins Gesicht zu geben.

Das tut nicht richtig weh, mir brennen die Wangen.

Doch nicht mal das kann ich ihm übel nehmen. Dann füttert er mich wieder mit Rosinen, bietet mir an, von seinem Balkon aus übers Meer zu schauen. Aber dann müsste ich mich von ihm entfernen.

»Nein«, sage ich.

»Nein?«, fragt er genervt zurück, so als würde er dieses Wort nicht gern hören.

Letzten Endes schafft er es mühsam, mich anzuziehen, aus dem Zimmer zu bringen und mit mir auf die Straße zu gehen, auch wenn er mich dabei fast tragen muss. Zu meiner Beschämung bieten ihm sogar Passanten ihre Hilfe an. Aber er bleibt loyal.

»Wir brauchen keinen Arzt«, sagt er den Leuten.

Der fremde Mann im grünen T-Shirt nickt mir noch einmal kurz und ohne zu lächeln zu – und geht.

Ob wir uns je wiedersehen, hat er mir nicht gesagt, also wird es wohl nicht dazu kommen. Verlassen und traurig bleibe ich an der Strandpromenade zurück. Ich bin unsterblich verknallt, fast schummerig vor Verliebtheit – und habe nicht die geringste Chance, dass meine Gefühle noch einmal erwidert werden.

Und trotzdem bin ich nicht unglücklich. Denn ich habe die Erinnerung an das, was sich zwischen uns ereignet hat. Ich bleibe noch einen Augenblick auf einer Bank sitzen und schaue übers Meer. Dann gehe ich in meine Weinhandlung, kaufe mir Golanwein und Cashewnüsse und lege mich mit beidem ins Bett, um von dem Mann, der mein Herz und meinen Körper erobert hat, zu träumen.

Winter ade

Zwei, drei Wochen später habe ich den unwirtlichen israelischen Winter so gut wie überstanden. Treibgut liegt am Strand, Holzplanken, das Meer nimmt einen satten Blauschimmer an. Immer öfter kriege ich Lust, mein Gesicht in die Sonne zu strecken – und von der Begegnung mit dem Mann im grünen T-Shirt zu träumen. Ich habe beschlossen, ihm einen Namen zu geben. Da er mir in der in Tel Aviv üblichen Umgangssprache Englisch gesagt hatte, dass er aus Frankreich kommt, nenne ich ihn bei mir selbst »Pierre«.

Einmal sitzt er ein paar Meter entfernt auf einer Mauer, schaut übers Meer, lächelt in sich hinein, wie mir scheint. Sollte ich nicht zu ihm hin, mit ihm reden, den Mut haben, mich einfach neben ihn zu setzen? Aber ich bin ganz zufrieden, ihn aus der Ferne zu sehen, schon das macht mich glücklich. Und wieder blitzt diese Erinnerung an meinen Jugendschwarm auf.

Andrea saß mit genau diesem Lächeln in einem Café, als ich ihn zum letzten Mal gesehen hatte. Ist der »fremde Mann« vielleicht doch Andrea? Dann hätten wir ja ein Happy End hinbekommen, mit dem schönsten Zusammensein der Welt, das mich lächeln lässt, wenn ich nur daran denke.

Wehmut packt mich, ich schaue zu Pierre auf der Mauer und fühle mich ihm sonderbar nahe, während wir uns nicht annähern. Ich bestelle mir ein Glas Rotwein, denke und hoffe nichts, bin in Gedanken in Rom, höre die Vespas am Pantheon hupen. Bis heute kann ich nicht genau sagen, warum ich zu schüchtern war, Andrea zu schreiben. Ich schaue übers Meer und denke, dass ich mit sechzehn vermutlich nicht reif genug war für die Liebe. Und heute bin ich zu verrückt dafür.

Pierre lächelt immer noch. Schön, ihn noch einmal gesehen zu haben, finde ich. Irgendwann steht er auf, schiebt seine Sonnenbrille zurecht und geht.

Warum ich nicht zu ihm gegangen bin? Ich wollte ihn in Ruhe lassen, so, wie ich vor vielen Jahren auch immer das Gefühl gehabt hatte, mein Schwarm Andrea brauche Zeit für sich selbst.

Als Pierre geht, sehe ich ihm hinterher, wehmütig lächelnd. Er hat mir die schönsten Momente meines Lebens geschenkt. Ob wir je daran anknüpfen könnten, wäre schwer zu sagen, denn was sich in dem Hotelzimmer ereignet hat, war ein Moment des Glücks: aus dem Augenblick geboren. Ich glaube daran, dass Glück aus der Summe schöner Momente besteht, die man im Leben sammelt. Ich werde sie niemals vergessen und immer in meiner Erinnerung bewahren. In diesem Augenblick in Tel Aviv nehme ich mir vor, vielleicht dereinst auch darüber zu schreiben: dass es richtig ist, seinem Herzen zu folgen, gleichgültig, was andere davon halten.

Während ich noch immer jeden Tag von Pierre und Andrea träume, kommen die ersten Touristen nach Tel Aviv.

Und die Sonne beginnt den puderweichen Sand, der meine Fußsohlen kitzelt, zu wärmen. Vielleicht durch das glitzernde Frühjahr, vielleicht durch das magische Aufblitzen eines fast vergessenen Gefühls, das an Liebe grenzt, bin ich wieder so ein bisschen zu mir selbst zurückgekommen. Etwas jedenfalls.

Doch mit meinem Schreiben läuft es deshalb nicht besser. Zwar kann ich jetzt manchmal in dem kleinen Café in der Frishman Street sitzen, über das Meer und den Verkehr blicken und Croissants in Kaffee stippen. Meine Selbstgespräche, an die ich mich mittlerweile schon gewöhnen musste, werden von meinen Mitmenschen dort auch stoisch erduldet. Aber künstlerisch ist meine Lage alles andere als erhebend.

Ja, ich arbeite noch mit verbissener Ausdauer bis tief in die Nacht, aber alles scheint sich gegen mich zu verbünden.

Nur noch selten gehe ich zu Yaakov und Noa ins Log In, da man dort meinen Gesang nicht zu schätzen weiß und mich kritisch daran erinnert, dass ich Autorin sei – und im Übrigen besser nicht so viel Baileys trinken solle, was ich aus schierer Verzweiflung immer öfter tue.

Wenn es mal einen Höhepunkt gibt, dann den, dass ein Pärchen mich um ein Autogramm bittet, als ich auf offener Straße singe. Ich bin hingerissen: endlich der Applaus, auf den ich gewartet habe. Bis ich den hohen Ton verjaule – und das Pärchen einigermaßen erschüttert flieht.

Nein, ich kann nicht einsehen, dass ich keine Zukunft als Opernsängerin habe. Zumal das Schreiben derzeit nicht mein Traumberuf ist.

Nachts verziehe ich mich an den hoteleigenen Computer im Foyer meines Apartmenthotels. Ständig ist er von anderen Touristen belagert, sodass ich gezwungen bin, mein Schreiben in die Nacht zu verlegen, wenn die letzten Frühlingsstürme an der schwarzblinden Glastür zur Frishman Street rütteln.

Aber Tel Aviv ist ja die Stadt, die niemals schläft, und so kommt es, dass auch in der Nacht ständig Leute an den Computer wollen und ich meinen Platz dort immer wieder freigeben muss. Alles wird noch schwieriger, weil mir auf dem Gemeinschaftsgerät immer wieder Dateien fehlen, abstürzen oder gelöscht wurden.

Schließlich schicke ich, reichlich verzagt, die Fortsetzung meiner Story an meinen Agenten. Aber glücklich bin ich nicht.

Zu nahe ist der Plot am Vorgängerroman.

»Wo bleibt denn die Liebe?«, fragt mich folgerichtig mein Agent, der immer mit der Präzision eines Chirurgen meine Schwachstellen erkennt und mir diese auch offen sagt.

Immer, wenn ich von Umarmungen oder dem Zusammensein im Bett erzählen will, steigen die Erinnerungen aus dem Dan-Hotel in mir hoch. Das, was du schreibst, ist nicht genau genug, werfe ich mir dann vor. Ich denke an das kleine, schöne Hotelzimmer im Dan und was sich dort ereignet hat. Es war ganz anders als alles, was ich bisher erlebt habe. Gedanklich liege ich in den Armen Pierres, will aber auch nicht preisgeben, was uns dort verbunden hat.

Du musst beschreiben, wie es dich beglückt hat, die Kontrolle ganz und gar abzugeben, dich einfach dem Mann zu überlassen, mahne ich mich selbst. Aber das ist noch zu nahe an mir dran, ich kann es nicht in Worte fassen, und dies wiederum mündet in die dreiste Bemerkung gegenüber meinem Agenten: »Ich finde Liebesszenen einfach langweilig.«

Wie so oft, sieht der leidgeprüfte Grandseigneur mir die Torheit nach. Doch er schickt die Seiten nicht an den Verlag.

Und wie nun weiter?

Der Verlag hat wieder Geld überwiesen, also kaufe ich erst einmal neue Garderobe. Wie am ersten Tag nach meiner Ankunft mache ich mich auf den Weg in die Innenstadt. In der Dizengoff Street bewundere ich Silberschmuck, und dann gehe ich zu Zara, was mich an meine Zeit in Straßburg erinnert, denn dort habe ich damals auch immer eingekauft. Ich suche mir kuschelige Stoffe aus, denn die Klammheit des Winters sitzt mir noch in den Knochen. Rosa Pullover und rosa Cordkostüm. Dabei stelle ich fest, dass ich immer weiter abnehme. Größe 34 schlottert um mich herum.

Ansonsten habe ich inzwischen auch meine letzte, produktive Tätigkeit aufgegeben, das Kochen. Wo ich früher noch Tomaten und Gurken schnippelte oder mir Pitabrot mit Hummus machte, gehe ich nun von meinem Romanhonorar ausschließlich ausschweifend essen.

Ich gönne mir Risotto und Fisch vom See Genezareth, dazu Weine vom Golan.

Mir ist selbst bewusst, dass ich viel zu viel Geld ausgebe, aber mir scheint es auch so, als hätte ich dieses Geld nicht wirklich verdient. Nach dem Tod meines Bruders habe ich eine Art Selbsthass auf meinen eigenen Erfolg entwickelt, und ich sehne mich danach, erfolglos zu sein.

Deshalb meine ich, mein Geld mit vollen Händen unter die Leute bringen zu müssen.

Und ich habe schöne Momente, wenn ich etwa im Frishman Café sitze und satt und angetrunken dabei zusehe, wie die Sonne über dem Meer versinkt. Farbe der Wehmut, seit ich Pierre begegnet bin. Denn er hatte mir den Sonnenuntergang gezeigt und mir erklärt, dass er in dieser Richtung wohne. Nun beschäftige ich mich doch mit der Frage, was ein so charmanter und sportlicher Mann wohl im wirklichen Leben macht? Ich tippe auf: irgendwas mit Internet, vielleicht wegen des modernen Laptops auf seinem Zimmer und weil er auch am Samstag arbeiten musste. Sicher ist er ein freundlicher Chef, sage ich mir.

Und manchmal schweift mein Blick noch weiter Richtung Westen und übers Wasser – dahin, wo ich die heiligen Kuppeln Roms vermute. Und dann sehe ich ganz deutlich Andrea vor mir, wie er am Tor steht und Limousinen hineinwinkt. Bei ihm war es mir vorgekommen, als würde er immer irgendein Unglück vorhersehen, wenn ich allein in die Stadt ging – und als wolle er mich am liebsten davor bewahren und mich festhalten.

Wenn ich nicht gerade solchen Träumen nachhänge, treffe ich Yael, die mir aufgrund meines Aussehens entsetzt rät, rasch zu meinen Eltern zu fahren. Sie meint, ich gefalle ihr nicht mit der rappeldürren Figur und dem Haar, das inzwischen bis fast zur Taille gewachsen ist.

Manchmal telefoniere ich verwirrt oder deutlich angetrunken oder beides mit alten Bekannten und Freunden in Deutschland. Auch meine Eltern spare ich nicht aus, leider, wie man sagen muss. Ich singe ins Telefon, erkläre allen, dass ich nun Opernsängerin werde, und erzähle wirres Zeug, das auf den vielen Exposés beruht, die ich wie am Fließband entwickle. Mal halte ich mich für eine Prinzessin, mal für eine algerische Wäscherin, je nach Stimmungslage und je nachdem, mit welchem Romanstoff ich gerade beschäftigt bin.

Dennoch gibt es dazwischen immer wieder auch klare Momente, in denen ich etwa meinen alten Hamburger Freund Wolfgang anrufe, der eine Art Privatgelehrter ist und sich geduldig anhört, was ich ihm an Wahnsinn oder Sorgen zu erzählen habe, und mir jetzt immer wieder rät, sofort nach Hamburg zurückzukommen und mir dort Hilfe bei einem Arzt zu suchen. Immer wieder sagt er zudem, ich solle nicht auch noch trinken.

In lichten Momenten unterhalte ich mich am Strand mit Fremden, falls man zu diesem Zeitpunkt noch von »Unterhaltung« sprechen kann. Denn mittlerweile sind auch meine künstlerischen Nöte so groß geworden, dass ich mich einem Gegenüber fast nicht mehr öffnen kann. Mir ist klar, dass ich neue Projekte brauche, neue Ideen umsetzen muss. Zwar arbeite ich noch an dem UFA-Stoff, habe aber keine Vision, was danach kommen soll. Und ich kann nie ein Buch abschließen, ohne ein neues vor Augen zu sehen. Deshalb habe ich mich wie eine Besessene in die Recherche neuer, historischer Projekte begeben – und bin selbst zwischen all diesen Vorhaben und Sorgen vollständig verloren gegangen.

Eines Nachmittags schwafele ich sogar einen bekannten, deutschen Journalisten damit voll, der das Pech hatte, in meine Nähe zu geraten. Anscheinend ahnt er, dass ich mit drohendem *»writer's block«* zu kämpfen habe, zumindest trägt er es mit erstaunlicher Fassung, so wie all meine Mitmenschen – hier.

Denn aus Deutschland kommen nach dem langen, einsamen Winter nun wieder sehr viele Signale. Anrufe im Hotel, E-Mails und immer wieder die Bitte, ich möchte zurückkommen.

Zunächst entwickele ich da einen gewissen Verfolgungswahn: Ist es eine Art Sport, zu bewirken, dass ich zurückkehren muss? Wer will mir das vorschreiben? Es ist doch meine Sache, wo ich leben will, mit mittlerweile fast achtunddreißig Jahren.

Deshalb lehne ich weiterhin verbiestert jede Hilfestellung ab.

Auch als es eines Nachmittags an die Tür meines Apartments klopft. Obwohl draußen die Frühmärzsonne über dem Meer glänzt, liege ich auf dem Bett, schaue *fashion tv*, um nicht denken zu müssen, nicht an meinen Bruder, nicht an meine Eltern, nicht an die UFA, an Andrea oder Pierre, in den ich immer noch total verliebt bin und von dem ich sehnsüchtig träume.

Natürlich habe ich nicht die geringste Lust, die Tür aufzumachen, da ich vermute, dass es der Hoteldirektor ist, der schließlich auch schon meine Freundin Yael rausgeworfen hat. Und es ist Mitte März – und schon bald wieder die nächste Miete fällig. Aber dann höre ich eine Frauenstimme rufen, freundlich und auf Deutsch.

»Bitte, Frau Wilhelm, machen Sie auf!«

Och, warum?, denke ich zunächst und drehe den Verkaufssender noch lauter. Aber dann finde ich das irgendwie gemein. Also raffe ich mich auf, stelle den Fernseher leiser und schließe das Fenster, hinter dem heute dunkel das Meer schimmert.

»Wer sind Sie denn?«, frage ich durch die Tür, da sich mir bisher keiner vorgestellt hat.

»Wir kommen von der deutschen Botschaft«, sagt die freundliche Frauenstimme. »Wir wollen uns nur vergewissern, dass mit Ihnen alles in Ordnung ist. Ich bin in Begleitung hier. Ihre Familie macht sich Sorgen.«

Nicht schon wieder, denke ich. Ich kann all diese Sorgen nicht mehr aushalten. Wären sie nicht, würde ich vielleicht schon längst nach Deutschland zurückgekehrt sein. Aber damals wehre ich mich mit Händen und Füßen dagegen, das Sorgenkind meiner ganzen Umgebung zu sein. Deshalb zögere ich, ob ich die Leute von der Botschaft wirklich reinlassen will. Allerdings hat mich die Erfahrung gelehrt, dass es besser ist, besorgte Mitmenschen hereinzubitten, als ihnen den Eintritt zu verwehren. Ich öffne also die Ketten und Riegel an meiner Tür – und blicke in ein wirklich freundliches Gesicht.

»Schön, dass Sie aufmachen«, sagt die blonde Dame, die aus Hamburg stammt, wie sie mir eröffnet.

Ist das wahr? Streift mich in diesem Augenblick ein Hauch

Heimweh? Träume ich von Hafenkränen, Strandperle, Harvestehude, Ottensen und meinen Verlagswelten? Wäre ich gern zurück? Zu Hause? Ein Bild von Sotchi am Elbstrand vor meinem geistigen Auge, und ich sehe mich schon im Flugzeug sitzen.

Wiederum weiß ich in der Tiefe meiner Seele genau: Solange ich in Tel Aviv bleibe, kann ich meine Trauer um meinen Bruder weitestgehend verdrängen. Solange bleibt sein schrecklicher Tod ein böser, ferner Traum. Und meine Krankheit in ihrem zunehmenden Ausmaß ist das Problem meiner toleranten Umgebung hier. Weit entfernt von *good old Europe*, wie mein Agent mir schrieb.

»Können wir Ihnen irgendwie zur Seite stehen?«

»Nein, ich brauche keine Hilfe«, lüge ich die Botschaftsmitarbeiter an, die flüchtig mein Apartment mustern, das nur deshalb nicht allzu chaotisch aussieht, weil Olga, eine wunderschöne russische Einwanderin, jeden Tag bei mir sauber macht.

»Also gut«, sagt der Begleiter der freundlichen Dame und seufzt. »Dann gehen wir wohl wieder. Scheint ja hier so weit alles okay zu sein.«

»Kommen Sie denn niemals zurück?«, platzt die nette Hamburgerin heraus.

Ich verdränge mein Heimweh brüsk.

»Schwer zu sagen.«

Glitzern in den Augen der Botschaftsmitarbeiterin Tränen? Oder sind es meine eigenen?

Abschiedsmoment

Die Sonne glüht über dem Meer und schwimmt am Horizont wie eine riesige, runde Kerze. Stille Abendstunde. Mich überkommt die Sehnsucht. Ich gehe nach unten und kaufe mir ein Päckchen Zigaretten, französische natürlich.

Während unten der Verkehr hupt und brummt, stehe ich am Fenster und rauche. Auch das ist eine ganz neue Angewohnheit und meinem zunehmenden Irrsinn zuzuschreiben. Gierig ziehe ich den leicht parfümierten Dunst ein und koste den sanften Schwindel aus. Ich schaue hinüber zum Dan-Hotel, wo ich mit Pierre im Bett war. In welcher Etage mag es gewesen sein? Aber das Zimmer war ganz sicher auf der anderen Seite.

»Dort«, hatte er mir gezeigt, »wo die Sonne untergeht, wohne ich. Bei Sonnenuntergang kannst du an mich denken.« Immerhin so freundlich war er vor dem Abschied noch.

Jetzt tue ich es, sehnsüchtig und etwas wehmütig. Gerade als ich das Fenster schließen will, wird mein Blick aufgehalten. Unten, vom Meer kommend, geht mein Exfreund Rafael mit Badesachen in der Hand die Straße entlang – allein.

Mit keinem freundlichen Gesichtsausdruck. Er schaut kurz zu mir herauf, seine Miene verändert sich nicht. Er grüßt nicht. Mit uns, das war eine Bagatelle. Ein freundliches Missverständnis, denke ich und ziehe an meiner Zigarette. Vielleicht hatte ich mich in dieses Bild, Hamburger Autorin liebt israelischen Steward, verliebt, als ich ihn kennenlernte. Nach einem weiteren Zug an der Zigarette denke ich, dass ich ihn nie geliebt habe. Ich wollte einfach nur zwischen den Weltmetropolen

Tel Aviv und Hamburg leben. Israel war mein Traumland und Rafael meine Andockstation. Solange es ihn in meinem Leben gab, hatte ich in Tel Aviv immer eine Anlaufstation, ein Bleiben und eine Wiederkehr. Und ihm gefiel vielleicht, gelegentlich ins schöne Hamburg zu kommen.

Rafael wendet den Blick ab, überquert die Straße, und ich zünde mir mit meiner Zigarette die nächste an. Wären Rafael und ich noch zusammen, hätte ich vielleicht die paradiesische Wohnung in der Sackgasse doch noch genommen. Dann könnte ich Freunde und Familie einladen und würde – wer weiß – vielleicht eines Tages sogar mit Rafael zusammenleben. Wieder schweifen meine Gedanken zu Pierre ab, und noch während die rote Sonne am Horizont verglüht, ziehe ich mir etwas über und gehe hinunter zum Meer, am Dan-Hotel vorbei und an die Stelle, wo ich so glücklich war wie noch nie mit einem Mann.

Ich setze mich in den abendkühlen klammen Sand.

Hier hat er neben mir gelegen, mich an seine Schulter geschmiegt, und er hat meine Brüste gestreichelt. Hier war ich so vollkommen im Einklang mit mir selbst wie noch nie in meinem Leben. Ich zünde mir eine neue Zigarette an.

Nichts erinnert hier an ihn. Ich suche überall nach seiner Gestalt, seinem Lächeln und rauche. Ich suche mit den Augen wieder den Strand ab, blicke zum Dan-Hotel hinauf, wo wir zusammen gewesen waren. Dann schaue ich der Abendsonne zu, wie sie ganz verschwindet. Und bald leert sich der tagsüber gutbesuchte Strand zusehends und ist für eine Frau nicht sehr angenehm, da sie nur noch angebaggert wird.

Aber ich mag noch nicht aufstehen. Wenn mein Herzensheld aus Europa stammt und mich die Gedanken an Rafael nicht mehr erweichen, dann könnte für mich die Zeit gekommen sein, mein Traumland zu verlassen, denke ich. Ein ganzes Jahr habe ich nun hier verbracht, und trotz meines Wahns war vieles wundervoll.

Und für eine Auswanderung hatte sich ja zumindest die Beziehung mit Rafael nicht als tragfähig erwiesen. Hinzu kommt, dass ich ohne Zeugnis aus dem Ulpan auch keine Arbeitserlaubnis bekäme.

Nun zieht ein kühler Wind auf. Ich schlinge die Arme um mich und weine fast, als ich an Pierre denke. Nein, wir werden uns wohl nie wieder begegnen. Aber dieses kurze Glück wiegt womöglich mehr als viele Jahre in Mittelmaß und Anspruchslosigkeit verbracht.

Vielleicht, verspreche ich mir in diesem Augenblick, nehme ich diese Erkenntnis nach Europa mit. Es lohnt sich, voll und ganz im Moment zu leben – und das Beste davon zu erwarten.

Rauswurf

April 2005

Inzwischen habe ich die erste Sonne in Strandcafés genossen. Ich spare nicht, und das hat Folgen, die dem Hoteldirektor nicht unbemerkt bleiben.

Zwar hatte ich die ausstehenden Mieten für mein Apartment bezahlt, aber nun fehlen neue Honorare, da ich keine neuen Projekte angekurbelt und zu viel Geld ausgegeben habe. Weil der Hoteldirektor mir inzwischen sogar meine Kontoauszüge geöffnet übergibt, worüber ich mich nicht einmal mehr beschwere, muss ich damit rechnen, dass bald irgendetwas passiert.

Aber ich habe schon vorgebaut und mich nach einem hübschen kleinen Hotel in der zweiten Reihe hinter dem Strand umgeschaut, wo ich ein Einzelzimmer mit Frühstück für die Hälfte des Preises, den ich hier bezahle, bekommen könnte. Anfang April ist es so weit. Gerade, als ich morgens am Computer sitze und einmal keine Selbstgespräche führe, sondern tatsächlich schreibe, kommt der Hoteldirektor zu mir.

»Du musst jetzt hier gehen«, sagt er schroff.

Ich blicke nur stumm auf.

»Du musst dein Zimmer verlassen«, sagt er.

Wie bitte? Und das in diesem Ton? Nachdem ich ein gutes Jahr lang immer die Miete bezahlt habe, zum Teil – in der Hauptsaison etwa – Tausende von Dollar? Und nachdem ich seit Jahren hier immer wieder zu Gast gewesen war?

»Ich packe«, sage ich, statt mich zu beschweren. Ich mag nicht diskutieren. »In einer halben Stunde bin ich fertig.«

Und ich gehe ohne großes Bedauern, habe ich doch im Bad eine Kakerlake entdeckt, worauf ich bei meinem Abschied noch kurz hinweise. Es scheint, als wäre hier etwas zu Ende gegangen. Der Anblick Rafaels, das Ungeziefer im Bad und nun mein Rauswurf. Ich werde wohl tatsächlich nicht mehr lange bleiben.

Ich gehe mir in einem kleinen Geschäft um die Ecke einen roten Rollkoffer kaufen, packe ihn voll und ziehe ihn zu meinem Alternativ-Hotel, wo man mir ein hübsches kleines, sauberes Zimmer mit blauem Teppichboden gibt. Es ist einfach eingerichtet und erinnert ein wenig an ein Kloster. Es gefällt mir. Für ein paar Wochen habe ich noch das Geld, und ich will diese Zeit bleiben. Natürlich, da wäre ein Projekt, das ich anbieten könnte. Noch in Hamburg hatte ich meinem Agenten ein Krimi-Exposé geschickt, von dem er fand, dass ich es jederzeit machen könne. Noch drängt mich auch der Termin für die Abgabe nicht. Ich fühle mich zwar unter Druck, bin es aber gar nicht wirklich.

Deshalb verbringe ich nun viel Zeit auf meinem Zimmer, lese Daphne du Maurier auf Englisch und skizziere meinen Krimi.

Es würde gehen, überlege ich – vielleicht.

Aber was will ich noch in dieser Stadt? Ohne Liebe und ohne Freunde – und mit immer drängenderen Nachfragen aus Deutschland, ob ich nicht wiederkommen möchte. Vielleicht würde man mir in Hamburg helfen können, sage ich mir. Zwar habe ich mich an meine dauernden Selbstgespräche und die ständigen Stimmungsumschwünge fast schon gewöhnt, dennoch weiß ich, dass man mir helfen müsste. Manchmal denke ich fast sehnsüchtig ans Krankenhaus.

Da ich unsicher bin, wie lange ich meine Hotelrechnung tatsächlich noch bezahlen kann, helfe ich morgens im Frühstücksraum, in dem ein wunderbares Büffet steht, die Tische aufzudecken.

Auch wenn ich dabei Selbstgespräche führe und auch sonst ehrlich verrückt wirke, habe ich europäische Tischkultur gelernt und kann den Speiseraum etwas verschönern, wie ich finde.

Die Hoteldirektion scheint das auch so zu sehen, denn ich darf mir nach dem Frühstück so viel Essen mit in mein Zimmer nehmen, wie ich nur will. So spare ich viel Geld, denn mittlerweile erhalte ich bei der Bank kein Bargeld mehr.

Einmal darf ich sogar opulent im Hotelrestaurant essen, ohne bezahlen zu müssen. Es gibt koscheres jüdisches Essen, bei dem Milch und Fleisch bei der Zubereitung getrennt werden, da Juden an den schönen Satz aus dem zweiten Buch Mose glauben: »*Du sollst das Zicklein nicht in der Milch seiner Mutter kochen.*«

Auch wenn ich inzwischen finanziell wirklich abgebrannt bin, muss ich nicht leiden.

Eine arabische Familie am Strand lädt mich am Sonntagmorgen zu vorzüglichem Kaffee aus einer Thermoskanne ein. Ein anders Mal kommt ein Werber für Sprite und schenkt mir gleich mehrere Dosen, und dann treffe ich die nette Gila von der Rezeption in meinem Apartmenthotel. Wir plaudern an der Strandpromenade, und sie bittet mich, sie hochzubegleiten. »Nur auf einen Kaffee.«

Als ich den getrunken habe, schwindelt sie mir plötzlich vor, ich hätte bei meiner Abreise zehn Dollar zu viel bezahlt. Ich will das verwerfen, aber sie hält mir den Schein vor die Nase.

»Da!«

Ich schüttle den Kopf.

»Du wirst dieses Haus nicht ohne dieses Geld verlassen. Das hast du zu viel bezahlt. Geh essen, ich bitte dich. Du siehst so abgemagert aus.«

Tatsächlich werde ich immer dünner, aber nicht weil ich etwa hungere. Inzwischen habe ich angefangen, in Restaurants mit Kreditkarte essen zu gehen – was sich natürlich auf meine Glaubwürdigkeit bei meiner Bank in Hamburg auch nicht besonders positiv auswirken wird: Bis das nächste Geld eintreffen wird, häufen sich erste Schulden an.

Also schreibe ich ganze Nachmittage an einem neuen Krimi-Exposé. Allerdings hatte ich vor einigen Jahren ein Krimi-Exposé entworfen, bei dem alle Todesfälle später genau so eingetreten waren. Seither grusele ich mich vor solchen Geschichten, weshalb meine Arbeit in Tel Aviv nicht richtig vorankommen will.

Eines Morgens, Anfang Mai, sagt der nette Herr an der Rezeption, dass die deutsche Botschaft mich sprechen möchte. Die freundliche Dame, die ich so mochte, ist am Apparat. Sie erklärt mir sehr ernst, ich müsse unbedingt zu ihr in die deutsche Botschaft kommen, was ich dann auch verspreche.

Dort übergibt sie mir wenige Stunden später ein Flugticket nach Frankfurt, das mein Vater für mich bezahlt hat.

»Ihnen geht es zu schlecht«, sagt sie. »Das kann inzwischen jeder sehen. Sie müssen nach Hause zurück und sich helfen lassen.«

Ich blicke etwas hilflos auf das Ticket, nehme ungern etwas an. Aber werde ich noch eine Wahl haben?

»Morgen früh geht Ihr Flug. Am besten gehen Sie jetzt ins Hotel zurück und packen Ihren Koffer. Wir wollen nicht, dass Sie es sich noch anders überlegen. Versprechen Sie, dass Sie fliegen?«

Ich überlege kurz.

»Hm«, sage ich. »Ja, ich werde fliegen.«

Die freundliche Dame lächelt. »Haben Sie Geld? Für einen Kaffee am Flughafen? Sonst nehmen Sie das hier, bitte, an.«

Sie gibt mir fünfzig Schekel, genug für vier Kaffee.

»Das möchte ich nicht.«

»Sie tun es aber bitte. Sie sollen es doch auf dem Heimweg ein bisschen schön haben. Und seien Sie so gut, grüßen Sie Hamburg von mir. Ich habe hier manchmal auch Heimweh!«

Wie in einem Traum

Zu den regelmäßig wiederkehrenden Momenten meines Wahns gehört, dass ich immer wieder glaube und auch am Telefon behaupte, ich wäre unermesslich reich. Welche Sehnsüchte stecken dahinter? Möchte ich mich, aufgrund meiner vorhandenen Existenzängste als freie Autorin, selbst trösten? Gilt der Trost meinen Eltern, dass sie sich nicht beunruhigen müssen? Oder gibt es noch andere Motive?

»Sie müssen sich eine Psychose wie einen Traum vorstellen«, wird mir später eine kluge Psychologin erklären. »Es werden Bausteinchen aus ihrem Unterbewussten nach oben gespült, die sich zu einem neuen Puzzle zusammenfügen. Nur können Sie bei dieser Art von Wachtraum eben Traum und Wirklichkeit nicht mehr unterscheiden.«

Da sich das Thema, ich wäre so reich, aber ganz intensiv durch meine »manische Phase« zieht, meine ich, mich mit den Hintergründen befassen zu müssen. Ich glaube nämlich, ich will mit dieser lediglich vorgetragenen Sehnsucht meine ganze Umgebung täuschen. Alle sollen glauben, ich hätte trotz aller Verrücktheit noch gewissermaßen gesellschaftskonforme Wünsche. In Wahrheit träume ich von etwas ganz anderem. Einem uralten Wunsch: Ich möchte in Armut frei und glücklich leben.

Einen solchen Traum kann man natürlich keinem offenbaren, wenn man wie ich in bürgerlichen Verhältnissen lebt.

In Tel Aviv habe ich einen solchen Überdruss am Erfolg entwickelt, dass es mir regelrecht Spaß macht, arm zu sein. Wie soll man das anderen erklären? Ich glaube, es liegt daran, dass man in Armut frei von den bürgerlichen Verpflichtungen lebt. Man lässt den Leistungsdruck hinter sich, und auch das kann beglückend sein.

Nachdem die freundliche Botschaftsmitarbeiterin mich entlassen hat, gehe ich brav zurück in mein Hotel, wo ich mich erkundige, wie ich die offene Rechnung bezahlen kann, denn inzwischen funktioniert sogar meine Kreditkarte nicht mehr. Meine Bank hat sie gesperrt. Wie soll ich also die offenen Beträge ausgleichen?

»Mein Vater wird mir das Geld geben«, erkläre ich wahrheitsgetreu.

»Vergiss es. Du brauchst nichts zu bezahlen«, sagt der Mann an der Rezeption hartnäckig, dem ich morgens beim Aufdecken der Frühstückstische geholfen habe. »Die Hauptsache ist, du kommst irgendwann einmal wieder. Vergiss nicht, Tel Aviv ist die schönste Stadt der Welt, man kann sie niemals aus dem Herzen verlieren.«

Mir kommen fast die Tränen, denn ich finde, dass er recht hat.

Ich stapfe in mein Zimmer, packe meinen roten Rollkoffer mit den israelischen Kleidern, die so gar nicht in den kalten, deutschen Frühling passen werden.

Ich ziehe den Rock an, den ich getragen hatte, als ich Pierre begegnet war, in der Hoffnung, dass mir die Erinnerung an ihn Kraft gibt. Kraft, nach Europa zurückzukehren.

Und vielleicht in ein ganz normales Leben zurück.

Abschied

5. Mai 2005

Ich beschließe, mein Versprechen zu halten, ich werde sofort zum Flughafen fahren, damit ich es mir im Wahn bis morgen nicht noch anders überlegen kann. Während der Bahnfahrt sehe ich noch einmal meine Traumstadt von einst vorübergleiten. Ich bekomme glasklar, fast schneidend klar, mit, wie ich nun – fremdgesteuert – abreisen muss und wie mein Leben hier doch wohl gescheitert ist.

Ich hatte Rafael nicht lieben können, mir selbst etwas vorgemacht.

Noch einmal denke ich an ihn zurück und daran, wie beeindruckend er in seiner Uniform auf mich gewirkt hatte.

Hoffentlich begegne ich ihm nicht am Flughafen, denke ich, während ich mir die Nase an der Scheibe platt drücke.

Ich erinnere mich daran, wie er mir vorgeschlagen hatte, eine Wohnung für mich zu bezahlen. Hatte mich das so gekränkt, dass ich die Beziehung deshalb beendet hatte? Nun ja, sage ich mir, ich kann sowieso nicht dahin zurück.

Nie werde ich an den Punkt zurückkönnen, bevor mir das am Strand widerfahren war, als ich mich den Armen Pierres ergab. Nur, wenn mich so ein Blitzschlag noch einmal treffen würde, geht mir durch den Kopf, würde ich mich noch einmal auf einen Mann einlassen.

Nimm nur das Beste, hatte Sophia, meine Freundin, mir immer gesagt. Und sie hat recht behalten. Auch hatte sie mir immer prophezeit: »Du kannst um eine Ecke gehen und dich verlieben.« Nun ist genau das eingetreten.

Am späten Nachmittag erreiche ich den Flughafen, wo ich mir tatsächlich mit dem Geld der freundlichen Botschaftsmitarbeiterin einen Caffè Latte schmecken lasse. Ich nehme mir vor, das Geld von Hamburg aus zurückzuschicken.

Denn ich darf demnächst noch etwas Geld von meinen Buchverkäufen erwarten, das mich finanziell wieder halbwegs flottmachen wird, auch ohne neue Projekte. Und ich spare zudem die Unkosten für das Hotel.

Während ich Kaffee trinke, merke ich wieder einmal, wie verstört ich bin und dass, zurück in Deutschland, an Arbeit nicht zu denken sein wird.

Obwohl ich einen verhältnismäßig klaren Tag habe, führe ich inzwischen wieder Selbstgespräche und muss mich sehr darauf konzentrieren, am Flughafen sitzen zu bleiben.

Denn die Botschaftsmitarbeiterin hatte mir ausrichten lassen, dass mein altes Apartmenthotel mich für heute Nacht gern noch einmal beherbergen will, zur Versöhnung gewissermaßen. Offenbar ist der Hoteldirektor durch meine deutschen Freunde bestens über alles informiert und hat ihr das ausrichten lassen.

Trotz allem finde ich, das ist ein schöner Gedanke, und überlege immer wieder, ob ich nicht doch noch einmal hinfahre. Aber werde ich dann je wieder zum Flughafen finden?

Draußen wird es dunkel, ein sehr attraktiver älterer Herr setzt sich neben mich auf die Wartebank, und noch einmal ruft Tel Aviv nach mir.

»Unsere schöne Stadt verlässt man nicht«, sagt er nachdrücklich. »Hier kann man doch nur ankommen. Du darfst nicht fahren.«

Sein Lächeln gefällt mir, sein Aftershave auch, aber ein Blitzschlag wie mit Pierre ist es dann doch nicht. Nein, ich werde Affären jetzt nicht zur stillen Gewohnheit machen.

»Komm mit mir nach Tel Aviv«, bittet er. »Ich bin Witwer. Wir gehen ein Bier trinken. Du musst nicht fort.«

Schließlich sind es El-Al-Offiziere, die unsere Unterhaltung beenden. Obwohl es noch gar nicht Morgen ist, rufen sie mich auf. Während der Sicherheitskontrollen fange ich verwirrt zu weinen an. Sie halten den älteren Herrn draußen für meinen Vater und trösten mich.

Irgendeine innere Stimme bringt mich dazu, die weiße Stadt am Meer nun hinter mir zu lassen. Ich bitte darum, schon für den Morgenflug einchecken zu dürfen. Heiliges Land, *adieu.*

Frankfurt

Hamburg

Der Flug mit El Al über die Alpen war anstrengend für mich, weil ich fast die ganze Zeit weinen musste. Um Rafael, Pierre, Tel Aviv und um mich. Nun spuckt mich das Flugzeug in Frankfurt aus, und ich friere in meinem bordeauxroten Rock und dem Cordjackett. Zu meinem Pech ist auch mein Koffer nicht angekommen. Schon wieder den Tränen nahe, gehe ich zum Ausgang. Dort erwartet mich mein Vater. Zunächst schleicht sich ein Lächeln in mein Gesicht, ich freue mich. Dann merke ich, wie ich versteinere. *Ist dieser fremde Mann nicht der Vater dieses Jungen, der sich umgebracht hat?* Vielleicht wäre es besser für mich, es ginge mich weiterhin nichts an, dass dieser Junge mein Bruder war! Vielleicht würde es mir guttun, mich neu dem Wahn zu überlassen.

»Du hast einen schönen Rock an«, sagt mein Vater.

Ich umarme ihn. Wenn mir in der Welt überhaupt noch etwas gefällt, dann ist es dieser Rock, der mich an die Umarmung am Strand erinnert.

»Aber wo ist dein Koffer?«, fragt mein Vater. Er grinst. Er war immer besonders nett zu mir, wenn mir etwas misslungen war.

Trotz der Wiedersehensfreude entwickele ich jetzt bei seinem Anblick so etwas wie Verfolgungswahn. Etwas zu freundlich lädt er mich zum Kaffeetrinken ein, was wir auch tun. Dann unterbreitet er mir den Vorschlag, wir könnten zusammen nach Hause in die Pfalz fahren, und ich könnte mich dort erst einmal erholen und schön bekochen lassen.

Aber irgendetwas in seinem Gesicht lässt mich zweifeln: *Will er mich in Wahrheit nur ködern – und in die Psychiatrie bringen?* Nichts führt mich dorthin. Zwar spüre ich, dass mit mir etwas nicht stimmt, dass ich Ziele verfolge, die sonst nicht die meinen waren, und dass mir beruflich nichts mehr gelingt, ausgerechnet mir, die ich mich immer über meine Arbeit definiert hatte. Aber dass ich regelrecht durchgeknallt bin und vor allem Hilfe brauche, kann und will ich mir nicht eingestehen.

Deshalb möchte ich auch von meinen Eltern nichts annehmen.

»Ich muss nach Hamburg, nach meinem Haus schauen«, höre ich mich ganz vernünftig sagen.

Immerhin verfüge ich über so viel Selbstbeherrschung, eine minimale Klarheit für einige Momente vorzutäuschen.

»Also gut. Dein Wille ist dein Himmelreich«, gibt mein Vater auf.

Mit viel Mühe überredet er mich dazu, dass ich mir eine ICE-Karte nach Hamburg schenken lasse. Ich hätte lieber Geld gespart und wäre IC gefahren.

»Dann pass auf dich auf«, sagt mein Vater, der vergisst, mich zu fragen, wo ich in Hamburg überhaupt wohnen will, da ich dort längst keine Wohnung mehr habe. Vermutlich hätte er mich sonst nicht fahren lassen.

Zugegeben, ich genieße dann die rauschend schnelle Fahrt mit dem ICE durch die Märchenlandschaft des Mittelgebirges. Mein Geld reicht sogar noch für einen guten Kaffee im Bordbistro.

Als wir Hamburg erreichen, merke ich, wie mein Herz doch höherschlägt. Die großen Weiten des Hamburger Hafens mit seinen Kränen, Alsterschwäne, Dammtor, Altona. Ich fühle mich in dieser Weltstadt heimisch, in der mein Vater aufgewachsen war. Bis heute hat er einen Hauch Hamburgisch in der Sprache.

Dennoch erschüttert mich das Wetter. Ein grauer Himmel hängt über dem Trendviertel Ottensen, und ich sehe mehr die

Graffiti an den Wänden als die schicken Geschäfte mit ihren Auslagen, die für mich zurzeit alle unerschwinglich sind.

Wo soll ich nun hin?

Soll ich meine Freundin Sophia anrufen, sie um Quartier bitten und darum, dass sie mich morgen zu meinem Haus bringt?

Als ich einen Geschäftseingang sehe, wo ich einmal einer jungen Obdachlosen begegnet war, bekomme ich eine andere Idee: Wie wäre es, wenn ich nie in mein bürgerliches Leben zurückkehre? Wenn ich jetzt ohne jedes Gepäck zur Mission ginge und mich obdachlos meldete? Dann wäre ich endlich frei, könnte den Erfolgsdruck, meinen Bruder und alles vergessen!

Aber dann denke ich an mein Haus und Sotchi und habe eine andere Idee. Max hat sein Loft hier in Ottensen. Zu diesem Loft führt ein beheizter Flur, in dem früher oftmals Obdachlose übernachtet haben.

Warum sollte ich es nicht auch tun?

Ohne großes Ziel schlendere ich durch die Straßen. Wieder und wieder überlege ich, was richtig wäre – und schließlich siegt die Sehnsucht nach meinem Haus und Sotchi.

Ich werde im Treppenhaus übernachten und morgen weitersehen.

Aber, puh, ich habe ja nicht geahnt, wie kalt und hart Beton sein kann. Schon nach einer halben Stunde in meiner Halbexistenz als frei lebende Künstlerin habe ich genug. Mir fällt ein, dass Max für Überraschungsgäste immer einen Schlüssel in einem Versteck liegen hatte. »Bitte, mach, dass der Schlüssel da ist«, höre ich mich beten. Mir stockt fast der Atem, er liegt tatsächlich dort. Ich überlege nicht lange. Und dann wartet die nächste Überraschung.

Als ich die Tür zum Loft öffne, jault ein Hund quietschend auf. Sotchi. Die Promenadenmischung, um die Max und ich uns vor einer halben Ewigkeit gestritten haben.

»Na, was machst du denn hier?«, fragt eine vertraute Stimme.

Max

Ein Abend wie früher

Er legt sein Buch beiseite und erhebt sich aus dem Barocksessel mit dem roten Brokatüberzug, der einen romantischen Kontrast zur Modernität des Lofts bildet. Typisch für Max, solche Details. Ich schlinge die Arme um mich, spüre erst in der Wärme der großen Wohnung, wie sehr ich draußen auf dem Betonboden gefroren habe. Nein, es ist nicht empfehlenswert, dort zu übernachten.

»Ich wollte gerade schlafen gehen«, sagt Max.

»Und ich dachte, du bist auf dem Land«, stammele ich. Natürlich ist es mir peinlich, dass er mich hier in dieser Notlage erwischt. Und gleichzeitig wäre es natürlich sehr unangenehm gewesen, wenn Max erst hinterher davon erfahren hätte, dass ich in seiner Wohnung übernachte. Er hat ja wieder eine Freundin.

»Lass dich mal anschauen«, sagt er nicht unfreundlich, aber dennoch etwas von oben herab. »Gut siehst du aus. Aber du bist sehr dünn geworden.«

Mir fällt auf, dass er einen Tonfall hat, als ob er mit einem Kind spricht. War das schon immer so, oder verdanke ich das der Tatsache, dass ich öfters mal verwirrt bin und er nun nicht mehr glaubt, dass er mich ernst nehmen muss? Leider trage ich daran wohl eine Teilschuld. Ich habe ihn und seine neue Freundin immer wieder angerufen, ihnen etwas vorgesungen und alles Mögliche erzählt, zum Beispiel auch alle Details meiner Begegnung mit Pierre, wirklich alle.

»Willst du dich nicht setzen?«, fragt Max. »Ich hätte ein Glas schönen Rotwein für dich.«

»Hm, du weißt ja, dass ich bei Alkohol nie nein sage.«

»Diesen Eindruck kann man gewinnen.«

Er kommt mit einer Flasche, die er von Freunden geschenkt bekam, wie er sagt, zurück. Es sind auch noch Reste einer Paella da. Ob ich die essen möchte?

Und wie ich möchte! Erst jetzt wird mir nämlich bewusst, wie sehr mein Magen knurrt. Nein, den Traum vom schönen Leben in Freiheit ganz ohne Geld habe ich in wenigen Stunden ausgeträumt.

Mühsam um gute Manieren bemüht, stochere ich in der Paella, statt das wunderbare Gericht einfach hinunterzuschlingen. Aber ich will mich zusammennehmen, Max nicht offenbaren, wie schlecht es mir geht. Mit äußerster Selbstbeherrschung gelingt es mir, wenigstens meine Selbstgespräche in seiner Gegenwart zu unterdrücken. Vielleicht hilft mir mein kleiner, schwarz-weiß gefleckter Hund dabei, der seine Schnauze in meinen Schoß legt und sich über Paella-Brocken hermacht. Ich bleibe gespannt, wie es für mich weitergeht, habe ja keine Ahnung, ob Max mir ein Gästebett anbieten wird.

Während er von seinem spanischen Abend erzählt, den er anscheinend gestern gegeben hatte, hülle ich mich in den Poncho, den ich getragen hatte, als ich Pierre begegnet war. Sehnsüchtig denke ich an ihn. Wir hatten kein Wort miteinander geredet, waren aber als Mann und Frau übereinander hergefallen.

Bei Max und mir war es immer anders gewesen. Unsere Beziehung bestand aus gutem Wein und Essen und endlosen Unterhaltungen.

Ich freue mich, Max zu sehen, kann jedoch eine gewisse Ungeduld nicht unterdrücken. Vielleicht will er ja auch nicht, dass ich in seiner Wohnung übernachte, weil seine Freundin etwas dagegen hat? Mir war so etwas zu unserer Zeit gleichgültig gewesen. Nach seiner Affäre hatte ich vermutet, dass es eventuell auch noch andere Frauen gab, und war in dieser Hinsicht abgestumpft. Und jetzt will ich auch gar nichts weiter als ein warmes Gästebett für mich allein.

Zu fragen traue ich mich allerdings nicht, ich empfinde es doch als eine Schande, wie eine Bettlerin vor meinem Exfreund zu stehen.

»Also, ich nehme an, du willst hierbleiben«, sagt Max nach einer halben Ewigkeit – und erlöst mich somit. »Du siehst ganz blass aus. Todmüde vermutlich. Das Gästebett auf der Empore ist gemacht. Du kannst dich sofort schlafen legen.«

Ich zögere nicht. Ich gehe nicht einmal mehr ins Bad, sondern falle nur noch ins Bett und übernachte neben dem zufrieden schnarchenden Sotchi.

Am nächsten Morgen, nach einem kurzen gemeinsamen Frühstück, kommen Max und ich überein, dass ich zunächst mal in Hamburg bleiben werde, statt in mein Haus zu fahren. Denn dort würde Max gerne Gäste von sich einquartieren. Mir wird es nicht schaden, meint er. Viele Freunde würden sich sicher freuen, mich endlich wiederzusehen. Und vielleicht könne ich in Hamburg ja auch die Angelegenheiten mit meiner Bank in Ordnung bringen.

Es wird mir ein bisschen kälter, als er noch einmal winkt und geht. Nun bin ich wieder auf mich allein gestellt.

Hamburger Alltag

Mai 2005

Zurück in Ottensen bin ich die ersten Tage ziemlich klar im Kopf, was gut für mich ist, da ich so viel Geschäftliches erledigen muss. Mir zum Beispiel Einblick in meine Finanzen verschaffen. Ich besuche meine Bank, wo die früher immer sehr freundliche Sachbearbeiterin mich mit einem verzerrten Gesichtsausdruck mustert. Meine frühlingshafte Kleidung aus Tel Aviv passt so gar nicht in den Hamburger Frühling, und daher wirke ich nicht sehr geschäftsfähig.

»Werden Sie denn irgendwann neue Einnahmen haben?« fragt sie.

»Na ja, ich bekomme bald wieder Geld«, sage ich möglichst von oben herab.

Das bewirkt immerhin, dass sich die Dame mir gegenüber zur minimalen Andeutung eines Lächelns durchringt und mir einen Kalender schenkt. Nur Geld könne sie mir nicht auszahlen, sagt sie.

So wandere ich mit dem restlichen Geld, das mir mein Vater in Frankfurt gegeben hat, durch die Stadt. Alles ist durch den Euro teurer geworden, will mir scheinen. Gleichzeitig finde ich toll, dass es die neue Währung gibt. Als Kind wollte ich mal Esperanto lernen, die neue europäische Gesamtsprache, ein Völkertraum.

Ich gehe in Lebensmittelketten, um das Nötigste für meinen täglichen Bedarf einzukaufen.

Von meiner Hamburger Großmutter habe ich gelernt, wie man aus wenig Geld am meisten machen kann: Unter der

Woche Pellkartoffeln mit weißem Quark, am Wochenende Kartoffelpuffer mit Lachs und gutem Sekt. So ist das Leben auch ohne viel Geld ein wenig festlich.

»Man muss sich schöne Momente gönnen«, hatte sie immer gesagt.

Jetzt ist sie sechsundneunzig Jahre alt und dem Tode nahe. Ich möchte sie nicht besuchen, um ihr die Sorge zu ersparen, wenn sie mich im Wahn sehen würde. Meine Großmutter, eine gelernte Studienrätin, die ebenfalls immer ehrgeizig war, würde es nicht ertragen, mich so dünn und total verwirrt zu sehen, denke ich mir.

Einmal, in meiner ersten Woche in Hamburg, bin ich so klar, dass es mir gelingt, sie anzurufen.

»Wie schön, deine Stimme zu hören«, sagt sie. »Uli, du musst zum Arzt gehen. Ich finde dich sehr tapfer, aber so geht es nicht weiter.«

Ich verspreche ihr alles Mögliche, von dem ich weiß, dass ich es nicht halten werde. Denn in einer »manischen Phase« empfindet man einen Arzt als Bedrohung, nicht als Helfer. Zum Psychiater zu gehen, das wäre für mich wie das Eingeständnis einer Niederlage, und das will ich nicht zulassen.

Gleichzeitig merke ich selbst, dass ich nach den ersten Tagen an der Elbe doch wieder verwirrter werde.

So besuche ich, obwohl ich durch meinen Vater mit dem evangelischen Glauben groß geworden bin, die heilige Messe in Ottensen, wo man mich mit überbordender Freundlichkeit empfängt und annimmt. Ich wandele auf den Spuren meiner Familie mütterlicherseits, denn schon als Kind war ich mit meiner Uroma Dita häufig in der Messe gewesen. Sie war eine tief gläubige Katholikin und hatte in den ersten Jahren meiner Kindheit auf mich aufgepasst und mir auch den katholischen Glauben nahegebracht. Ich hatte es als selbstverständlich genommen, mit ihr in die Kirche zu gehen und auf Knien zu beten.

Nunmehr in eine Art Religionswahn verfallen, knie ich immer nur vor einem Marienbild, auch während der Pastor predigt. Ich bitte für meinen Bruder, für die Welt, für mich selbst. Ich weine hemmungslos und muss einen komplett verstörten Eindruck machen. Dennoch lädt man mich ein, im Kirchencafé zu helfen.

Da von Hause aus ungeschickt, bringe ich prompt die Kaffeemaschine zum Überlaufen. Mag sein, dass die helfenden Damen verzweifelt sind, aber sie lassen es mich nicht spüren.

»Sie könnten sich viel mehr bei uns einbringen«, sagt eine von ihnen, die sich wie eine Patin um mich kümmert. »Wir brauchen Frauen wie Sie im Sozialdienst.«

Von meiner Verrücktheit hat sie trotz meines Kniens vor Maria nichts bemerkt, so geübt bin ich inzwischen im Vertuschen.

Sophia

Innigkeit und Nähe

Gerade, als mein Geld zu Ende geht und wirklich nur noch Pellkartoffel-Reste in meinem Kühlschrank sind, klingelt es an der Tür zu Max' Loft. Nach kurzem Überlegen mache ich auf. Draußen steht meine Freundin Sophia.

Sie strahlt, und auch ich spüre, wie sich ein Lächeln in meiner Seele ausbreitet. Erst als ich sie umarmen will, bemerke ich die beiden riesigen Einkaufstaschen einer Feinkostkette, die sie mitgebracht hat. Sie sieht es und bekommt ein entschlossenes Gesicht.

»Das ist für dich«, sagt sie in einem Ton, der keinen Widerspruch erlaubt. »Ich weiß, dass du es brauchst. Du bist so dünn wie ein Rechen. Jetzt keinen falschen Stolz, und lass mich, bitte, rein.«

Da ich mich derartig freue, sie zu sehen, mache ich ein paar Schritte zurück, und sie hastet entschlossen an mir vorbei in den weitläufigen Wohnraum.

»Nein, wie sieht es hier denn aus!«, ruft sie.

Um mich bei Max für seine Gastfreundschaft zu bedanken, habe ich überall Ableger der exotischen Pflanzen, die er von seinen großen Reisen rund um die Welt mitgebracht hat, in Übertöpfe und andere Behältnisse gestellt.

»Das ist ja toll! Darf ich mir einen Ableger mitnehmen?«

Hm, ich kenne Sophia. Habe ich es vielleicht übertrieben? Mir ist schon bewusst, dass ich nicht mehr das richtige Maß habe. Entweder bin ich von etwas wahnsinnig begeistert – oder total abgestoßen und niedergeschlagen.

Obwohl es erst Mitte Mai ist, hat Sophia lecker aussehende Erdbeeren dabei, die sie jetzt in ein Sieb schnippelt. Wie ich aus Erfahrung weiß, ist sie eine tolle Köchin.

»Du bist viel zu dünn«, stellt sie fest. »Du siehst nur noch aus wie ein Knochengestell. Man muss dich füttern.«

Ich schaue an mir herunter. Auch Max hatte das schon festgestellt. Ich selbst finde mich eher rundlich, sage mir aber, dass man das ja selbst auch nicht gut einschätzen kann.

Sophia backt herrlich duftende Pfannkuchen. Aber als sie fertig sind, habe ich, wie in letzter Zeit so oft, keinen Appetit.

»Du musst mir erzählen, wie es dir ergangen ist«, sagt sie und hält meine beiden Hände fest, als wir uns gegenübersitzen. »Ich habe irgendwas von totaler Verliebtheit in Tel Aviv gehört?«

Auf dieses Stichwort habe ich nur gewartet. Jetzt will ich ihr alles erzählen. Ich beginne damit, wie ich mich 1984 in Rom in einen Wachsoldaten verliebt hatte, der mir auch seine Adresse gab und mich bat, ihm zu schreiben. Wie es dann nicht ging, weil ich zu schüchtern dafür war. Und wie mich ein Mann am Strand von Tel Aviv so sehr an Andrea erinnerte, dass ich vor ihm gewissermaßen im Staub kniete. Dass ich im Bett Erfüllung fand und nie mehr einen anderen will.

»Ja, ja, das sagt man immer«, sagt Sophia und grinst. »Hast du denn seine Adresse?«

»Um ehrlich zu sein, weiß ich nicht mal, wie er wirklich heißt. Ich habe ihm einen imaginären Namen gegeben. Pierre.«

»Tja, dann sind eure Chancen auf ein Wiedersehen natürlich – bescheiden.«

»Sophia, du musst nicht immer so realistisch sein.«

Sie lächelt nur.

Oft schwärme ich für Männer, wenn ich Helden für meine Romane brauche. Pierre könnte so einer sein, unvergesslich, anziehend, magisch.

»In jedem Fall wirst du das nicht als Ausrede benutzen, um

die nächsten fünfzig Jahre Dornröschen zu spielen«, sagt die kluge Sophia. »Es wird irgendwann einen neuen Herzenshelden geben.«

Bei dieser ersten Begegnung macht sie vorsichtigerweise nicht eine einzige Bemerkung darüber, dass ich einen Arzt brauche, und für Momente ist alles so, wie es immer zwischen uns war – innig und nahe. Ich denke: *Wenn doch bloß dieser verflixte Wahn nicht wäre!*

Noch mehr wahre Freundschaft!

Immer mehr Freunde trudeln nach und nach in Max' Loft ein. So auch Wolfgang und Harry. Immer, wenn sich solcher Besuch ansagt, kann ich mich für Momente zusammenreißen und sogar in die Rolle der Gastgeberin schlüpfen.

So biete ich Tee an, plaudere, lasse mir Fragen zum Heiligen Land stellen und kann mindestens oberflächlich den Schein wahren.

Eines Nachmittags sitze ich mit Wolfgang auf der Dachterrasse, trinke schwarzen Tee mit Milch nach englischer Art, und wir blicken über die Häuserwelten bis hinunter zum Hafen.

»Dass du dich ausgerechnet in diesem Zustand so verliebt hast, ist kein Zufall«, bemerkt Wolfgang. »Wenn du so außer dir bist, kann jeder das für seine Zwecke ausnutzen.«

Für Momente frage ich mich, ob da etwas dran sein könnte. Hat Pierre mich benutzt?

Aber erstens, sage ich mir, konnte er doch gar nicht wissen, dass ich mich im krankhaften Höhenrausch befinde, zweitens war ich für meine Verhältnisse außerordentlich klar, als ich mit ihm ins Bett ging.

Und drittens hatte er doch offensichtlich mit mir gelitten, als ich hinterher so dramatisch abgedriftet war.

»Ich bin kein Opfer«, widerspreche ich deshalb wütender, als es möglicherweise angebracht wäre.

»Schon gut, schon gut«, lenkt Wolfgang lächelnd ein, drückt meine Hand und schaut irgendwie entrückt zu den Hafenkränen. »Wenn es so ist, bin ich ganz beruhigt, meine Liebe.«

Unausgesprochen bleibt, dass ich ihm wohl doch etwas überspannt erscheine.

Auch mein Freund Benny macht mir seine Aufwartung, fragt neugieriger, als ich je vermutet hätte, nach dem Heiligen Land.

Ich erzähle ihm von meinem Traum, dort Straßensängerin zu werden, und davon, wie ich schon nach einer halben Stunde auf dem heimischen Betonboden genug davon hatte.

»Kann ich mir vorstellen«, sagt Benny, der sich in der Obdachlosen-Hilfe engagiert. »Vielleicht solltest du einfach mal eine Reportage dazu machen. Wenn es dir wieder besser geht.«

Zum Abschied steckt er mir zehn Euro zu. Sie knistern in meiner Hand.

»Mehr kann ich dir leider nicht geben«, sagt Benny, der Frau und Kind zu ernähren hat. »Gönn dir ein gutes Glas Wein oder so was.«

Natürlich fällt mir das überhaupt nicht ein. Aber er besteht darauf. Wie schwer es ist, Almosen anzunehmen, kann ich niemandem sagen. Seit ich denken kann, hatte ich selbst Geld verdient, und nun sollte ich von den Zuwendungen meiner im Prinzip doch viel ärmeren Freunde leben?

So ist es, ich habe keine Wahl.

Und ich muss sagen, wenn die Schamgrenze einmal überschritten ist, fällt das Annehmen immer leichter.

So lasse ich ohne weitere Umstände zu, dass Sophia von nun an jede Woche mit vollen Einkaufstaschen vorbeikommt. Ich nehme von ihrem Mann an, dass er mir kostenlos den Computer repariert und auch noch Geld schenkt, um mal ins Straßencafé zu gehen. Und ich lasse mich von der Hausgemeinschaft zu einer Party einladen, bei der ich vermutlich das halbe Büfett aufgefuttert habe.

»Ist schon klasse, dass du ein ganzes Jahr in Israel gelebt hast«, sagt ein Fremder, der sich neben mich stellt.

Woher er das weiß? Darüber wundere ich mich nicht.

Dass ich ihm dann im Wahn immer wieder nur mit Beschreibungen meiner Verliebtheit antworte, schreibt er vermutlich dem Alkohol zu. Gut so, denke ich und strecke mein Sektglas aus, damit nachgefüllt werden kann.

»*Lechaim*, zum Wohl, auf *Eres*, auf das Land Israel!«

Denn natürlich werde ich nur deshalb kulinarisch so verwöhnt, weil die ganze Hausgemeinschaft offenbar irgendwie neugierig auf meine Israel-Geschichten ist.

Ich finde, viel mehr Deutsche sollten ihre Neugier stillen und mal dorthin fahren! Und sage das auch allen.

Traurigkeit im Frühsommer

Ich lebe von den Zuwendungen Sophias und Max' Gastfreundschaft. Arbeiten kann ich überhaupt nicht mehr, mein Projekt kommt nicht eine Zeile voran.

Dennoch treffen pünktlich Gelder ein – und so kann ich mindestens meine Kreditkartenschulden ausgleichen.

Sofort rufe ich in meinem netten, kleinen Tel Aviver Hotel an und frage, ob ich meine Rechnung nicht doch endlich bezahlen darf. Nein, unerwünscht, erfahre ich vom Herrn an der Rezeption, der fast unleidlich wird. Alles sei beglichen. Ganz und gar. Ich solle mich lieber beeilen und bald wiederkommen.

Nun, da es an der Elbe endlich warm wird, spaziere ich oft durch die belebten Straßen meines Viertels und bin traurig, kein Geld zu haben, um etwa Sophia oder ihrer Tochter etwas zu schenken.

Ich kann es mir nicht einmal leisten, Freunde wie etwa Benny oder Gabor zu einem Milchkaffee in der Sonne einzuladen, etwas, das ich als besonders schlimm empfinde. Meiner Meinung nach gehört es zu einem Minimum an Lebensstil, die Freiheit zu haben, anderen etwas zu schenken. Viele Freunde, bei denen mir das möglich wäre, sind allerdings nicht geblieben.

Denn einige meiner Freunde haben sich von mir abgewendet und können meinen neuen Zustand nicht ertragen.

Sie kannten mich ja immer nur arbeitend, ich darf wohl schon sagen: fleißig, vielleicht sogar getrieben.

Nun, da ich überhaupt nicht mehr schreiben kann und sie

auch mit wirren Anrufen nerve und belästige, wollen sie sich nicht mit mir treffen.

In diesem Frühsommer realisiere ich ganz klar, dass ich arbeitsunfähig bin. Ich fange an, mich nach anderen Möglichkeiten umzusehen, und finde in einem Wochenblatt die Ausschreibung für eine Stelle als Mitarbeiterin in einer Kinderbuchhandlung. Aber wie soll ich die ausfüllen, wenn ich doch noch immer häufig mit mir selbst rede? Und ich kann es nicht einfach unterdrücken. Und wie würde ich von achthundert Euro Monatslohn leben?

Auch bleibt die Frage, wie ich mein Haus auf dem Land finanzieren soll, das derzeit noch von Max' Gästen besetzt ist.

Noch kann ich die Hypotheken mit der letzten Honorar-Rate bezahlen. Aber was soll danach kommen?

Ich habe mich immer weitestgehend über Arbeit definiert, jetzt fühle ich mich ratlos und müde.

Einmal stehe ich vor einem Schild: »Psychiater«.

Aber dann bekomme ich es doch wieder mit der Angst zu tun, dass er meine Trauer um den Tod meines Bruders aufrührt.

Selten telefoniere ich mit meiner Familie, nur ganz gelegentlich mit meiner geliebten Großmutter, immer nur dann, wenn ich frei vom Wahn bin und mich nicht blamiere und sie damit kränke, wie ich vermute.

Hin und wieder kommt Max in die Stadt. Freundlich und großzügig wie immer bringt er dann schöne Weine mit oder führt mich zum Essen an der Elbe aus.

Aber mir gefällt nicht, dass er es zu genießen scheint, mich nun so arm zu sehen. Mir drängt sich nicht zum ersten Mal die Frage auf, ob er mich als unabhängige Frau nicht gemocht hat?

Immer hatte er sich leisen Spott für meine Tätigkeit als Redakteurin und Autorin bewahrt. Nun ist er so nett zu mir, so besorgt und aufmerksam, wie ich ihn gar nicht kenne.

Obwohl ich ausdrücklich nur im Gästebett auf der Empore schlafe und von Pierre träume, den ich in der Menge überall vergeblich suche, bringt Max mir eines Tages sogar Rosen mit, etwas, das er zur Zeit unserer Beziehung niemals getan hat.

Das macht mich traurig. Will er so endgültig Abschied nehmen? Oder hat er nur ein Herz für mich, wenn ich schwach bin? Und was sagt seine Freundin dazu? Gern hätte ich ihn das alles gefragt.

Stattdessen sitze ich ihm gegenüber und bemühe mich mit äußerster Disziplin, keine wahnhaften Dinge, etwa über religiöse Demut, zu erzählen, und betrachte die Lachfältchen, die seine Augen umspielen.

Sophia hat mir erzählt, dass er heiraten wird, etwas, das uns vorenthalten blieb. Doch Max Glück für seine Ehe zu wünschen, ist vermutlich auch eine Art der Liebe. Eine Art der loslassenden Liebe, die ebenfalls traurig macht.

»Warum haben wir beide es nicht geschafft?«, frage ich ihn irgendwann in einem melancholischen Moment, als wir zusammen Rotwein trinken und ein kalter Mond über den Dächern der Stadt steht.

»Wir haben nicht zu genug Nähe gefunden«, antwortet Max. »Jeder von uns hat sein eigenes Leben gelebt, ist nicht genug auf den anderen eingegangen. Aber ich freue mich für dich, dass du dich in Israel so verliebt hast.«

»Und ich freue mich für dich, dass du heiraten wirst.«

Nun da Max heiraten wird, sehe ich mich darin bestätigt, dass unsere Trennung richtig gewesen war.

Am Kanal

Mitten im Juni platzt Max plötzlich mit aufgeregtem Gesicht in sein Loft. Es verhielte sich so: Seine Verlobte wolle auch mal in Hamburg sein, ich müsse nun in mein Landhaus wechseln.

Ich stutze etwas: War es nicht bisher so gewesen, dass er mir immer gesagt hatte, er habe Gäste da? Deshalb finde ich diesen Vorschlag ziemlich unverschämt.

»Meine Gäste sind abgereist«, erklärt mir Max kurz, was mir das Gefühl gibt, dass er einfach über mein Haus zu verfügen scheint, als wäre es sein eigenes. Doch in meinem Zustand kann ich mich nicht dagegen wehren.

Wir einigen uns darauf, am nächsten Tag zu fahren, und auch darauf, dass ich dann Sotchi bekomme, um mich in dem herrlich gelegenen, aber einsamen Haus nicht zu fürchten.

Unterwegs sagt Max: »Es ist alles ein bisschen anders geworden. Die Leute haben etwas umgeräumt. Aber du wirst staunen, wenn du siehst, was für eine reiche Frau du einmal gewesen bist!«

Was soll dieser Satz denn heißen? Schwingt da Häme mit? Oder glaubt Max, dass ich es nie wieder in ein bürgerliches Leben zurückschaffe? Ich spüre so etwas wie eine kalte Hand, die an mein Herz greift. Was will Max bewirken? Freut er sich, dass ich gescheitert bin? Für einen Moment werde ich ganz vorsichtig, distanziert und klar. Max meint es nicht gut mit dir, will dir nicht helfen, sage ich mir. Sollte ich ihn jetzt sofort bitten: »Bring mich ins nächste Krankenhaus! Ich möchte einen Psychiater. Und Sozialhilfe beantragen.«?

Will er mir wirklich nur helfen?, fragt eine innere Stimme, die sich nicht zum Verstummen bringen lässt. *Wenn es so wäre, warum bringt er mich als irre Kranke dann in ein einsames Landhaus, entzieht mir die letzten Kontakte und schneidet mich von jeder Berufsmöglichkeit ab? Nennt man das vielleicht Unterstützung? Ich schaue ihn von der Seite an, halte für möglich, dass er mir die Trennung nie verziehen hat und jetzt die Stunde gekommen sieht, in der er sich dafür rächen kann.*

Max hat mir geholfen, mein Haus zu finanzieren. Wird er nun eine Chance sehen, es mir abzunehmen? Er war in finanziellen Dingen nie sehr großzügig gewesen.

Im Verlauf unserer Beziehung hatte er sich immer für alles interessiert, was mir gehört, wollte sich alles einverleiben.

Beruhige dich, sage ich mir selbst mit klopfendem Herzen. *Du gehst ja schon in dieselbe Richtung wie dein Bruder früher und entwickelst Verfolgungswahn.*

Dann biegen wir um eine Kurve, im satten Grün der Wilstermarsch mit ihren Moorwiesen am Nord-Ostsee-Kanal leuchtet rot mein geliebtes Bauernhäuschen mit seinen zwei Zimmern und dem riesigen Schreibatelier unterm Dach.

Bei diesem Anblick sind all meine Zweifel und Fragen vergessen, ich finde es richtig, hier draußen zu sein, ein langer, schöner Sommer im Moor liegt vor mir, und ich werde erholt sein und bestimmt auch wieder schreiben können, so rede ich mir ein – und bringe die warnende Stimme meiner Intuition rasch zum Verstummen.

Wir biegen um eine letzte Kurve, Sotchi kläfft vor Freude, ein Bauer grüßt, die Nachbarn winken. Das Gras steht hoch, aber der Teich mit der Insel, den ich habe im Garten anlegen lassen, leuchtet saphirblau, und ich fühle mich sofort wie zu Hause. Max und ich stoßen am Ufer mit einem Glas Sekt an, den er mitgebracht hat. Wir sitzen auf den Holzplanken, von denen ich in Tel Aviv geträumt habe, und machen ein Picknick mit herrlichem Blick über die Wiesen ringsum und bis zum Nord-Ostsee-Kanal. Wir strecken die Gesichter in die Sonne.

Ein wundervoller Moment.

Trotzdem frage ich Max: »Ist es wirklich richtig, hierherzuziehen? Müsste ich mich nicht um einen Job kümmern?«

»In diesem Zustand kannst du nicht arbeiten gehen. Und du musst ja nicht die ganze Zeit hier sein«, sagt er und streckt sich träge in der Sonne aus. »Wenn dir die Decke auf den Kopf fällt, kann ich dich leicht wieder mit nach Hamburg nehmen.«

»Aber wie soll ich einkaufen? Ohne Auto?« Meinen Wagen hatte ich, als ich nach Tel Aviv abgereist war, verkauft, um mit dem Geld andere Schulden zu begleichen.

»Ich kann einmal die Woche vorbeikommen. Dann fahren wir gemeinsam und besorgen dir alles. Du brauchst doch nicht viel.«

»Aber ich kann es nicht bezahlen«, beharre ich.

»Mach dir darum keine Sorgen.«

Als Max lächelt, ist mein Misstrauen endgültig geweckt. Ich möchte mir nichts von ihm schenken lassen, denn ich wittere nur Unheil dahinter: *Wird er sich seine Ausgaben von meinen Eltern bezahlen lassen? Das will ich nicht.* Aber mir fällt etwas anderes ein. Mein Bauernhaus ist mit lauter geerbten Möbeln und Gegenständen eingerichtet, alle aus den Häusern meiner Großeltern. Die haben ihm schon immer gefallen. Ich beschließe in diesem Augenblick, ihn mit diesen geerbten Wertgegenständen zu bezahlen, da ich ihm wirklich nichts schuldig bleiben will.

Schließlich führt er mich ins Haus, wo die Möbel alle so umgestellt sind, als hätte ein Fehlerteufel sein Unwesen getrieben. Aber immerhin, er macht mir ein Holzfeuer in meinem geliebten, hohen und schiefen Kamin. Trotz der Sonne draußen ist es innen wie immer ein wenig klamm.

Wir trinken noch einen Rotwein zusammen, während die Flammen aufspringen, und ich merke, dass ich reichlich angesäuselt bin.

»Eigentlich ist es schade, dass es mit uns nie richtig geklappt hat«, höre ich mich selbst in einem plötzlichen Stimmungswechsel sagen. Eine sehr lange Pause, in der ich Angst kriege, dass keine Antwort kommt. Wie geistesabwesend krault Max den Hund.

»Wir haben unsere Unabhängigkeit zu sehr geliebt. Entweder warst du beruflich unterwegs oder ich auf Reisen. Wir sind wohl niemals wirklich miteinander in Berührung gekommen.«

Noch lange, nachdem Max gefahren ist, gehen mir seine Worte durch den Kopf. Vielleicht hat uns das Leben mit meiner Krankheit hier und jetzt eine Chance gegeben, wenigstens Abschied nehmend Nähe zu finden.

Sommer in Seedorf

Es ist ein schönes Gefühl, in meinem alten Häuschen zurück zu sein, und an manchen, seltenen, wahnfreien Tagen wie früher um fünf Uhr morgens mit Sotchi und einem Milchkaffee in der Hand am Tor der Einfahrt zu stehen und den Sonnenaufgang über dem malerischen alten Bauernhaus zu sehen.

Vor Knuts Tod war mein Häuschen zugleich Atelier und Rückzugsort gewesen. Hier hatte ich mich voll und ganz meinen Buchprojekten gewidmet.

Ich erinnere mich an einen Silvestertag: Max hatte Gäste bei sich, ich schrieb wie besessen meinen Krimi zu Ende, dabei hörte ich die Oldie-Nacht und saß um Mitternacht mit meinem Hund Sotchi an der Luke für die Tauben, bewunderte das Feuerwerk über dem Moor und hörte das Hupkonzert der Schiffe im Hafen – ein grandioser Augenblick, an den ich mit großer Freude zurückdenke.

Jetzt genieße ich die hochstehende Sonne über dem flachen Land, mähe mir verschlungene kleine Pfade in den Birkenwald, der in der Zeit meiner Abwesenheit gewachsen ist, sitze am Teich, in dem sich die dahinjagenden Wolken spiegeln, trinke Weißwein und träume.

Gelegentlich schauen Nachbarn nach mir, ohne jedoch mein Bedürfnis nach Distanz und Ruhe irgendwie zu stören.

Immer schon war es hier draußen im Marschland sehr stimmungsvoll gewesen, und auch jetzt lässt mich – trotz fortschreitender Krankheit – der Anblick der morgendlichen Nebelschwaden über den grünen Wiesen und der großen Kreuzfahrtschiffe auf dem Nord-Ostsee-Kanal nicht unberührt.

Zwar spüre ich, dass ich in der tiefen Einsamkeit hier draußen mittlerweile fast nur noch Selbstgespräche führe, und finde das überhaupt nicht schön. Denn ich begreife es nicht. *Wieso kann ich nicht still sein? Warum nicht die Ruhe genießen?* Immerzu muss ich wirre Dinge vor mich hinreden, bin dem völlig ausgeliefert, auch in meiner Einsamkeit. Aber ich kann wenigstens wieder ein bisschen arbeiten, schreibe mich bis auf Seite zweihundertachtzig voran, was in meinem Zustand eine ziemliche Leistung ist.

Denn es fällt mir immer noch unbeschreiblich schwer, mich zu konzentrieren. Hatte ich im letzten Jahr noch einen großen Konzentrationseinbruch bemerkt, kann ich jetzt, im Sommer darauf, meine zügellosen Gedanken kaum noch irgendwie zusammenhalten.

Für jedes Roman-Kapitel muss ich mir genau aufschreiben, wer überhaupt die Figuren sind und wovon alles handeln soll. Diese Details habe ich normalerweise im Kopf. Nein, ein Wurf wie mein letzter Roman, den ich mir in vier Monaten von der Seele geschrieben habe, wird mein neues Projekt nicht werden.

Doch immerhin, ich bin hinter all meinem Abgedriftetsein schon sehr stolz, dass ich überhaupt etwas zu Papier bringe.

Gleichzeitig verursacht mir dies neue Schuldgefühle: *Mein Bruder ist tot – und ich soll schreiben können? Darf ich das?*

Darf ich jemals wieder glücklich sein?

Jetzt schwemmen manchmal Bilder von ihm in meiner Erinnerung hoch, vor allem Bilder seiner fürchterlichen Existenzängste, die ja bei seiner Krankheit verständlich waren. Die Erinnerung ist wie eine Heimsuchung für mich, und im manischen Höhenflug bekommt sie eine Bedeutung, die mein Bruder nie gewollt hätte: Ich folgere daraus, dass auch ich jetzt nicht mehr schreiben darf. Das soll Folgen haben.

Lange Jahre hatte ich sehr gern Buchkritiken für die angesehene Literaturzeitschrift eines Verlags verfasst, auch aus dem Universitätsklinikum heraus eine geschrieben.

Zunächst freue ich mich deshalb riesig, als routinemäßig ein Buch zur Besprechung in meinem Landhaus eintrifft. Wenigstens gibt es mir für Momente das Gefühl, ich wäre doch noch irgendwie Autorin, hätte noch irgendwie Anteil an dem, was man »öffentliches Leben« nennt. Aber dann, als ich schreiben soll, überfällt mich so etwas wie eine sonderbare Lähmung.

»Ich beneide dich«, schwirren Knuts Worte durch meinen Kopf.

Nein, ich werde meine Kritik nicht schreiben dürfen.

Ich schicke eine irre E-Mail an den Verlag, in dem ich behaupte, dass ich Analphabetin wäre. Der Verlag reagiert für die Umstände ziemlich nett.

»Bitte, melden Sie sich, wenn es Ihnen wieder besser geht«, kommt zurück. »Das Buchexemplar zur Besprechung dürfen Sie gerne behalten.«

Mich packen Ängste! *Wird es mit meiner Karriere als Journalistin und Autorin nun bald völlig vorüber sein? Wenn dem so wäre, was würde dann von mir übrig bleiben? Ich habe in der Welt nichts anderes gelernt, als zu schreiben. Womit soll ich meinen Lebensunterhalt verdienen, wenn mir das nicht mehr gelingt? Und womit werde ich meine Tage verbringen, bin ich gezwungen, Hartz IV zu beantragen?*

Jetzt verstehe ich zum ersten Mal im Leben, was Existenzängste sind. Ich beginne, mich in Knut einzufühlen. Es ist schrecklich, wenn man nicht mehr weiß, wovon man den nächsten Einkauf zahlen soll. Aber noch beruhige ich mich selbst, denn ich habe genug Antiquitäten im Haus, die ich bei Max gegen Fertigpizza und Wein eintauschen kann. Aber es ist auch ein trauriges Geschäft, weil es sich so anfühlt, als wenn ich so das gesamte Erbe meiner Familie verramsche.

Ein sonniger Tag

September 2005

Nicht alles ist immer nur schrecklich. Mitten im Unglück kann es schöne Zeiten geben. Meine Lektorin hat sich zu Besuch in Hamburg angesagt. Ich denke an die vielen Treffen zurück, in denen sie meine Bücher vorangebracht, mir aber auch Lebensrat und praktische Hilfen gegeben hat. War es nicht auch nach Knuts Tod noch ein wunderbarer Moment, als sie mich frisierte und fotografierte? Ich freue mich riesig darauf, sie zu sehen.

Bevor ich sie kennengelernt hatte, war ich etwas eingeschüchtert gewesen, denn sie hatte eine beeindruckende Laufbahn und arbeitete bei einem großen Verlag.

Aber meine Lektorin war gar nicht einschüchternd, sondern eine Respektsperson, die gelernt hatte, sich in langen Schlachten gegen Autoren durchzusetzen. Und sie war nett, jung und schön.

Deshalb kann ich es an diesem Septembertag kaum erwarten, sie wiederzusehen.

Damit sie nicht über mein Aussehen erschrickt, das in den Monaten im Moor etwas verwildert ist, habe ich mein Haar zusammengesteckt, trage Ohrclips, eine grüne Jacke und die teuren Klamotten, die ich mir vor Knuts Tod in Zürich gekauft hatte. In der Jacke finde ich noch einen Franken, ich meine, das bringt Glück.

Max hat mich zum Bahnhof gefahren und mir Geld für die Fahrt und Kaffee gegeben, nun habe ich das Fenster heruntergeschoben, sitze allein im Abteil, genieße den Fahrtwind auf der

Reise durch die flache Landschaft nach Hamburg und überlege, wie ich es schaffen kann, auf meine Lektorin nicht total gestört zu wirken.

Wenn ich die allerletzte Konzentration aufbringe, kann ich es schaffen, mindestens einigermaßen normale Antworten zu geben. Aber das gelingt immer nur für ein kleines Zeitfenster, ein, zwei Stunden maximal. Deshalb werde ich das Treffen begrenzen müssen. Ich habe Panik, dass ich sonst sekundenschnell im Taxi sitze und in die Psychiatrie unterwegs bin.

In meinem geliebten Hamburg angekommen, bin ich hingerissen. Die Stadt leuchtet in der Herbstsonne – und meine Lektorin strahlt, als sie mich sieht. Wir umarmen uns, und wie immer macht sie ein Fest aus der Begegnung. Sie schafft es ja immer, aus dem Alltag etwas Wunderbares zu zaubern.

»Sollen wir zur Alster?«, erkundigt sie sich.

Und wenig später sitzen wir schon mit großen Milchkaffees am Ufer und schauen übers glitzernde Wasser. Nein, hier vermisse ich Tel Aviv nicht, hier zeigt sich die schönste Stadt der Erde von ihrer bezauberndsten Seite: weltstädtisch wie Zürich einerseits, aber noch größer und offener andererseits. Da stört auch nicht, dass die Alpen fehlen. *Wir haben das Meer in der Nähe*, denke ich.

»Ich höre, du bist fleißig«, sagt meine Lektorin beiläufig. »Wie weit bist du denn?«

Ich erzähle, dass ich mich Seite dreihundert nähere, und lüge, dass ich sehr zufrieden bin. Als mittlerweile verhältnismäßig erfahrene Autorin müsste ich wissen: Wenn sich ein Stoff einfach gar nicht von selbst bewegen lässt, stimmt in den Grundannahmen etwas nicht. Dann knirscht der Plot.

Das hätte ich ihr natürlich wahrheitsgemäß erzählen können, aber ich will sie – und mich – nicht beunruhigen.

Ich merke, dass sie mir trotz allem noch vertraut. Deshalb

sage ich nichts – auch, um mich selbst zu schützen. Wenn ich jetzt von meinen Nöten anfange, werde ich vielleicht überhaupt nie mehr schreiben können, fürchte ich. Klar, ich müsste tiefe Eingriffe in den Aufbau der Erzählung machen. Aber mir fehlt es an Mut und Kraft.

Solch ein Geständnis kann ich nicht ablegen. Gerade zu diesem Zeitpunkt nicht. Deshalb einigen wir uns darauf, dass ich in dem Stil weiterschreibe, den ich in meinem letzten Roman gefunden hatte.

Während wir an den Alsterarkaden schön essen gehen und auf die großen Schwäne blicken, kommen wir auf ein anderes Thema zu sprechen. »Ist es wahr, dass die Buchverlage sich nach drei Büchern von einem Autor trennen, wenn kein Bestseller dabei ist?«, traue ich mich zu fragen. Meine Besorgnis ist groß.

»Hab nicht so viele Ängste«, sagt meine Lektorin. »Du müsstest doch wissen, dass nicht alles stimmt, was in der Zeitung steht. Du musst dir keine Sorgen machen.«

Es tut mir gut, für diese zwei Stunden einmal wieder über Berufliches zu sprechen, mindestens den Anschein zu erwecken, ein tätiges Mitglied unserer Gesellschaft zu sein. Und dass meine Lektorin alles so glanzvoll gestaltet, schenkt mir etwas fast Pathetisches: Würde.

Würde es sich nicht doch lohnen, zu einem Arzt zu gehen, sich helfen zu lassen und dann auch wieder zu arbeiten?

Wie in einem Zeittrichter

Winter 2005 bis 2007

Dann beginnt ein trübkalter Winter, in dem mir oftmals die Heizung ausfällt und ich mit dem Kamin und einem Kohleofen mein ganzes Haus wärmen muss. Da hört es mit dem Schreiben fast ganz auf, ich entwerfe nur noch Exposés im Stil von Georgette Heyer, die mein Agent als »Lore-Romane« bezeichnet. Aber mir macht es Spaß. Immerhin bin ich produktiv, auch wenn die Ergebnisse nicht sehr überzeugend zu sein scheinen.

Ansonsten führe ich nach wie vor Selbstgespräche, bei denen ich nun, wie eine Schauspielerin, in die Rollen meiner Romanheldinnen schlüpfe. So war es zuletzt in Tel Aviv gewesen. Ich verwandle mich in alle möglichen romantischen Heldinnen. Mittlerweile esse ich fast überhaupt nichts Frisches mehr, nur noch die geliebte Fertigpizza vom Discounter. Zudem möchte ich auch niemanden mehr sehen. Nicht einmal Sotchi vermisse ich, der jetzt wieder bei Max lebt.

Trotzdem lässt Sophia es sich nicht nehmen, mich besuchen zu kommen. An einem Sonntag biegt der Familien-Mercedes in meine Einfahrt ein. Mit dabei hat sie einen Grill, Salate und jede Menge Fleisch. Aber ich will nicht, dass ihr klar wird, wie schlecht es mir geht, und öffne ihr und ihrem Mann die Tür nicht, bitte sie, wieder zu fahren. Als sie schließlich geht, hat sie Tränen in den Augen, wie sie mir später erzählen wird.

Inzwischen bin ich völlig von der Umwelt abgeschnitten, kann nicht einmal mehr telefonieren, da ich ja kein Geld habe, um die Rechnung zu bezahlen. Das Telefon ist abgestellt. Trotz meines immer weiter fortschreitenden Wahns weiß ich, dass es besser so ist. Ich kann wenigstens nicht mehr andere Leute mit wirren Telefonaten nerven und belästigen.

Im Sommer kommt mich mein Vater mehrfach besuchen. Mich stört es mittlerweile nicht mehr, auch vor ihm Selbstgespräche zu führen. Er ist auf dem Weg nach Schweden und bietet mir an, mich mitzunehmen. Aber ich misstraue ihm weiterhin, habe nur Angst, dass er mich stattdessen in die Psychiatrie bringt. Denn ich sehe an seinem betroffenen Gesicht, dass er das für notwendig hält.

»Wir müssen etwas tun«, sagt er schließlich ganz offen.

»Mir geht es gut«, beharre ich. Und dann schleudere ich ihm meinen ganzen Zorn über die Welt seit Knuts Tod ins Gesicht.

»Endlich habe ich mal keinen Leistungszwang. Es geht mir viel besser, als du dir denken kannst!«

Nach dem Besuch meines Vaters schaut meine Mutter mit meiner Tante Christa vorbei. Sie wohnen in einem Hotel im Nachbardorf, weil sie mein Haus – oder mich – zu ungemütlich finden, und kommen mich tagsüber besuchen. Ich bin nicht imstande, mit ihnen ans Meer zu fahren und ihre Einladung zu einem schönen Essen anzunehmen, weil ich das Haus inzwischen kaum noch verlasse. Ich bin darin verbunkert, wie ein Fuchs in seiner Höhle. Sie lassen sich nichts anmerken, werden mir später aber ebenfalls erzählen, wie erschüttert sie über mein Aussehen waren. Über meine ausgebleichten, verfilzten Haare, meine abgetragenen Klamotten und die ausgelatschten Pumps. So kannten sie mich nicht.

Ich selber nehme sie gar nicht mehr als Verwandte wahr. Ich sehe zwei Frauen, die mich irgendwie betroffen anschauen – erkenne sie aber nicht als meine Mutter und Tante. Ich lehne weiterhin alles ab, was mit meiner Familie zu tun hat. Denn zum Familiensinn würde gehören, dass ich endlich anfangen würde, um meinen kleinen Bruder zu trauern und wirklich einzusehen, dass er tot ist. Eine wie auch immer geartete Realität gibt es für mich kaum noch.

Jahre später erzählt mir meine Familie, sie sei in dieser Zeit nur noch damit befasst gewesen, das Amtsgericht davon zu überzeugen, dass eine Zwangseinweisung notwendig sei.

Aber ich beherrsche es, durch jahrelanges Training, die Form zu wahren.

Eines Morgens klopft es an die Tür, und ein ganzes Komitee aus der Stadt steht vor der Tür. Hastig überlege ich, was ich machen könnte, um die Experten von meiner Normalität zu überzeugen. Da fällt mir ein, dass ich im Schrank eine Nerzjacke habe, ein Geschenk zu meinem achtzehnten Geburtstag. Ich streife sie über die Schultern und trete wie eine Dame aus vergangenen Zeiten vor das Komitee.

»So viel Besuch ist mir eine Ehre«, witzele ich. »Soll ich eine Pressekonferenz geben?«

Da meinen die Experten, dass mir nichts fehlt – und gehen wieder.

Auch meine Freunde haben es fast aufgegeben, mir noch zu helfen. Den meisten mache ich die Tür gar nicht erst auf. Ich will meinen Zustand vor allen verbergen. Hin und wieder finde ich eine Flasche Wein oder Brennholz von Nachbarn vor der Tür. Max kommt weiterhin jede Woche, um mich mit Essen zu versorgen. Ich habe immer noch schöne, alte Dinge, die ich ihm im Gegenzug schenken kann, und hin und wieder trifft auch noch etwas Geld ein, womit ich bezahlen kann.

Ansonsten ist meine finanzielle Situation so bedrohlich geworden, dass ich gezwungen bin, meine Lebensversicherung zu verkaufen, um die dringendsten Hypotheken zu bezahlen.

An diesem Tag schaffe ich es, Max zu überreden, mich in die Stadt zu fahren, wo ich Hilfen beantragen will. Aber wir fahren zur falschen Behörde, und anschließend zum Amt zu fahren, das für Hartz IV zuständig ist, dafür fehlt mir die Kraft, und so bleibe ich zwei Jahre in meinem Haus verschanzt. Rechnungen, etwa von der Bausparkasse oder dem Stromversorger, mache ich schon gar nicht mehr auf.

Und ich fühle mich außerstande, mich um Garten und Haus zu kümmern.

Ich sitze nur noch über meinen Aufzeichnungen, ohne zu schreiben, und wuchere langsam zu wie in einem Dornröschen-Haus.

»Wir dachten schon, hier lebt keiner mehr«, sagen zwei Polizisten mit einem freundlichen Lächeln, die eines Tages nach mir schauen.

Und so fühle ich mich auch. Denn von einem »Ich« kann nicht mehr die Rede sein. Nicht mehr irgendwie. Und das Schlimme ist: Ich spüre es fast gar nicht, nur mit einem letzten, allerletzten Rest von Verstand, der mir sagt – nein, so kann es nicht weitergehen, so nicht.

Abgeholt

Frühsommer 2007

Eines Tages Ende Juni schlafe und schlafe ich, was mir überhaupt nicht entspricht, wenn ich nicht krank bin: Ich bin eine Frühaufsteherin, die jene herrlichen Stunden liebt, wenn der Tag noch heil und vielversprechend vor einem liegt.

Aber in letzter Zeit bin ich mir auch in diesem Punkt völlig entglitten. Trotz strahlender Sommersonne stehe ich kaum einmal vor dem späten Vormittag auf.

Entsprechend genervt bin ich, als es unten an der Haustür bollert. Erst überlege ich, mir noch etwas Ordentliches anzuziehen, da ich ja schon Erfahrung damit habe, Psychiater und Amtsrichter mit gewissen Auftritten so in Schach zu halten, dass sie mir eine halbwegs vorhandene geistige Gesundheit bescheinigen.

Dann verwerfe ich den Gedanken, und das ist vielleicht mein Glück.

Ich gehe im Nachthemd an die Luke für die Tauben, wo ich einst mein glückliches Silvester mit Blick übers Moor verbracht hatte, und sehe unten eine kleine Armee.

Polizisten, Psychiater, Sozialer Dienst, Sanitäter.

»Letztes Mal waren Sie aber anders angezogen«, sagt der immer humorvolle Amtsrichter, den ich, wie ich zugeben muss, irgendwie mag.

»Dieses Mal muss ich Sie bitten, uns die Tür aufzumachen.«

Es gibt nur ein kurzes Geplänkel, dann zwingt mich die Polizei, die ganze Truppe von vielleicht zwölf Leuten hereinzulassen.

Diese riesige Schar an Menschen hätte mir große Angst eingejagt, hätte ich nicht den Amtsrichter wiedererkannt und die beschützende Geste eines mir unbekannten Herrn wahrgenommen, der sich später als mein Betreuer erweisen wird. Er streckt die Hände nach mir aus, als wolle er mich auffangen, wenn ich aus dem Fenster falle.

Nur aufgrund dieser beiden Tatsachen öffne ich tatsächlich. Letztlich aber hätte ich hier sowieso keine Wahl mehr gehabt.

Da Max derzeit in Kenia ist und somit niemand regelmäßig für mich einkaufen geht, haben die Ämter wohl Angst, ich könne hier draußen verhungern. Auch meine Eltern und meine Tante sind in meiner Sache immer wieder bei den Ämtern vorstellig geworden, wie ich später erfahre. Es gibt einen richterlichen Einweisungsbefehl in die Psychiatrie.

Nun lässt man mir nicht einmal die Zeit, mir etwas Ordentliches anzuziehen oder ein Köfferchen zu packen, man nimmt mich einfach mit.

Ich muss schon sagen, dass dies alles andere als angenehm für mich ist, obwohl ich mich, erst einmal im Rettungswagen, fast dankbar fallen lasse. Ich brauche nur selbst in den Spiegel zu sehen, um zu wissen, wie schlecht es mir geht. So dünn bin ich geworden. Klar, ich habe all die Jahre immer behauptet, dass mir nichts fehlt, und mir dies auch eingeredet. Aber mir war doch immer bewusst gewesen, dass dies nicht stimmte und dass mir zuletzt auch jegliche Leistungsfähigkeit fehlte.

Ich habe keine Ahnung, was in der Psychiatrie werden wird, denke aber ans Hamburger Krankenhaus zurück und daran, dass mir dort doch gut geholfen worden war. Vielleicht ist es doch keine so schreckliche Niederlage, wenn ich nun erneut ins Krankenhaus komme.

Wohltuend ist, dass ein Sanitäter und ein Polizist mich während der ganzen Fahrt zu beruhigen und entspannen versuchen. Während draußen die flache Landschaft vorübergleitet, machen sie kleine Witzchen, die mich ein bisschen aufheitern, und schärfen mir ein, ich möge mir, bitte, helfen lassen.

Schon am Empfang im Klinikum bemerkt eine freundliche Krankenschwester, dass ich meinen Tag wohl kaum im Nachthemd verbringen kann. Daher geht sie zur Kleiderkammer, sucht eine blaue Hose und einen wunderschönen grünen Baumwollpullover für mich heraus.

»Bitte schön«, sagt sie. »Damit Sie etwas Ansehnliches zum Anziehen haben.«

Obwohl ich in diesem Augenblick ziemlich überwältigt, verwirrt und auch verrückt bin, nehme ich mir vor, sowie man mir hier geholfen hat und ich wieder arbeitsfähig bin, fürs Rote Kreuz zu spenden. Denn während ich mich in dem modernen Krankenhaus umsehe, gewinne ich sofort die Zuversicht, dass es wieder aufwärtsgehen wird mit mir.

Und die schönen, neuen Kleider geben mir sofort ein neues Selbstwertgefühl. Ich verschwinde mit der Schwester in einem Umkleideraum, ziehe die Hose und einen Pullover an und stelle fest, dass alles perfekt sitzt. Ich schaffe es, mich höflich zu bedanken.

»Der Pullover hat früher mal mir gehört. Freut mich, dass er Ihnen gefällt«, sagt die nette Schwester.

Ein medizinisches Wunder

Nun bringt man mich auf die geschlossene Station, wo sich erst einmal schwere Türen hinter mir schließen. In zwei Stunden, erklärt man mir, wird der Oberarzt mich untersuchen. Zunächst bekomme ich das Mittagessen serviert, und es ist sogar vegetarisch, wie umsichtig, im Wahn verändert sich mein Essverhalten jedes Mal und ich mag kein Fleisch mehr.

Dann kommt die nette Schwester wieder und führt mich in ein Zweibettzimmer, in dem die andere Patientin schläft. Ich habe ja nicht viel, was ich in die Schränke einräumen könnte, und so suche ich mir einen Ort, wo ich ungestört sitzen – und meine Selbstgespräche führen kann, den Flur.

Ein großer, blonder Mann in Lederjacke kommt vorbei und schaut nach mir, ein Mitpatient, wie er mir erklärt.

»Was ist denn mit dir los?«, fragt er halb neugierig, halb verständnisvoll. »Willst du nicht lieber mit mir reden als mit jemand anderem?«

Ich finde ihn nett und versuche ihm zu erklären, dass ich schwer krank bin.

»Das sind wir hier alle«, erwidert er lächelnd. »Aber weißt du was? Bis zum Nachmittagskaffee kannst du dich hier ein bisschen nützlich machen.«

Er geht mit mir in den Gemeinschaftsraum, wo wir zusammen die Tische abwischen. Einmal kann ich über einen seiner Witze sogar laut lachen. Dann, nachdem wir Tee getrunken haben, muss ich zum Oberarzt. Er mustert mich nur kurz und hört sich an, dass ich Selbstgespräche führe.

»In wenigen Tagen wird das vorbei sein«, bescheidet er mir knapp. »Es ist alles gar nicht so schlimm, wie Sie glauben.«

In wenigen Tagen? Mir stockt der Atem. Dann würden meine Leiden ja bald beendet sein?

»Sie müssen nur mitmachen«, fährt der Oberarzt fort. »Sie haben eine manisch-depressive Erkrankung. Man nennt das auch bipolare Störung. Ich verordne Ihnen Tabletten, und die müssen Sie regelmäßig einnehmen. Das ist wichtig, dann ist Ihnen bald geholfen.«

Aber in den ersten Tagen lässt die Wirkung der Tabletten auf sich warten, und ich befürchte schon, dass sie nie einsetzt, dass ich vielleicht für immer auf der geschlossenen Station eingesperrt sein werde. Aber auch das würde ich überleben, sage ich mir. Denn es ist nicht so schrecklich auf der geschlossenen Station der Psychiatrie, wie viele Leute vielleicht vermuten würden. Grässlich, hatte ich gedacht, wenn mein Bruder wieder einmal von einem seiner Aufenthalte erzählte. Klar, nicht alles ist schön. Zum Beispiel hat man mit Menschen wie mir zu tun, die ständig Selbstgespräche führen.

Deshalb ziehe ich mich in den ersten Tagen so oft zurück, wie ich irgendwie kann, sitze in einem Flur herum oder im Aufenthaltsraum, wenn kein anderer da ist, den es stören könnte. Trotzdem nervt es andere natürlich.

»Du redest ja lieber mit dir selbst als mit uns«, sagt Natascha, eine junge Frau mit langen dunklen Haaren und runder Intellektuellenbrille, die mir nach und nach immer mehr ans Herz wächst. Wir unterhalten uns, gehen zusammen im Innenhof spazieren, machen zusammen Tische sauber, leihen uns Schminkzeug. Es hat nach den langen Zeiten der Einsamkeit für mich etwas Wunderbares, wieder unter Menschen zu sein. Überhaupt finde ich es schon bemerkenswert, wie gut es mir in der Psychiatrie gefällt.

In manchen Momenten denke ich, dass ich nie wieder wegwill.

Es gibt keine Fernseher, keinen Kaffee, keinen Computer, mithin: so wenig Außenreize wie möglich. Dadurch entschwinden auch die Alltagssorgen. Die immer öfter kommenden Mahnungen, die völlig ruhende Arbeit.

Einen einzigen Tag bin ich in der Psychiatrie, dann ist schon Max, der gerade aus Kenia zurückgekommen ist, zur Stelle und bringt mir Zeitschriften, in denen ich versinken kann, und zwei Bücher von mir.

»Die Autorin sind aber nicht Sie«, sagt eine Krankenschwester.

Auch Max lässt das einfach unkommentiert.

Ich winke innerlich ab, schenke die Bücher nun, statt der Schwester, lieber der Mitpatientin, mit der ich das Zimmer teile. Nachts stellt sie das Radio laut, weil sie starke Angstgefühle hat. Es stört mich nicht weiter.

Durch die starken Beruhigungsmittel, die ich bekomme, kann ich gut schlafen. Zudem hat man mir ein weiteres Mittel verschrieben, das ich zunächst einmal unvoreingenommen schlucke. Es ist ja nicht so, dass ich keine Hilfe annehmen möchte. Im Gegenteil. Zwar könnte ich mir auch vorstellen, immer in der Psychiatrie zu leben. Aber wünschenswert wäre es doch, sich auch wieder draußen in der Welt behaupten zu können. Meiner Zimmergenossin geht es genauso.

»Wenn ich nur wieder gesund wäre«, sagt sie oft. »Noch lieber wäre ich jung und schön.«

Es sind viele Menschen hier, deren Lebensläufe einen Bruch aufweisen, wie der Landwirt, der mit dem Alkohol kämpft. Ein Betriebsleiter, der es nicht erträgt, keine Frau zu haben. Eine Putzhilfe, die keine Stelle mehr findet. Und ich. Ich bin eine Schreiberin, die nicht mehr schreiben kann. Dies scheint man mir jedoch in kürzester Zeit nicht mehr anzumerken.

»Ich finde, dass es dir schon nach einem Tag viel besser geht«, sagt Max, der mir neben kleinen Aufmerksamkeiten auch Kleider zum Wechseln und Kosmetik bringt. Wir strecken unsere Gesichter im Innenhof in die Sonne. Er wird nicht lange bleiben, da er auf dem Weg nach Hamburg ist.

»Ich komme bald wieder vorbei«, sagt er. »Versprich mir, dass ich dann eine ganz normale Ulrike wiederfinde.«

Ich verspreche es, und er soll recht behalten. Denn in der Tat vollzieht sich in rasanter Zeit etwas, woran ich nie geglaubt hätte: Nach wenigen Tagen bin ich in der Lage, meinen schwirrenden Gedanken wieder ein Muster zu geben. Sie sind nicht mehr völlig ziellos und abgehoben, so halte ich mich etwa nicht länger für eine Heldin aus den Georgette-Heyer-Romanen, in denen arme englische Pfarrerstöchter von attraktiven Adligen verführt werden. Ich werde langsam wieder ich.

Genau drei Tage nach der ersten Tablette kann ich mich sogar meinen Eltern gegenüber so klar artikulieren, dass ich ihnen vermitteln kann, was mir an Kosmetik und dringendsten Gegenständen fehlt, ohne irgendwelche wahnsinnigen Ideen zum Besten zu geben.

Durchs Telefon kann ich hören, wie sie staunen. Und mir gehen fast die Augen über, als ich das Paket finde, das wenige Tage später eintrifft. Ich kann Schokolade mit meiner neuen Freundin Natascha teilen, mit der ich im Aufenthaltsraum *Mensch ärgere Dich nicht* spiele, wenn wir beide in der Verfassung dazu sind. Und schon am siebten Tag nach der ersten Tabletteneinnahme kann ich die Krankenschwestern bitten, ob sie ein Buch zum Lesen für mich haben.

Es gelingt mir wieder, mich zu konzentrieren, und auch die leidigen Selbstgespräche, die ich geführt habe, hören auf.

Sieben Tage, das ist ein medizinisches Wunder. So schnell hätte mir geholfen werden können, wäre ich imstande gewesen, die Hilfe anzunehmen, die mir meine Familie, Freunde und andere immer wieder angeboten hatten. Schade um die verlorene Zeit, um die vielen Jahre, die ich im Knast meiner Krankheit vertan habe, denke ich jetzt.

Genesung

Es dauert kaum drei Wochen, dann werde ich schon auf die offene Station verlegt. Tränenreich nehme ich Abschied von meiner Zimmernachbarin. In dem Drei-Bett-Zimmer, in das man mich bringt, ist es nicht viel leiser als mit dem Radio im Zimmer der geschlossenen Abteilung.

Ich bin aber derartig müde, dass mich das Treiben um mich herum kaum stört. Die anderen Frauen sind Raucherinnen und nachtaktiv, während ich zunächst viel schlafe.

»Hey, ich bin total verliebt«, erzählt mir eine Mitpatientin. »Rate mal, in wen? Obwohl, du pennst ja ständig, du wirst nicht mal wissen, wer das ist.«

Sie meint Bernhard, den blonden Hünen, den ich an meinem ersten Tag im Krankenhaus kennengelernt habe.

»Stell dir mal vor, er scheint es ernst zu meinen, hat sogar schon vom Heiraten gesprochen.«

Das geht mir ein bisschen schnell, aber hier in der Psychiatrie scheint doch alles etwas anders zu verlaufen.

Ein Pärchen, das ich mag, ist schon – mit dem Segen der Psychiater – zusammengezogen.

Sie kannten sich hier genau sechs Wochen.

Ich selbst genieße es eher, lange, einsame Spaziergänge über das wirklich schöne Klinikgelände zu machen, das an eine Wald- und Teichlandschaft angrenzt. Unterwegs esse ich die Schokolade oder Gummibärchen, die meine Eltern im Paket senden.

Sie schicken mir auch regelmäßig Geld.

So kann ich, auch ohne die Einladungen von Max, regelmäßig in ein kleines Café im Klinikum gehen, wo es guten, günstigen Kaffee gibt.

Geld ist wohl doch nicht so unwichtig, wie ich im Wahn oft meinte.

Hin und wieder bekomme ich Besuch, Max mit Sotchi. Da Max fast jede Woche zwischen Landhaus und Hamburg pendelt, legt er hier einen Zwischenstopp ein. Sophia mit ihrem Mann, der gerade an einem Film zu einem ähnlichen Thema arbeitet. Sogar meine alten Freunde Wolfgang und Harry lassen es sich nicht nehmen, einen Besuch bei mir zu machen.

Ansonsten bin ich viel in der »Basteltherapie«, die man »Ergotherapie« nennt. Ich flechte im Gedenken an meinen toten Bruder wie eine Besessene immer neue Weidenkörbe. Denn das, so hatte er in seinen irren Verfolgungswahn-Ideen geglaubt, wäre seine berufliche Zukunft. Dabei hatte er doch wenige Tage nach seinem Tod den »Magister« mit einer sehr guten Note bestanden.

Bei mir ereignet sich noch ein weiteres Wunder: Max bringt mir Bücher zu meinem UFA-Projekt, und es gelingt mir tatsächlich, mich neu in den Stoff einzulesen. Noch während ich auf der offenen Station bin, schaffe ich es, die geplanten vierhundertfünfzig Seiten zu vollenden, was auch der Geduld der Oberärzte und Ergotherapeuten zu verdanken ist. Sie räumen mir jeden Tag für mindestens eine Stunde den Computer frei, und mir ist klar, dass ich mit dem neuen Buch nie einen Preis gewinnen werde. Aber immerhin habe ich den Sieg vor mir selbst errungen, den Text gegen alle Widerstände der Welt doch noch zu beenden. Das ist ein gutes Gefühl, das sicher auch meiner Heilung dient.

Besuch von meinem Vater

Sommer 2007

Mein Vater staunt Bände: Nach langem Überreden habe ich mir von einer netten Krankenschwester das in Israel gewachsene und ausgebleichte Haar abschneiden lassen. Nun bin ich ziemlich dunkel und kurzhaarig – total verändert, wie er sagt. Ich selbst fühle mich leichter, so, als hätte ich Gepäck abgeworfen.

Mein Vater wundert sich aber noch mehr über meine völlige Klarheit, die er ja nun schon seit Jahren nicht mehr erlebt hat. Entweder war ich seit Knuts Tod immer nur müde und sah alles schwarz – oder ich hatte meine sehr eigenwilligen Höhenflüge.

Nun neige ich zwar mehr dazu, dunkel zu sehen, und bin wieder geordnet, aber nicht alles daran ist nur positiv. Verstörend ist, dass ich jede Woche mehrere Kilogramm zunehme.

»Aber Sie waren ja auch so dünn wie ein Vögelchen«, sagt die zuständige Krankenschwester.

Mein Vater macht mit mir herrliche Ausflüge durch die Sommerwiesen. Einmal fahren wir zu einem hübschen kleinen Nordseehafen unweit meines Hauses, wo bunt gestrichene Fischerboote an der Mole dümpeln. Wir kaufen Fischbrötchen und essen sie in der Sonne, während der Meerwind über unsere Gesichter streicht.

»Und wie wird es nach der Klinik weitergehen?«, fragt mein Vater. »Wovon willst du dann leben?«

Stolz berichte ich, dass ich mein Buch beendet habe.

»Hm, tja«, sagt mein Vater, »aber das ist noch keine berufliche Perspektive.«

In einem langen Gespräch werden wir uns einig darüber, dass mein Atelierhaus auf dem Land wohl nicht der richtige Ort ist, um in eine neue Berufstätigkeit zu starten. Es liegt zu einsam, mir fehlt ein Auto, und meine Job-Kontakte habe ich ja entweder unschuldig verloren oder fast schon vorsätzlich sabotiert. Auch hatte ich, während ich auf dem Land lebte, in der Zeit meiner Krankheit irre und unschöne E-Mails an den Verlag geschrieben, der immer nur gut zu mir war.

Zwei Jahre lang war ich aus dem Erfolgsmodell als funktionierende Journalistin und Autorin vollkommen ausgestiegen. Mir ist bewusst, dass es nicht einfach werden wird, hier wieder den Einstieg zu finden – falls ich das überhaupt will.

»Es gibt auch sehr viele Rechnungen für dein Haus«, fährt mein Vater fort. »Allein die Stromrechnung beträgt fast zweitausend Euro.«

Im Winter, als ich gar kein Geld mehr besaß, hatte ich kein Gas bestellt, sondern mit uralten Heizlüftern die Zimmer notdürftig gewärmt. Und es war ein kalter Winter gewesen.

»Mir scheint, du musst dich darauf vorbereiten«, schließt mein Vater, »dass du dein Haus nicht behalten kannst. Es macht auch keinen Sinn ohne Max und irgendeine Arbeit. Zudem ist es so weit von uns entfernt, weshalb deine Mutter und ich dich nicht unterstützen können.«

Das sind klare Worte, sie leuchten mir ein – und machen mir Angst. Mein Haus war immer meine Dornröschen-Burg gewesen, meine Schreib-Höhle, der Ort, wo ich mich vor der bösen Welt verkriechen konnte und auch viel Inspiration für meine Bücher fand. Sollte ich es nun verlieren, würde ich dann überhaupt Autorin bleiben können? In diesem Moment kann ich es mir nicht vorstellen.

Der Kopf schwirrt mir noch, als mein Vater schon wieder ins Auto einsteigt und die Tür zuknallen lässt. Für den Augenblick scheint die Diskussion um meine Zukunft beendet. Ich bleibe traurig zurück, als mein Vater hupend davonfährt. *Was wird nun werden? Was soll ich arbeiten?*

Aber dann sage ich mir selbst tröstend, dass ich eine gute journalistische Ausbildung habe und schon nicht ganz untergehen werde. *Ich finde schon einen Job*, nehme ich mir vor. *Das werde ich der ganzen Welt beweisen.*

Mein Betreuer

Der fürsorgliche Herr Werner, den ich noch vom Tag meiner Einweisung in die Klinik kenne, macht mir nicht sehr viel Hoffnung, dass es mit meinem Haus für mich weitergeht. Der dünne, hochgewachsene Mann mit den dunklen Locken ist mein Betreuer und inzwischen auch für meine deprimierenden Finanzen verantwortlich. In den nächsten Jahren wird er mir mit gewaltigem Einsatz helfen – etwas, wofür ich ihm größten Dank schulde.

Da ich ja zwei Jahre lang kaum Einnahmen hatte, bin ich mit den Hypotheken-Zahlungen hoffnungslos im Rückstand.

»Die Forderungen sind sehr hoch«, fasst er zusammen, als wir gemeinsam einen Kaffee trinken. »Derzeit sehe ich nicht, wie Sie das begleichen wollen. Die Bausparkasse droht mit Zwangsversteigerung.«

Da ist es heraus, das böse Wort, das ich schon lange fürchte.

Klar, ich hatte mein Haus zwar mit Max' Unterstützung, aber sonst ziemlich im Alleingang gekauft und bei meiner Familie damals nicht viel Begeisterung damit geweckt.

Weshalb ich auch die Hypotheken allein trug, was als Freiberuflerin vermutlich zu riskant gewesen war. Mit Haus und ohne feste Stelle darf man alles werden – nur nicht krank.

Ich schaue über die Moorwiesen, als Herr Werner mich zurück ins Klinikum chauffiert. Dort drüben schmiegt sich mein rotes Bauernhäuschen zwischen die Paradiesbäume, die es umringen. Ein böser Schmerz in meiner Brust. Dieses schlichte Haus war immer mein Rückzugsort gewesen. In den Zeiten zwischen Jobs und Romanen hatte ich hier Ruhe und neue Kraft gefunden. Vier Bücher sind in meinem Schreibatelier entstanden. Und damit soll es nun vorbei sein? Ich sehe zu, wie mein Haus im Rückspiegel kleiner und kleiner wird, und merke, wie mir die Tränen in die Augen steigen. *Nein, das darf nicht sein*, flehe ich stumm. *Ich darf mein Haus nicht verlieren!*

Vielleicht, geht es mir durch den Kopf, würde es bei einer Zwangsversteigerung keiner haben wollen?

»Machen Sie sich in der Hinsicht keine Hoffnungen«, sagt Herr Werner. »Die Banken finden immer Käufer auf der Jagd nach Schnäppchen.«

Hm, ich kann und will es noch nicht recht glauben, der immer unverschämtere Ton, in dem die Bank mir schreibt, lässt aber darauf schließen, dass sie nicht mehr lange Geduld mit mir haben wird.

Herr Werner scheint zu bemerken, wie sehr mich das deprimiert. Denn kurz vor dem Klinikum steigt er auf die Bremse seines schnittigen Wagens.

»Ich habe mir was überlegt«, sagt er mit einem verschmitzten Lächeln.

Wir fahren doch nicht in die Klinik zurück, wo mir vor lauter deprimierenden Nachrichten sicher die Decke auf den Kopf gefallen wäre. Nein, wir fahren in Richtung Süden.

»Ich will Ihnen eine wunderschöne Stadt zeigen. Da gehen wir einen Kaffee trinken, das bringt Sie auf andere Gedanken.«

Auf diese Weise lerne ich Glückstadt kennen, mit seiner tatsächlich beeindruckend hübschen Architektur. Am Rathausplatz mit den Kaufmannshäusern befindet sich ein Eiscafé, in dem wir uns Eiskaffee bestellen.

»Lassen Sie uns mal von etwas Positivem reden«, schlägt Herr Werner vor. »Erzählen Sie mir doch mal, wie es in Israel war. Sie sind ja eine weit gereiste Frau.«

Und wirklich bringen mich die Gedanken an Tel Aviv in eine

bessere Stimmung. In Gedanken liege ich noch einmal in den Armen Pierres und fühle mich tief geborgen, statt hier in der untergehenden Sonne zu frieren.

Es ist zu spüren, dass Herr Werner therapeutische Erfahrung hat. Als wir die Klinik wieder erreichen, bin ich bei weitem nicht mehr so niedergeschlagen, wie ich es am Nachmittag noch gewesen wäre. Mein Betreuer hat dem Tag den gewissen Glanz verliehen, den ich so liebe.

Westerland I

Sommer 2007

Tiefblau funkelt die See, am Sand kräuselt sich die Gischt, Brigitte und ich laufen, unsere Schuhe in der Hand, an der Wasserkante entlang. Brigitte ist zierlich, blond, immer sehr gut gekleidet und meine Freundin, seit ich vom Oberarzt in die Tagesklinik geholt worden bin. Nun bringt mich täglich ein Taxi zur Klinik und zurück nach Hause, und ich finde so wieder in einen geregelten Tagesablauf hinein: sieben Uhr aufstehen, acht Uhr losfahren und so weiter. Auch sollen wir in der Tagesklinik viele Gesellschaftsspiele und logische Trainings machen, um unsere Konzentrationsfähigkeit zu verbessern. Man lernt, wieder unter Menschen zu sein.

Heute schenkt uns die Tagesklinik einen Tag auf Sylt. Schon die Bahnfahrt, die über die Nord-Ostsee-Kanalbrücke und dann über Heide und Husum führt, ist herrlich. Links und rechts vom Hindenburgdamm kräuselt sich das Wasser im Wind, während hinter uns das Festland verschwindet.

»Letztes Mal war ich mit dem Porsche hier«, sagt Brigitte mit motzigem Unterton. Inzwischen sind wir durch die Fußgängerzone mit ihren vielen Geschäften spaziert und nun am Meer angekommen. »Wir sind im Porsche Cabrio durch Kampen gefahren und haben dort gewohnt. Heute bin ich mit der Psychiatrie hier gelandet.«

Ich sage lieber nichts davon, dass mich ähnliche Gedanken beschleichen. In meiner Kindheit, als ich noch das selbstbewusste Mädchen gewesen war, hatte ich viele Sommer, oft auch mit meinen Großeltern, auf Sylt verbracht. In List hatte ich das Deutsche Surfabzeichen gemacht – und hatte angenommen, die ganze Welt läge mir zu Füßen. Wie anders jetzt alles ist. Als junges Mädchen hätte ich niemals geglaubt, dass ich krank werden und zu einer Art Sozialfall werden könnte.

Nun sondern Brigitte und ich uns ein wenig von der Gruppe ab, die weiter und weiter läuft, in Richtung Wenningstedt. Wir setzen uns in den warmen Sand und machen Picknick mit den Päckchen, die uns aus der Klinik mitgegeben wurden.

Es ist ein herrlicher Moment. Die Käsebrötchen mit Gurke schmecken sehr lecker, dazu haben wir saftige Melonenstücke und Cola. Sogar die heute etwas verbitterte Brigitte lächelt mich offen an. Sie greift nach meiner Hand, als eine Windböe die Wolken vor der Sonne verweht und sie uns ins Gesicht strahlt.

»Diesen Moment sollten wir uns aufbewahren«, sagt sie.

Ich finde, dass der Oberarzt seinen Patienten kaum ein schöneres Geschenk machen kann als einen solchen Ausflug. Man fühlt sich wieder wie ein ganz normales Mitglied der Gesellschaft.

Auch, wenn es vielleicht nicht ganz das ist, was ich als Kind von mir selbst erwartet hätte.

Während Brigitte, die Schuhe in der Hand, zur Wasserkante läuft, blicke ich auf Westerland. Am Strand, mit direktem Wasserblick, steht das altehrwürdige, große Jugendstilhotel, das mich schon als junges Mädchen immer beeindruckt hatte. Eines Tages, so hatte ich mir früher einmal versprochen, würde ich hier Urlaub machen.

Ich überlege: Wenn dieses Versprechen mit sechzehn galt, warum dann nicht auch heute? Ja, verspreche ich mir in diesem Augenblick selbst und schließe für einen kurzen Moment die Augen: Ich werde es schaffen, in der Gesellschaft wieder so weit zu kommen, dass ich in dem Westerländer Strandhotel mit Meerblick Urlaub mache. Es wird nicht einfach sein und bestimmt viel kosten, aber so viel, denke ich mir, muss mir gelingen können.

Dies ist doch ein Etappenziel, das man erreichen kann.

Ich erzähle es Brigitte.

»Gute Idee«, sagt sie. »Das musst du unbedingt machen. Lass dich nicht davon abbringen, dann wirst du es schaffen.«

Mein vierzigster Geburtstag

Inzwischen bin ich aus der Tagesklinik entlassen worden und schreibe an einem neuen Liebesroman, bei dem ich einzig und allein an Pierre denke. Es ist ein schöner Spätsommer. Ich arbeite vormittags, halte ein kurzes Schläfchen, arbeite weiter und sitze dann abends gemütlich mit etwas Weißwein an meinem Teich, in dem sich die rotglühende Abendsonne spiegelt. Sotchi, den ich mir nach wie vor mit Max teile, liegt im hohen Gras und schnarcht. Ob ich das Buch jemals verkaufen werde, weiß ich nicht, und es ist mir auch fast gleichgültig, denn bedeutsamer ist für mich überhaupt der sensationelle Erfolg, dass ich wieder zügig und inspiriert schreiben kann und anders als noch in Tel Aviv auch über die Liebe.

Während immer mehr Seiten unter meiner Feder entstehen, nehme ich Kontakt zu alten Freunden auf und telefoniere täglich mit meinen Eltern. Mein vierzigster Geburtstag steht bevor, und sie bitten mich zu kommen. Einige Freundinnen wünschen es sich ebenfalls.

Eine riesige Party wird es nicht. Erstens habe ich durch die Zeit meines manischen Höhenflugs und der damit verbundenen Anrufe viele Freunde verloren, und zweitens feiere ich nicht in Hamburg, sondern in der Pfalz.

Ich treffe zwei Freundinnen in einem schönen Restaurant, wo wir uns in aller Ruhe heimische Spezialitäten gönnen. Voller Genuss esse ich Saumagen mit Sauerkraut, eine Spezialität meiner Heimat. So schön und ruhig wird der Tag, wie es für die ehemalige Patientin einer psychiatrischen Klinik nur sein kann, und ich finde es nett von meinen Freundinnen, dass sie es eingerichtet haben, und wunderbar, dass sie trotz allem noch zu mir stehen.

Nein, so viele Freunde sind mir nicht geblieben, aber die, die ich noch habe, sind die wunderbarsten Menschen der Welt für mich.

Natürlich feiere ich auch mit meinen Eltern. Wir trinken Sekt, essen gemütlich, machen einen Spaziergang durch die gleißend schöne Septemberlandschaft. Es könnte alles wunderbar sein, wäre die Zeit nicht von Zukunftssorgen überschattet.

Mit meinen vierzig Jahren wird es sicher nicht leicht werden, mir den Lebensunterhalt in einem guten Job zu verdienen. Und von dem Liebesroman, an dem ich arbeite, habe ich niemandem etwas erzählt, da ich derzeit nicht beabsichtige, ihn zu verkaufen. Er soll mein Geheimnis bleiben, eine Widmung und eine Liebeserklärung an Pierre und Andrea zugleich. Nicht alles, was ich schreibe, möchte ich mit der Öffentlichkeit teilen.

»Was deine berufliche Zukunft angeht, habe ich mir etwas überlegt«, sagt gerade mein Vater.

»Du könntest doch hierher in die Nähe ziehen. Da könntest du eine kleine Wohnung mieten und ein Büro aufmachen, das du auf kleinem Level führst. Wir wären dann in deiner Nähe. Du könntest dein Haus aufgeben und in Kaiserslautern leben. Sicher könntest du auch von hier aus für Zeitschriften oder Zeitungen schreiben.«

Und tatsächlich hatte der Gedanke etwas Verführerisches: Die in der Welt gestrauchelte Autorin kehrt nun nach Hause zurück und schreibt dort Bücher, die mehr ihre Heimat feiern als fremde Welten.

Vielleicht ein Grund, weshalb ich mich darauf einlasse, die Stadt Kaiserslautern zu besichtigen, wo mein Vater verschiedene kleine Wohnungen ausfindig gemacht hat. Sicher, es ist eine Studentenstadt mitten im Wald, es gibt eine schöne Fußgängerzone, viele Kneipen. Aber was soll ich hier, ohne berufliche Kontakte?

Sicher würde mir das Beschauliche an Kaiserslautern gefallen haben. Aber bin ich nicht nach Jahren in Hamburg und nunmehr ja auch Tel Aviv auf irgendeine Art doch eine Großstädterin geworden?

Wir besichtigen eine Wohnung in einer Mietskaserne, die man nur als Loch bezeichnen kann, und ich stolpere rückwärts heraus. Eine andere, in der Innenstadt, würde mir besser gefallen. Dort essen wir ein Eis. Während wir dann noch eine Stadtrundfahrt machen, schiele ich die ganze Zeit zum Bahnhof: Kommt man hier mit dem TGV nach Paris? Man kommt, finde ich abends am Computer heraus.

Man kann sogar Tagesausflüge machen und hat noch genug Zeit, um durch die von mir geliebte Stadt an der Seine zu wandern.

Aber ist es eine Perspektive, nach Kaiserslautern zu ziehen, wenn man in Wahrheit von den Lichtern des Eiffelturms träumt?

Von einer gewissen Panik ergriffen, fange ich noch an diesem Abend damit an, mich nach Stellenangeboten anderswo als in Kaiserslautern umzusehen.

Mehr zufällig lande ich dabei auf der Homepage eines großen Hamburger Verlags, für den ich direkt nach meiner Ausbildung schon einmal gearbeitet hatte und bei dem ich sehr glücklich gewesen war.

Ich sehe mir die Stellenanzeigen an, ohne große Hoffnung, denn es herrscht laut Zeitungen zurzeit die schlimmste Wirtschaftskrise, die unsere Bundesrepublik je durchlaufen hat.

Da stockt mir fast der Atem. Es gibt einen Traumjob, der ausgeschrieben ist und dessen Profil genau zu mir passt. Man muss Reportagen schreiben und Interviews führen können. Es ist eine Stelle als Redakteurin für Reportage bei einer großen

Frauenzeitschrift, die ich früher schon oft gern selbst gelesen habe.

Meinen Eltern verrate ich nichts, aber ich bewerbe mich noch in derselben Nacht via Internet.

Sehr große Chancen rechne ich mir nicht aus. Es wäre der Jackpot für jeden Journalisten, eine Stelle als Redakteur für Reportage zu kriegen. Und ich bin nun ja schon ziemlich lange aus dem Job raus. Allerdings habe ich Arbeitsproben aus fast allen großen Medien der Republik – also sage ich mir, dass ich ja nichts zu verlieren habe. Ich werde es versuchen.

Träumen ist schließlich erlaubt, denke ich. Und bei allem privaten Chaos der letzten Jahre habe ich zumindest beruflich ja schon etwas vorzuweisen. *Der Versuch lohnt sich immer wieder*, sage ich mir deshalb. Man muss an die Wunder glauben.

Und jetzt Hartz IV?

»Sie haben Ihren Beruf verfehlt«, sagt der im Prinzip freundliche Herr im Amt einer Kreisstadt Norddeutschlands, der für Eignungstests bei Hartz-IV-Empfängern zuständig ist.

»Sie haben sehr hohe mathematische Fähigkeiten. Sie hätten etwas Kaufmännisches machen sollen.«

Wie bitte? Ich meine, mich verhört zu haben. Diese Nachricht würde meinen Mathelehrer vermutlich vor Schreck erblassen lassen. Ich kippele vor seinem Tisch herum und überlege: Dass ich gut in Mathe wäre, dafür hatte es nie irgendwelche weiteren Hinweise gegeben. Höchstens meine Lateinnote. Aus irgendwelchen Gründen war mir die Sprache der alten Römer so leicht gefallen, dass ich zwei Klassen darin überspringen und das Große Latinum machen konnte. Aber das ich ein Mathe-As wäre, würde ich im Umkehrschluss nicht daraus folgern.

Nun sitze ich hier und fühle mich beschämt und gedemütigt. Das liegt nicht an den Sachbearbeitern im Amt. Es liegt an mir selbst. Ist es nicht eine Schande, dass ich bei meiner großartigen Ausbildung nun auf Unterstützung des Staates angewiesen bin? Ich denke an meinen Lehrer an der Henri-Nannen-Schule und verspreche ihm stumm, dass ich mich aus dieser miesen Lage bald wieder befreien werde!

Es ist ja nur für kurze Zeit, versuche ich mich jedes Mal zu trösten, wenn ich hinter die rostroten Backsteinmauern der Behörde trete. Dennoch gefällt es mir nicht, dass ich nun anderen auf der Tasche liege.

In meiner alten Stadt war man mir weit entgegengekommen, hatte mir ein halbes Jahr Spielraum geben wollen, um wieder als freie Autorin auf die Beine zu kommen. Die Freundlichkeit der Sachbearbeiterin hatte auch meinen Betreuer beeindruckt.

»Sie hätten sicher gedacht, man wird ganz anders behandelt«, sagt er, nachdem er es geschafft hat, mich zu diesem Gang zu überreden. Jahrelang hatte ich es ja erfolgreich vermieden. »Sie sehen, es ist doch gar nicht so schwer, auch einmal Hilfe anzunehmen.«

Na ja, doch, ich finde es schwer, vor allem hier in der Stadt, wo ich doch auch erfolgreiche Zeiten als Autorin erlebt hatte.

Aber diese Situation beflügelt mich auch dazu, dass ich mich so rasch wie möglich um Arbeit bemühe, irgendeine, egal welche, ich kann dann immer noch nebenbei Bücher schreiben und in meinen alten Beruf zurückkehren. Vielleicht, sage ich mir selbst, würde mir zum Beispiel ein Jahr an der Supermarktkasse als Journalistin auch gar nicht schaden.

»Irgendwie muss ich neu über Sie nachdenken«, sagt ein Herr in einer anderen Behörde. »Ich denke, da hätte ich eine rasche Lösung für Sie. Ich könnte dafür sorgen, dass Sie sechs Stunden am Tag als Bürohilfe ausgebildet werden.«

Hm, ich überlege. Natürlich wäre auch das eine schöne Perspektive: Ich könnte einen Beruf lernen, der mir den Raum lassen würde, mich nebenbei um meine Bücher zu kümmern. Ich hätte eine Zusatzqualifikation, wäre beschäftigt. Und ich wäre nicht länger ein Mitglied der »Hartz-IV-Gesellschaft« – nach nur zwei Wochen nicht mehr, das nenne ich eine zügige Wiedereingliederung.

»Ich finde es super, dass Sie mich in so einem Tempo unterbringen wollen«, sage ich deshalb.

Es ist ja, wie gesagt, auch gerade Wirtschaftskrise, in den Zeitungen gibt es so gut wie keine Stellen, und ich bin soeben vierzig Jahre alt geworden.

»Dann wären Sie also bereit, Ihre Qualifikation auch zu unterschreiten?«

Klar wäre ich das, versichere ich dem Berater vom Amt. Erst dann erzähle ich ihm, dass ich aus Eigeninitiative heraus eine Bewerbung bei einem großen Verlag laufen habe.

»Ich glaube nicht, dass das etwas werden kann.« Er winkt ab und schließt seine Akten. »Sie haben einerseits natürlich schon sehr viel vorzuweisen, aber andererseits sind Sie seit fast zehn Jahren freie Autorin. Da werden Sie große Probleme haben, eine Festanstellung in Ihrem Beruf zu bekommen. Sie haben den Anschluss verpasst.«

Mir steigen die Tränen in die Augen, als ich in die eisige Luft der Kleinstadt hinaustrete. Wie kann dieser Typ es wagen, mich so zu entmutigen? Und so eine Ausbildung, die er vorgeschlagen hat, wäre eine ganz andere Sache.

Nein, ich werde mich nicht runterziehen lassen, sage ich mir. Ich werde weiterhin daran glauben, dass in dem großen Hamburger Verlag meine Bewerbung ernst genommen wird. Ich werde nicht aufgeben, nehme ich mir vor. Und während ich zum Bahnhof stapfe, denke ich an das Versprechen, das ich mir selbst gegeben habe. Ich werde es schon schaffen, eines Tages im Jugendstilhotel auf Sylt Urlaub zu machen – und wieder meine Traumberufe zu leben: Journalistin und Autorin.

Gedämpfte Hoffnung

Nach diesem Beratungs- oder vielmehr Entmutigungsgespräch bin ich nur noch gedämpfter Hoffnung, eine neue Stelle in meinem alten Traumberuf zu finden. Dennoch sitze ich erfolgreich über der Arbeit an meinem neuen Liebesroman aus der Gegenwart, den ich für mich selbst als Fingerübung schreibe: Ich möchte einmal wieder einen Stoff aus dem Hier und Jetzt bearbeiten.

Wenn ich auch künstlerisch vielleicht nicht gerade eine Bestleistung erbringe, gelingt es mir weiterhin, jeden Tag mehrere Stunden konzentriert an dem Manuskript zu arbeiten. Mein Agent ist angetan, dass ich überhaupt wieder arbeite, will sich aber erst mit meinem anderen Text befassen, den er gerade liest. Er meint, dem Text sei von meiner Krankheit wundersamerweise nichts anzumerken.

»Vieles gefällt mir viel besser als in den Vorgänger-Romanen«, sagt er.

Das lässt mich hoffen, dass das medizinische Wunder anhält, dass ich geistig und seelisch belastbar genug sein werde, um mit den entsprechenden Tabletten auch einem eher anstrengenden Job gewachsen zu sein. Die Medikamente machen schließlich auch dickhäutiger. So muss ich auch nicht länger der Trauer um meinen Bruder ausweichen. Als ich im Oktober meine Mutter in der Pfalz besuche, schaffe ich es zum ersten Mal, mit an sein Grab zu fahren. Natürlich ist das ein Schock, auch wenn seit seinem Tod bereits vier Jahre vergangen sind.

Als ich dort, auf dem grauen Stein in Ludwigshafen, den

Namen »Knut Wilhelm« lese, ist es auch für mich unabänderlich.

Mein Bruder ist tot – für diese Welt. Lange verharre ich vor dem Grab, lange können meine Augen sich nicht von der Inschrift auf dem Grabstein lösen. Nun wird es ernst für mich, nun muss ich akzeptieren, dass er nicht mehr ist, nun wird dieser Ort hier, der Friedhof, der letzte Ort sein, an dem ich ihn besuchen kann. Immerhin kann ich weinen.

Natürlich ist danach meine Stimme ein bisschen kippeliger als sonst, und meine Hände zittern auch.

Immer noch spüre ich selbst, dass ich noch nicht so ganz das Nervenkostüm zurückhabe, das ich vor Knuts Tod immer besessen hatte. Auch wenn ich auf andere oft flatterig wirkte, ruhte ich damals doch sehr in mir selbst, wie ich erst jetzt bemerke. Doch die Medikamente haben noch andere Nebenwirkungen.

Ich fühle mich sehr gedämpft, schlafe viel, bin ungesprächig.

Die Ärzte weisen zurück, dass es an den Tabletten liegt, sagen, es seien möglicherweise Folgeerscheinungen meiner Krankheit. Dennoch ist es zwar eine Beeinträchtigung, aber nicht wirklich dramatisch – zunächst.

Ich bin ja so froh, keine Selbstgespräche mehr zu führen und im manischen Rausch auch nicht mehr länger anzunehmen, ich müsse das beste Buch der Welt schreiben. Der Unterhaltungsroman, an dem ich gerade arbeite, so finde ich, tut es auch.

Keine vier Monate, nachdem ich in die Klinik eingewiesen worden bin, fühle ich mich also schon wieder fähig, in das ganz normale Leben zurückzukehren, in das in meinen Wunschträumen eben auch eine geregelte Arbeit gehören würde.

Sicher war es schön gewesen, als freie Autorin zu leben und über den eigenen Tagesverlauf und den Ort, an dem man schreibt, ganz allein zu bestimmen. Aber nach den langen Zeiten dieser tiefen Einsamkeit in mir und in meinem Leben, die mir meine

Krankheit zugetragen hat, wäre ich dankbar, in der Gesellschaft einen Ort zu haben, an dem ich mich einbringen kann.

Sollte ich die Stelle als »Redakteurin für Reportage« in dem Hamburger Verlagshaus also nicht bekommen, beschließe ich, werde ich mich zur Bürohilfe umschulen lassen und von dort aus weitersehen.

In Tel Aviv hatte ich einen berühmten Reporter des *Stern* kennengelernt. Er hatte mir gesagt: »Für einen Journalisten ist und bleibt die Hauptsache, dass er neugierig bleibt. Und er muss sich aus jeder schlechten Lage wieder befreien können. Darauf kommt es an.«

Diese Sätze gehen mir jetzt öfter durch den Kopf.

Und in den vielen Stunden am Tag und in der Nacht, in denen ich schlafe, träume ich davon.

Werde ich, auf dem Weg der medikamentenbedingten Heilung begriffen, die Neugier haben, auch für ein neues Leben offen zu sein?

Die Hauptsache bleibt, denke ich: mich aus meiner unerfreulichen Lage wieder zu befreien.

Wie im Märchen

Winter 2007

Guten Tag, Frau Wilhelm. Wir würden Sie gern kennenlernen.«

Die Ressortleiterin aus dem großen Verlag ist am Telefon. Nun darf ich für die große Frauenzeitschrift eine Reportage schreiben, bei der ich mich beworben habe.

Mit viel Einsatz gelingt es mir, die gewünschte Reportage zu recherchieren, etwas, womit ich mich bisher nicht sehr viel beschäftigt hatte: eine Schicksalsgeschichte.

Dann klingelt in meinem Landhaus eines frühen Abends erneut das Telefon, und ich werde zu einem Vorstellungsgespräch nach Hamburg eingeladen.

Juhu!, rufe ich innerlich.

Immerhin, das gibt mir Auftrieb. Schon bei der ersten Bewerbung mitten in der Wirtschaftskrise eingeladen zu werden ist eine höchst gute Nachricht. Und überdies könnte ich dabei auch neue Kontakte knüpfen, nehme ich mir vor, und vielleicht als Freie für das Blatt arbeiten.

In meinen Jubel mischt sich jedoch Besorgnis: Ich habe nichts anzuziehen und auch nicht das Geld, um mir etwas zu kaufen.

Was tun? Ich muss zumindest einen passablen Eindruck machen. Da halten meine Hände bei der Sichtung im Kleiderschrank inne. Der schwarze Anzug fällt mir in die Hand, den ich bei Knuts Beerdigung getragen hatte. Staubfrei, nicht der allerletzte Schrei, aber ordentlich.

Kann ich mir das zumuten? Habe ich nun die Trauer doch so weit bewältigt, dass ich in diesem Anzug zu einem Vorstellungsgespräch gehen kann? In meinem Beruf ist es möglich, zu so einem Anlass Schwarz zu tragen, es gilt als ewig-zeitlose Modefarbe.

Dennoch überlege ich, ob ich mir nicht doch etwas Geld von meinen Eltern leihen soll, um mir etwas kaufen zu können.

Nachts vor dem Gespräch liege ich lange wach, und ich sehe durch die großen Atelierfenster, wie eine Sternschnuppe zischend zur Erde saust. *Gib mir den Job*, bitte ich. Es wäre für mich ein größerer Traum, als wieder freie Autorin zu werden. Ich möchte unter Leute kommen, der großen Einsamkeit als freie Schriftstellerin entkommen.

Klar könnte ich mit etwas Anlaufzeit auch als Freie wieder Fuß auf dem Markt fassen, wie mir mein Agent immer wieder versichert. Aber ich muss dringend aus der Einsamkeit heraus.

Und dann läuft alles so wie in einem Märchen: Mich erwartet ein wunderschönes Verlagsgebäude mit weiten Redaktionsräumen und Menschen, die ihr Lächeln ernst meinen. Viele lächeln mir zu, als ich allein dasitze und auf mein Gespräch warte.

Irgendein Funke ist da, den ich so wenig beschreiben kann wie meine Verliebtheit in Tel Aviv, als ich Pierre begegnet bin. Das Gespräch verläuft angenehm und freundlich, und ich spüre schon beim Gehen, dass ich meine Traumstelle bekommen werde. Am liebsten wäre ich gleich in der Redaktion geblieben.

Zu meinem Jubel ruft mich die nette Ressortleiterin wenige Tage später schon an und eröffnet mir die Chance, dass ich vier Wochen Probe arbeiten kann. Ich bin hellauf begeistert.

Erstens spült mir das Geld in die Kasse, das ich in Anbetracht all meiner offenen Rechnungen dringendst benötige, und zweitens sage ich mir, habe ich ja nichts zu verlieren. Im schlechtesten Fall werde ich anschließend eine Erfahrung mehr haben und vielleicht, mit etwas Glück, freie Aufträge bei der Frauenzeitschrift ergattern können.

Der Einstieg fällt mir nicht leicht. Viele Jahre habe ich nun in der Einsiedelei des freien Schreibens auch ohne festen Lebenspartner verbracht. Und nun soll ich mich jeden Tag acht Stunden im Großraumbüro aufhalten? Mit anderen Leuten? Das ist eine Umstellung.

Auch bin ich einsilbig und gar nicht gesprächig. In den Jahren der Einsamkeit habe ich tatsächlich den Small Talk verlernt.

»Alles nicht so wild«, beruhigt mich die Ressortleiterin, die mir versichert, dass sie so etwas auch von anderen langjährigen Freien kennt. Trotzdem wird es tatsächlich eine Probezeit, bei der mir vor allem auch meine Kolleginnen helfen.

Vor lauter Gesichtern und Namen schwirrt mir der Kopf. Auch muss ich mich in das moderne Computersystem einarbeiten, das ich noch nicht kenne und wobei mir die Kolleginnen in fast schon selbstloser Weise helfen.

Ja, denke ich eines Abends, als ich noch allein im Büro sitze und über die leeren Schreibtische schaue, an denen ich meine Kolleginnen vermisse. *Hier könnte ich meinen Ort finden, hier geht es zu wie in einer Familie.*

So bin ich denn traurig, als ich höre, dass zwei Kolleginnen gekündigt haben – auch wenn das natürlich meine Chancen auf Verlängerung meiner Stelle unglaublich erhöht.

»Du hast ein fast schon unfassbares Glück«, sagt meine Freundin Sophia.

Und wirklich fragt mich zum Ende des Jahres die nette Ressortleiterin, ob ich Lust hätte, mit ihr einen Kaffee zu trinken. Sie schlägt mir einen Halbjahresvertrag vor.

Glücklich willige ich ein.

Schicksalsgeschichten

In meiner neuen Zeit als Redakteurin für Reportage lerne ich mich mit einer journalistischen Form zu befassen, die ich vorher gar nicht kannte. Zwar hatte ich große Reisereportagen und auch viele Lifestyle-Themen, etwa aus den Bereichen Reise und Modernes Leben, gemacht. Aber den ernsten Themen war ich meistens aus dem Weg gegangen. Woran das lag, kann ich nicht sagen. Es hatte sich im Lauf der Jahre für mich ergeben, dass die leichtere Muse meine Stärke war.

Nun sitze ich oft in der Redaktion und überlege, wie ich das Schicksal anderer zu Papier bringen kann und welche Rechtfertigung es überhaupt dafür gibt, dies zu tun.

Aber es ist so, dass die Frauen, mit denen ich über ihre Erfahrungen rede, mir ausdrücklich beteuern, dass sie es gern tun. Indem sie über ihr Schicksal berichten, möchten sie anderen Mut machen – etwas, das ich verstehe.

Zum ersten Mal seit ich Journalistin bin, lerne ich, mich in Frauen einzufühlen, mit denen das Schicksal es nicht immer gut gemeint hat.

Seit dem Tod meines Bruders zähle ich mich auch zu ihnen.

Und ich vermute, dass so ein Bruch in der Biografie eben nicht nur negativ ist. Er kann dazu führen, dass man aufgrund des eigenen Schicksalsschlags ein viel tieferes Verständnis für die Nöte anderer entwickelt.

Früher wäre es mir fremd gewesen, etwa mit Angehörigen eines Menschen zu reden, der sich das Leben genommen hat. Oder mit einer Frau, deren Sohn den Drogen verfallen ist.

Ich hätte mich ins Oberflächliche gerettet und mir lieber eine schöne Reise ausgesucht, über die ich hätte berichten können.

Insofern, lerne ich so nach und nach in meinem neuen Beruf, hat der Tod meines Bruders noch etwas anderes bewirkt als Trauer, Flucht und Wahnsinn, ich entwickle mich weiter.

Und übrigens werde ich Jahre nach meinen ersten tapsigen Schritten in der Schicksalsreportage einen Bericht über die Lage am Personalmarkt lesen. Darin steht, dass Personalchefs heute Menschen mit einem Bruch in der Biografie bevorzugen, weil sie verständnisvoller und widerstandsfähiger geworden sind durch das, was ihnen Schlimmes widerfahren ist. Man suche heute eher eine »Persönlichkeit«.

Mein eigenes Reich

Frühling 2008

In den ersten Wochen meiner Tätigkeit in Hamburg bin ich in dem mir so vertrauten Loft von Max untergekommen. In mein Haus am Kanal zu fahren wäre zu weit und zu umständlich, und ich will meine ganze Kraft auf den Job konzentrieren. Auch hängen in meinem Häuschen zu viele negative Erinnerungen. Die kann ich in Max' Dachgeschosswohnung mit den Atelierfenstern, dunklen Hölzern und fleischigen tropischen Pflanzen leicht vergessen. Abends genieße ich den Blick über die Dächer der Stadt, manchmal kommt er vorbei, und wir essen gebratenen Fisch oder, wie meistens, Tomaten.

Damals lebe ich für mich, ohne ganz allein zu sein. Mir, der eher zur Einsamkeit neigenden Schreiberin, hatte an Max immer gefallen, wie er mit seinem Lächeln die Menschen an sich band. Immer und überall hatte er Gäste, war von anderen umringt. Was mich angezogen hatte.

Auch jetzt ist es so, dass er abends gelegentlich spannende Leute mitbringt, deren Schicksal mir imponiert, Künstler zumeist. Einmal gibt es einen mexikanischen Abend, bei dem ich das Gefühl habe, Pierre kommt die Treppe hoch – und lächelt. Aber es ist nur ein Wunschtraum gewesen, eine Verwechslung.

Manchmal, wenn die Arbeit und wilde Nachtträume es mir erlauben, schaue ich in den Sternenhimmel über dem Loft und frage mich, wo Pierre nun wohl sein mag. In Frankreich? Ich versuche ihn mir in Paris vorzustellen, aber die Erinnerung an ihn ist blasser geworden. Ich sehe ihn ja auch schon in völlig fremden Personen.

Ein anderes Mal steht ein Herr im Kamelhaarmantel am Bahnhofgleis und lächelt mir zu wie eine Erscheinung, und fast spüre ich denselben Impuls wie damals am Strand von Tel Aviv und denke: nichts wie hin.

Im letzten Moment rettet mich die Vernunft: Er kann doch gar nicht wissen, wo ich wohne. Ich drehe mich um und gehe weiter.

Vielleicht aber ist das der Augenblick, wo ich bemerke, dass es mit Max und mir in dem Loft nun so nicht mehr weitergeht.

Max hat mittlerweile geheiratet, und auch ich spüre immer noch mein Herz schneller schlagen, wenn ich an Pierre denke. Bei Max im Loft zu hausen fühlt sich für mich daher an wie ein Betrug.

Und so dauert es nicht lange, bis ich eine eigene schöne Wohnung finde: zwei Zimmer, Wohnküche, ruhiger Balkon.

Obwohl ich im Job nur einen Halbjahresvertrag erhalten habe, gehe ich das Risiko ein, mich um die Wohnung zu bewerben. Ich habe das Gefühl, sie wird mir Glück – und die Verlängerung meiner Anstellung bringen.

Jedenfalls bekomme ich sie von der wirklich äußerst sympathischen Vermieterin sofort. Ein eigenes Reich in der Großstadt, wie ich es seit Jahren nicht mehr besessen hatte. Ich bin überzeugt, dies wird ein guter, neuer Anfang sein.

Rückschläge

Inzwischen habe ich das UFA-Manuskript mit der Unterstützung meines Agenten zum Verlag geschickt. Obwohl ich von dort sonst immer eine prompte Rückmeldung bekomme, dauert es diesmal lange. Verdächtig lange.

Ich habe ja selbst meine Kritik an dem Text, deshalb zerrt das Warten an meinen Nerven. Auch wäre das Honorar samt etwaiger Anschluss-Buchverträge meine Absicherung für den Fall, dass mein Halbjahresvertrag bei der Frauenzeitschrift nicht verlängert wird. Daher sitze ich auf glühenden Kohlen.

Meine Befürchtungen bestätigen sich, als ich das Urteil der Lektorin höre, der Text sei gut geschrieben und sehr atmosphärisch, aber Zeit und Milieu passten nicht ins Programm. Sie wünscht mir viel Glück damit, den Text auf dem freien Markt zu verkaufen.

Aber verkaufen, darum geht es mir gar nicht. Mein Traum war es immer gewesen, für diesen Verlag zu schreiben – und nun fliege ich aus dem Programm?

Klar muss ich eingestehen, dass ich in der Zeit meiner Krankheit nur noch irre und wirre Botschaften an den Verlag abgesondert hatte. Es war mir ja so gegangen, dass ich mir selbst jeden Erfolg als Autorin sabotiert hatte. Man muss mich dort also für eine recht schwierige Zeitgenossin halten.

»Ob Sie Schriftstellerin bleiben oder nicht, entscheiden Sie in erster Linie mal selbst«, bescheidet mir mein Agent, als ich ihn verzweifelt anrufe. »Ich bin überzeugt, wenn Sie ein schönes neues Projekt anbieten, wird man auch wieder mit Ihnen zusammenarbeiten. Das Bemühen muss eben aus Ihnen kommen.«

Und wie so häufig hat er recht: In meinem Beruf entscheidet immer die Qualität des Textes, an dem man gerade arbeitet, über den Erfolg. Legt man etwas Gutes vor, wird es gedruckt. Hat man sich verlaufen, muss man damit rechnen, dass selbst ein bereits bezahlter Text nie das Licht der Öffentlichkeit erreicht. Das ist knallhart, irgendwie, und dennoch tröstlich: Denn die Möglichkeiten liegen ganz und gar in einem selbst.

Kein Funke, nichts

2008 bis 2011

Obwohl mir meine Arbeit nach wie vor rundum gut gefällt und ich mich auch mit meinen Kolleginnen bestens verstehe, überfallen mich Depressionen.

Immer öfter komme ich abends nach Hause, setze mich in den Schaukelstuhl, denke über den Job nach und falle danach nur müde ins Bett.

Nichts motiviert mich zum Ausgehen oder dazu, mich auch nur irgendwie um meine künstlerische Laufbahn zu kümmern. Ohne meinen Verlag ist es mir egal – ich will nicht mehr schreiben, denn ich hatte immer schon das Gefühl gehabt, dass ich in keinen anderen Verlag so gut passe wie in diesen.

Manchmal überkommt mich Panik, dann weine ich auch wieder.

Es hatte meinen Agenten und mich so viel Mühe gekostet, mir eine Laufbahn als Buchautorin aufzubauen, und nun soll wegen meiner Erkrankung alles zu Ende sein?

»So etwas wie bei Ihnen habe ich noch nie erlebt«, mahnt er denn auch. »Man kann doch nicht einfach damit aufhören, Schriftsteller zu sein. Nein, so etwas hab ich noch nicht erlebt.«

Immer wieder schicke ich ihm neue Exposés, immer wieder reagiert er wohlwollend, doch ich bringe nichts auf Papier, habe zumindest als Autorin fiktionaler Texte für den Augenblick jeden Mut verloren. Da ich abends so viel Zeit zu Hause verbringe, esse ich natürlich zu viel, was ich auf die Tabletten schieben will.

Ich bewege mich nicht mehr, wenngleich ich immer gern spazieren und schwimmen gegangen war. Obwohl ich seit meiner Kindheit immer eher schlank war, gehe ich nun folglich in die Breite. Ich nehme permanent zu viel zu. Das macht mich noch deprimierter, versteht sich.

Wenn ich in den Spiegel schaue, verstärkt das mein Gefühl der Niedergeschlagenheit, das ich zu übertünchen versuche, indem ich mein Haar stark blondieren lasse und nun fast etwas schrill aussehe.

Dennoch, trotz aller Schwierigkeiten im Privaten, im Beruf habe ich eine Heimat gefunden, immerhin.

Aber auch nur ein gelinder Trost. Denn die Kolleginnen sind so überaus nett zu mir – und ich habe das Gefühl, sie zu betrügen. Wenn sie von ihrem Wochenende erzählen, täusche ich vor, ich hätte auch eins, obwohl ich fast nur mit leerem Kopf in meinen alten Computer starre, als ob er mir vielleicht ein Märchen erzählt.

Und ich sage kein Wort über meine Krankheit. Denn ich bin auch jetzt noch Stimmungen ausgeliefert.

Am Montag, wenn mein trübsinnig-unkreatives Wochenende mit viel Schlaf vorbei ist, fühle ich mich high, dass ich wieder zu meiner Arbeit darf und grinse fast vor Vergnügen, was einfach nicht jeden freut, der mich sieht.

Und am Freitagabend, wenn alle ihre Wochenendpläne schmieden, befindet sich meine Laune am Gefrierpunkt.

Dann sehe ich meine Kolleginnen, die ich doch so gern mag, mit zornigem Blick an und sage mir, dass ich sowieso bald kündigen werde, wenn ich am Wochenende nicht arbeiten darf.

Aber ich finde in Momenten der Niedergeschlagenheit allgemein, dass mein Leben als Redakteurin in Hamburg etwas von dem einer Hochstaplerin hat. *Du bist nicht ehrlich*, werfe ich mir selbst vor.

Immerhin sage ich keinem in der Redaktion etwas von meinen schwankenden Stimmungen, die ja auch von meinen Tabletten immerhin so gut ausgeglichen werden, dass mich zumindest noch niemand auf Launen angesprochen hat.

Nach und nach bezahle ich unter Aufsicht meines Betreuers die Schulden ab, die sich bei mir aufgetürmt haben.

Strom, Grundsteuer, Kaminfegergebühren, Zeitschriftenabonnements. Nur den Rückstand meiner Hypotheken kann ich nicht ausgleichen, da ich ja die Wohnung in Hamburg gemietet habe.

»Noch hast du das Schicksal deines Hauses in der Hand«, drängt mich Max mit auf einmal rührender Besorgnis. »Du könntest hinziehen, die Hypotheken wieder bezahlen und von dort aus Redakteurin sein.«

Er will mich also nicht irgendwie um mein Hab und Gut betrügen, wie ich in meiner »manischen Episode« befürchtet hatte.

Aber ich bin jetzt im Privatleben so depressiv, dass nicht einmal mein eigentlich doch geliebtes Haus mich zu irgendeiner Reaktion motivieren kann.

Ich finde das Leben mit all meinen Rechnungen ermüdend. Immerzu habe ich kein Geld, muss am Notwendigsten sparen und weiß auch selbst, dass ich für meinen Job in der Frauenzeitschrift dringendst neue Kleider bräuchte.

Obwohl ich also vor allem samstags wenig Freude am Dasein habe, fange ich an, mich wieder nach Männern umzusehen.

Mein schönes Erleben aus Tel Aviv dränge ich in den Hintergrund, vielleicht, um zu vergessen, was aus Verliebtheit heraus alles möglich ist. *Wenn ich Pierre sowieso nicht wiedersehe*, denke ich, *kann ich mich auch irgendwem an den Hals werfen.*

Nun melde ich mich in Internetportalen an, surfe kreuz und quer, schreibe monatelang mit Männern, um dann den Kontakt abbrechen zu lassen. Oder einmal zu erleben, wie mich ein Mann beim Rendezvous schlichtweg sitzen lässt. Ich erinnere ihn an seine Exfreundin, sagt er mir panisch. In Wahrheit bin ich ihm vermutlich zu alt.

Solche Erlebnisse lassen meine am Wochenende ohnehin schon schwer zu ertragenden Depressionen noch schwerer erträglich werden. Man erwartet eine Abfuhr, sucht sie unterbewusst – und bekommt sie. Eine negative Spirale, aus der sehr schwer wieder zu entkommen ist.

In meiner ganzen Schwarzlaunigkeit lasse ich schließlich die Beziehung mit meinem Jugendfreund Patrick wieder aufleben, die schon vor zwanzig Jahren, bevor sie angefangen hatte, zum Scheitern verurteilt gewesen war.

Heute wie damals, so stellt sich heraus, haben Patrick und ich uns nicht viel zu sagen. Wenn wir uns treffen, klaffen immer wieder leere Minuten des Schweigens in den Gesprächen.

Meinen Kolleginnen, die fast alle liiert sind, schwärme ich von Romantik vor und glaube fast selbst, was ich erzähle. Doch immer wieder denke ich auch drüber nach, die aufgewärmte Affäre endlich zu beenden. Natürlich schaffe ich es nicht, glaube ich doch selbst allzu gern an das von mir selbst ersonnene Liebesmärchen einer verpassten Leidenschaft in der Jugend.

Doch immer wieder überkommt mich das Gefühl, dass Patrick im Verlauf unserer Beziehung zunehmend abfälliger über mich redet. Zudem hatte ich den Eindruck, dass er sich nach anderen Frauen umschaut. Das nahm ich hin, weil ich gerade in einer depressiven Phase steckte: Ich fühlte mich wertlos und wollte mich gewissermaßen darin bestätigt sehen. Wenn ich depressiv bin, denke ich negativ und fordere eine negative Behandlung geradezu heraus. Ich bin niedergeschlagen, fühle mich unhübsch – und werde so auch unattraktiv. Meine ganze Ausstrahlung ist dann die einer prinzipiellen Genervtheit. Ich mag kaum aufstehen, finde an nichts etwas Gutes, kann mich nicht begeistern. Deshalb würde ich mir eine Teilschuld an Patricks für mich unmöglichem Benehmen nicht einmal absprechen: Mir schien es so, als hätte er eine Schwäche entdeckt und würde sie ausnutzen.

Und dann … 2011

Trotzdem ist es damals ein schönes Gefühl, als ich nach dem Halbjahresvertrag für ein ganzes Jahr eingestellt werde. Es ist wie als Kind, wenn ich beim Reiten eine neue Siegerschleife bekam. Dennoch handelt es sich immer noch um keine Festanstellung.

Ich bekomme einen Jahresvertrag. Das ist schon eine Grundlage, um zu kalkulieren. Aber gerade in meiner damaligen Depression bin ich auch ängstlich. *Was, wenn es danach nicht weitergeht?* Sicher, ich würde schon Aufträge oder nun mittlerweile auch wieder eine Stelle anderswo bekommen.

Aber ich hänge ja nun doch sehr an meinen Kolleginnen und auch an dem Blatt.

Während meine Depressionen fortschreiten und meine Inszenierung einer romantischen Affäre mit Patrick selbst für mich immer farbloser wird, blühe ich bei der Arbeit zunehmend auf.

Sie gibt mir das Selbstvertrauen, das mir privat versagt bleibt.

So ist es kein Wunder, dass ich riesiges Herzklopfen habe, als meine Chefredakteurin mich eines Tages in ihr Zimmer bestellt.

Für mich geht es um alles oder nichts.

Nach nunmehr drei Verlängerungen von Zeitverträgen muss sich der Verlag entscheiden, ob er mich ganz behalten – oder freisetzen will. Davon hängt also nun ab, wie mein Leben weitergeht. Zu meiner riesigen Erleichterung lächelt die Chefredakteurin, als ich das Zimmer betrete. Sie hat einen großen Umschlag vor sich liegen.

»Ich kann Ihnen gratulieren«, sagt sie mit aufrichtiger Herzlichkeit. »Ich kann Ihnen heute einen festen Vertrag anbieten. Sie sind gut. Und wichtig fürs Ressort.«

Obwohl ich viele Andeutungen gehört hatte, es könnte klappen, kann ich nun mein Glück kaum fassen. Mit zittrigen Händen halte ich den Vertrag fest, als könnte er mir noch fortgenommen werden. Er erlischt, wenn ich in Rente gehe.

Also werde ich meine Wohnung in Hamburg behalten können. Und weiterhin das Privileg haben, an eine Arbeitsstelle zu kommen, wo ich morgens das Empfinden habe: Ja, ich bin richtig hier.

Dies ist mein Ort.

Ich finde, das ist das größte Privileg – neben einem intakten Privatleben –, das man sich vorstellen kann.

Unter dem Hammer

Sommer 2011

Bald schwemmen alle Erinnerungen in mir wieder hoch, an die Zeit, als ich frei von jedem Leistungsdruck draußen am Kanal wohnte und nur daran litt, dass ich ständig Selbstgespräche führte.

Denn mittlerweile bin ich gezwungen, mich mit dem Schicksal meines Hauses auf dem Land zu befassen. Da ich die Hypotheken lange Zeit nicht bezahlt habe und auch Max, der daran beteiligt ist, sich nicht vorgedrängt hat, sah sich die Bank gezwungen, die Zwangsversteigerung anzuordnen.

Nun, wo es eigentlich zu spät ist, stellt sich bei mir doch eine Sentimentalität ein: Hatte ich nicht unter den hohen Himmeln im Moor immer wieder wunderbare, kreative Phasen verbracht? Waren dort nicht mehrere Romane und ungezählte Artikel entstanden? War es ein Fehler gewesen, sich so gar nicht um das Landhaus zu bemühen?

Halbherzig unternehme ich einen Versuch, die Zwangsversteigerung noch zu stoppen, bin aber eher schicksalsergeben.

Jetzt, mit meinem festen Arbeitsvertrag, könnte die Bank ja ein Einsehen haben, mir die Hypotheken neu verlängern, und ich könnte wieder aufs Land ziehen und von dort aus in Hamburg arbeiten gehen.

Ich fahre in Begleitung von Max zum zuständigen Amt. Wir schreiben an die Bank. Doch dort ist die Geduld nun so am Ende, dass man für Max und mich keinerlei Erbarmen mehr hat.

Der Termin, an dem ich mein Haus verlieren soll, ist festgesetzt. Und ich bin nicht dabei.

Während mich die Scham quält, mein Haus ohne eigentlich klaren Grund auf so eine Weise zu verlieren, weiß ich natürlich, dass es besser für mich ist: Das urige Bauernhaus hatte seinen Sinn für mich verloren.

Auch scheint mir die weite Fahrerei in die Stadt zu anstrengend zu sein. Im Herbst habe ich das Gefühl, dass ich mich wieder mehr als Städterin definiere.

Im Job deute ich von meinen Krisen auf dem Land nur zart etwas an, ich möchte vor den Kolleginnen im Privatleben nicht als allzu chaotisch dastehen. Dennoch bekommen sie natürlich mit, dass es mir nicht richtig gut geht, das kann man nicht verleugnen. Und deshalb fühle ich mich einmal mehr wie eine Lügnerin. Müsste ich es nicht schaffen, Kollegen und Vorgesetzten die Wahrheit über meine Vorgeschichte zu sagen?

Am Tag, als mein Haus unter den Hammer kommt, bin ich in Hamburg, gehe meiner Arbeit nach. Es ist mir egal, was dabei herauskommt, ich will es nicht wissen, habe mittlerweile mit diesem Teil meiner Vergangenheit abgeschlossen.

Doch als ich höre, dass Max es ersteigert hat, gerate ich doch in Wut. Unsere Freundschaft, die trotz der Trennung über viele Jahre Bestand hatte, zerbricht daran. Es scheint für alles so besser zu sein, weshalb wir mittlerweile gar keinen Kontakt mehr zueinander haben.

Wenigstens dieser Befreiungsschlag tut mir gut, und so werde ich im darauffolgenden Herbst ein wenig aus meinen Depressionen wach. Das Unglaubliche passiert, ich kann wieder anfangen zu schreiben.

Ein langes Exposé zu einem Paris-Roman fließt mir nur so aus der Feder, aber dann sitze ich wieder an meinem Schreibtisch und schaue ins Leere.

Leise geistert ein Satz meines Psychiaters durch meinen Kopf.

»Könnten Sie nicht über Ihre Krankheit schreiben?«, hatte er gefragt.

Den Ausschlag gibt, dass eines Tages eine Kollegin vorschlägt, einen Report über »bipolare Störung« zu machen.

Über meine manisch-depressive Erkrankung!

Aus organisatorischen Gründen übernehme ich die Vorrecherche, führe Gespräche mit anderen bipolaren Menschen und stelle fest, dass ihre Erfahrungen den meinen in vielen Punkten gleichen, dass die Phasen des Höhenflugs für einen selbst, nicht die Mitmenschen, bunt und schillernd sind, die Phasen der Niedergeschlagenheit lähmend und deprimierend.

Außerdem lese ich in einem großen Nachrichtenmagazin, dass allein in Deutschland etwa drei Millionen Menschen daran erkrankt sind. Die meisten wollen sich aus Scham in der Presse nicht zeigen.

Ich sitze am Wochenende an meinem Computer und denke nach. Bei meinen aufgeklärten Kollegen und Vorgesetzten, so meine ich, könnte ich mir durchaus leisten, mich mit meiner Krankheit zu outen – und mich dann damit auch an die Öffentlichkeit zu begeben. Es wäre mir auch gar nicht möglich, meine Kolleginnen mündlich über meine ganze Krankheit und deren Folgen und Nebenwirkungen zu unterrichten. Das würde ich nicht schaffen.

Aber schriftlich, sage ich mir, das könnte gehen.

Also setze ich mich hin und arbeite an einem Exposé, das meinen Agenten fachlich sofort überzeugt. Er meint tatsächlich, dies sei ein Stoff. Nun bleibt mir nur, den Mut zu finden, das Exposé ebenfalls an meinen Kolleginnen und Chefinnen weiterzuleiten.

Auch wenn mir klar ist, wie tief ich auf ihrer aller Verständnis bauen kann, ist es schambesetzt, eine solche Krankheit wie die meine einzugestehen und öffentlich zu machen.

Bei körperlichen Gebrechen fällt jedenfalls mir das viel leichter. Ich habe nicht die geringsten Schwierigkeiten damit, anderen von den Problemen mit meiner Kniescheibe zu erzählen. Aber meine »bipolare Störung« zuzugeben ist ein Problem.

Ich nehme all meinen Mut zusammen und schicke das Exposé an meine Kolleginnen und Vorgesetzten. Eine ganze Nacht voller tiefer, innerer Anspannung vergeht.

Was wird nun passieren?

Werde ich etwa die Stelle verlieren, über die ich mich so gefreut habe? Wird man mich merkwürdig anschauen?, schießt es mir durch den Kopf.

Nichts von alledem geschieht. Alle nehmen mich in den Arm, sagen mir, sie finden es toll, dass ich mich geoutet habe und dass es so leichter wäre, mit mir umzugehen.

Ich habe diesen Schritt zu keinem Moment je bedauert und würde jedem Betroffenen, der es sich irgendwie leisten kann, dringend dazu raten, sich seiner Krankheit nicht zu schämen, sondern sich dazu zu stellen. Dies macht es dem Umfeld viel einfacher, einen in den Höhen und Tiefen, den großen Gefühlsschwankungen, zu verstehen. Ich kann seither davon ausgehen, dass meine Kolleginnen wissen, wenn ich in Regenwetterlaune – oder völlig high und abgehoben bin. Sie können seither besser mit mir umgehen, und ich fühle mich im Beruf noch mehr zu Hause, als ich es zuvor je getan habe.

Und es gibt noch eine unfassbar gute Nachricht für mich: Ich erhalte Bescheid, dass mein Verlag das Buch über meine Krankheit mit mir zusammen realisieren will. Als ich die Verträge unterzeichne, fühle ich mich wie in einem wahren Märchen.

Westerland II

Sommer 2011

Es ist so weit. Ich habe es geschafft. Nach der wunderbaren Bahnanreise nach Sylt stehe ich am Fenster eines Einbettzimmers mit Meerblick in dem Jugendstilhotel an der Nordsee, das ich als Besucher aus der Psychiatrie so sehnsüchtig angeschaut hatte. Jetzt halte ich ein Champagnerglas in der Hand.

Für den kleinen, kostbaren Augenblick habe ich mir dies aus der Minibar gegönnt. Ich bin hier. Da angekommen, wo ich mir vorgenommen hatte, eines Tages wieder zu sein.

Ich gehe zum Fenster, schiebe die schweren, bodenlangen Vorhänge zur Seite. Draußen rollt im Dunst schwer die Nordsee gegen den Strand.

So diesig war es an jenem Zaubertag in Tel Aviv gewesen, als ich Pierre begegnet war.

Nein, er kommt jetzt nicht aus dem Dunst um die Ecke gelaufen, und ich renne hinunter und taumele in seine Arme.

Aber ich sage mir, dass ich meine unglückliche Beziehung mit Patrick beenden werde. *Und wenn ich mich dann allein fühle?*

Ich nehme einen Schluck Champagner und schaue über das silbrige Meer.

Egal wie schwer die Zeiten waren, die nun Gott sei Dank hinter mir liegen: Ich habe es bis hierher geschafft, habe das Versprechen in die Tat umgesetzt, das ich mir am Strand von Westerland gegeben hatte. Nun bin ich hier, in dem schönen Jugendstilhotel, von dem ich in meiner Kindheit immer geträumt hatte. Zurück in der Normalität, einem normalen Arbeitsleben und geregelten Umfeld.

»Zum Wohl. *Lechaim.*«

Ich hebe das Glas, auf alle, die mir dabei so unermüdlich geholfen haben.

Dann gebe ich mir ein neues Versprechen: Es wird der Tag kommen, an dem ich nicht nur in meinem geliebten Beruf zufrieden sein werde.

Eines Tages, und darauf stoße ich an, werde ich auch wieder einem Mann begegnen, einem, der mich so glücklich macht wie einst Pierre in Tel Aviv.

Wenn ich einmal mein Herz so öffnen konnte wie dort, wird es auch wieder möglich sein.

Eines Tages wird es geschehen …

Dankeswort

Ich danke meinen wunderbaren Kollegen, meinen Freunden und meiner Familie sowie allen, die ich in der schwersten Zeit meines Lebens tatsächlich genervt und auch beunruhigt habe.

Außerdem gilt mein Dank meinen Lektorinnen Sylvia Gredig, Susanne Haffner und Anna Roovers, die dem Manuskript mit sehr viel Geduld, Genauigkeit, Einfühlungsvermögen und ihrer ganzen Kreativität in die Welt geholfen haben.

Eine wahre Geschichte

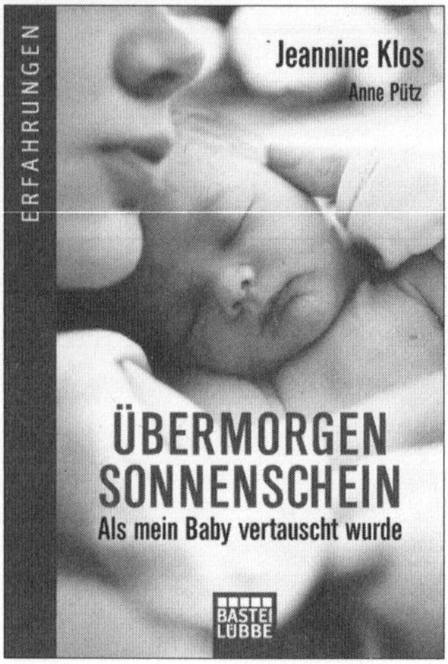

Jeannine Klos/Anne Pütz
ÜBERMORGEN
SONNENSCHEIN
Als mein Baby vertauscht
wurde
280 Seiten
mit zahlreichen
Abbildungen
ISBN 978-3-404-60749-5

Jeannine Klos hat den Albtraum jeder Mutter erlebt: Zwei Tage nach der Geburt ihrer Tochter legte man ihr ein fremdes Baby in den Arm, und als sie sagte: »Das ist nicht mein Kind!«, glaubte ihr niemand. Sie zweifelte, fragte nach, beharrte – und ließ sich schließlich doch überzeugen. Sie nahm das Kind an, stillte es, wenn es hungrig war, tröstete es, wenn es weinte, wiegte es in den Schlaf, wenn es müde war, und begann es zu lieben. Doch sechs Monate später bewahrheitete sich ihre Angst …

Bastei Lübbe Taschenbuch

Das berührende Schicksal einer Frau, die sich zurück ins Leben kämpft

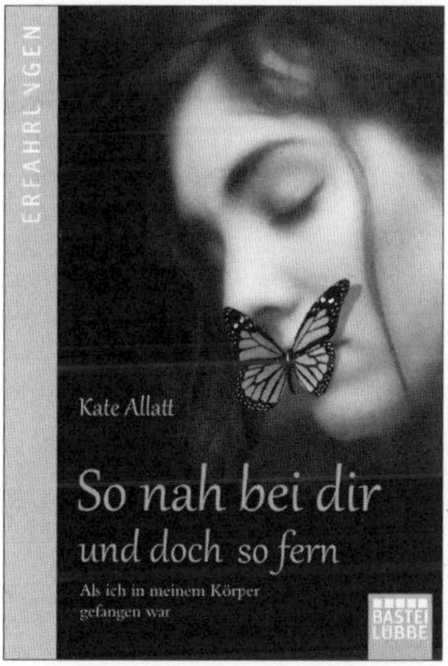

Kate Allatt
SO NAH BEI DIR UND DOCH SO FERN
Als ich in meinem Körper gefangen war
Aus dem Englischen von Axel Plantiko
344 Seiten
mit zahlreichen Abbildungen
ISBN 978-3-404-60752-5

Kate plant mit ihrem Mann und Freunden gerade die Besteigung des Kilimandscharo, als sie plötzlich einen Schlaganfall erleidet. Die Ärzte halten sie für hirntot, da sie unfähig ist sich zu bewegen und in irgendeiner Form mitzuteilen. Doch Kate bekommt alles, was um sie herum geschieht, mit, denn sie leidet am Locked-in-Syndrom. Verzweifelt versucht sie mithilfe ihrer Augen, Kontakt aufzunehmen, denn diese sind das Einzige, was sie kontrollieren kann. Als sie es endlich schafft, sich mitzuteilen, kämpft sie sich Schritt für Schritt zurück ins Leben …

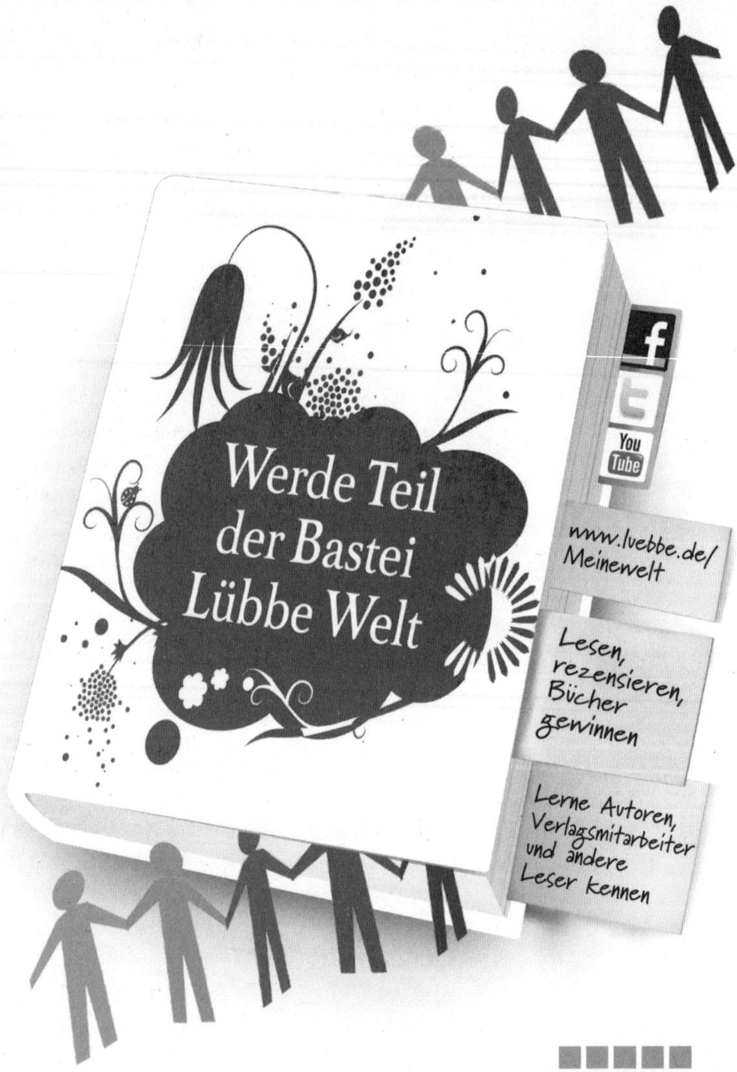

Werde Teil der Bastei Lübbe Welt
www.luebbe.de/ Meinewelt
Lesen, rezensieren, Bücher gewinnen
Lerne Autoren, Verlagsmitarbeiter und andere Leser kennen
You Tube